大国医经典医案诠解（病症篇）

肿瘤

主编 李 忠

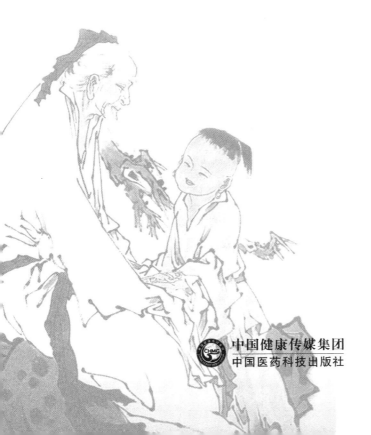

U0370166

中国健康传媒集团

中国医药科技出版社

内 容 提 要

　　本书以名医名案为切入点，参考中医古籍文献及其他相关资料，对古代和现代名医在恶性肿瘤疾病诊治过程中的思想心得、经验思路进行总结与分析，分为古代、现代两篇。古代篇对乳岩、噎膈、反胃、石疽、癥瘕积聚进行了分析研究；现代篇对脑瘤、鼻咽癌、肺癌、食管癌、胃癌、肝癌、胰腺癌、大肠癌、乳腺癌、卵巢癌、肾癌、恶性淋巴瘤、膀胱癌、前列腺癌、恶性胸腹水等进行了分析梳理。以期在恶性肿瘤中医药临床治疗领域为广大医师提供参考，适用于中医临床工作者。

图书在版编目（CIP）数据

　　肿瘤 / 李忠主编 . — 北京：中国医药科技出版社，2016.4
　　（大国医经典医案诠解 . 病症篇）
　　ISBN 978-7-5067-7997-5

　　Ⅰ．①肿…　Ⅱ．①李…　Ⅲ．①肿瘤 - 中医治疗法 - 医案 - 汇编
　　Ⅳ．① R273

　　中国版本图书馆 CIP 数据核字（2015）第 297408 号

美术编辑　陈君杞
版式设计　郭小平

出版　**中国健康传媒集团** | 中国医药科技出版社
地址　北京市海淀区文慧园北路甲 22 号
邮编　100082
电话　发行：010 - 62227427　　邮购：010 - 62236938
网址　www.cmstp.com
规格　710 × 1000mm $\frac{1}{16}$
印张　20
字数　309 千字
版次　2016 年 4 月第 1 版
印次　2019 年 7 月第 2 次印刷
印刷　三河市百盛印装有限公司
经销　全国各地新华书店
书号　ISBN 978-7-5067-7997-5
定价　45.00 元

获取新书信息、投稿、为图书纠错，请扫码联系我们。

前 言

　　恶性肿瘤是目前严重威胁人类生命健康最为重要的疾病之一，据最新统计数据显示：全世界人口总数约为68亿，每年新发恶性肿瘤人数约1260万，每年因恶性肿瘤死亡人数高达756万，并呈逐渐上升趋势。与此同时，中晚期恶性肿瘤患者生活质量受到严重影响，生活水平严重下降。

　　通过阅读中医学浩瀚的医籍不难发现，传统中医学与恶性肿瘤相斗争的历史已逾千年，从《黄帝内经》到《伤寒杂病论》，从《诸病源候论》到《医学衷中参西录》，对恶性肿瘤病因病机、理法方药的记述不计其数，古今名家对于恶性肿瘤的诊治思路更是不尽相同。

　　本书参考论文文献及其他相关资料，以名医名案为切入点，对历代名医在恶性肿瘤疾病诊治过程中的思想心得、经验思路进行总结与分析，以期在恶性肿瘤中医药临床治疗领域为广大医师提供参考，由于编写时间仓促，难免有不足之处，望各位同道指正。

编　者

2016 年 2 月

目录

古代医案篇

近现代医案篇

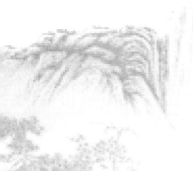

古代医案篇

　　伴随着社会的进步，人类的疾病谱亦随之变化，恶性肿瘤已成为危害人类健康的主要疾病之一。纵观医学发展史，我们不难发现人类与肿瘤性疾病的斗争由来已久，特别是在中医学领域，已历三千余年，形成了比较完整的理论体系，取得了许多宝贵经验，其独特的诊治方法与疗效，是历代医家不懈探索的结果。追溯中医学中有关肿瘤性疾病诊治的理论与经验，对征服肿瘤无疑是有意义的。

乳　岩

明·薛己医案

（乳岩起病强调气郁，解郁结益气血治其本）

医案 1　郭氏妾，乃放出宫女，年四十，左乳内结一核，坚硬，按之微痛，脉弱懒言，此郁结证也，名曰乳岩，须服解郁结益气血药，百贴可保。郭谓不然，别服十宣散流气饮，疮反盛，逾二年，复请余观，其形覆碗，肿硬如石，脓出如泔，余谓脓清脉大，寒热发渴，治之无功，果殁。

医案 2　一妇人久郁，右乳内结三核，年余不消，朝寒暮热，饮食不甘，此乳岩也。乃七情所伤，肝经气血枯槁之症，宜补气血、解郁结药治之。遂以益气养荣汤百余剂，血气渐复，更以木香饼灸之，喜其谨疾，年余而消。

一妇人亦患此，余谓须多服解郁结养气血药，可保无虞，彼不信，乃服克伐之剂，反大如覆碗，日出清脓，不敛而殁。

医案 3　一男子年逾五十，患子不立事，左乳肿痛，左胁胀肿，肝脉弦数而涩，先以龙荟丸二服，诸症皆退；又以小柴胡对四物加青皮、贝母、远志，数剂而脓成，余欲针之，仍以养气血解郁结。彼不从，乃杂用流气败毒之剂，致便秘发热作渴，复请，余谓："脓成不溃，阳气虚不能鼓舞也；便秘发热，阴血竭，不能濡润也。"辞不治，果死。

医案 4　一妇人郁久，乳内结核，年余不散，日晡微热，饮食少思，以益气养荣汤治之，彼以为缓，乃服行气之剂，势愈甚，溃而出清脓不止。复求治，诊之脉洪而数，辞不治，又年余，果殁。

（《薛立斋医案全集》）

清·王维德医案

（内外兼治化癌瘤，汤丸结合巧收工）

男子患乳癌，先用鲫鱼膏贴上两日，发大如拳，其色赤红，始来就医。令其揭下，与服阳和汤四剂，倘色转白可救，色若仍红无救矣。四日患色仍红，哀恳求治，以犀黄丸、阳和汤轮服，服至十六日，四余皆消，独患顶溃，用蟾拔毒三日，半月收功。

（《外科证治全生集》）

清·余景和医案

（乳岩多因郁结成，调畅情绪可延年）

医案1　震泽沈，乳房结核如拳，青筋暴露，脉来细涩，此因气血不和，郁结成岩，证属顽硬，无求速愈，拟煎剂，以和营卫之乖违，进丸剂，以攻结核之坚顽，庶几得中病机。

处方：

| 生洋参 | 茯苓 | 川芎 | 冬术 | 白芍 |
| 炙橘叶 | 归身 | 甘草 | 生地 | 牡蛎 |

丸方：

| 制香附 | 神曲 | 茯苓 | 甘草 | 川芎 |
| 白术 | 黑山栀 | 厚朴 | 橘红 | 楂肉 |

医案2　枫泾许，乳岩之症，皆内情志不遂，肝脾积郁而成，现在溃烂，失血如墟，治之颇属掣肘，倘能颐养性情，即延年上策，乞灵药石，诚恐无补。

处方：

| 清阿胶 | 合欢花 | 枣仁 | 黄绢灰 | 金石斛 |
| 北沙参 | 茯神 | 白芍 |

医案3　刘河冯，左乳结核，积久方痛，肝郁成岩，宜襟怀宽解，庶可带病延年，姑拟益气养荣汤，以观机宜。

处方：

人参	茯苓	陈皮	川贝母	当归
川芎	黄芪	熟地	白芍	桔梗
於术	甘草	制香附

（《外证医案汇编》）

清·马培之医案

（肝脾两伤痰气结，清肝养阴化痰气）

医案1　乳头属肝，乳房属胃。胃与脾相连。乳岩一症，乃思虑抑郁，肝脾两伤，积想在心，所愿不得，志意不遂，经络枯涩，痰气郁结而成。两乳房结核有年，则掣痛牵连筋。肝阴亦损，气化为火，阳明郁痰不解，虑其长大，成为岩症。速宜撤去尘情，开怀解郁，以冀消化乃吉。拟方候裁。

处方：

西洋参	童便制香附	青皮（蜜炙）	川贝母	全瓜蒌
赤白芍	毛菇	陈皮	夏枯草	清半夏
当归	佩兰叶	红枣头		

医案 2 乳岩破溃，乳房坚肿掣痛，定有翻花出血之虞，难治之症。姑拟养阴清肝。

处方：

中生地	当归	白芍	黑栀	生甘草
羚羊片	丹皮	瓜蒌	大贝母	连翘
蒲公英				

医案 3 乳癌一年，肿突红紫，甫溃两日，筋脉掣痛，难治之症。勉拟养阴清肝。

处方：

北沙参	麦冬	大贝	丹皮	当归
羚羊片	黑栀	连翘	甘草	泽兰
夏枯草	藕			

医案 4 肝郁乳核，气化为火。抽引掣痛，恐酿成乳岩大症，宜清肝汤主之。

处方：

当归	瓜蒌	丹皮	夏枯草	连翘
大贝	黑山栀	泽兰	北沙	白芍
金橘叶				

医案 5 暴怒伤阴。厥阴气火偏旺，与阳明之痰热交并于络，以致乳房坚肿，颈颜连数核，或时掣痛，已成岩症。脉数右洪，气火不降，谨防破溃，急为养阴清肝。

处方：

羚羊片	天门冬	全瓜蒌	大贝	丹皮
黑栀	鲜石斛	连翘	泽兰	赤芍
黑玄参	蒲公英			

医案6　气虚生痰，阴虚生热。气火挟痰，交并络中。乳癌坚肿，痛如虫咬。此阳化内风，动扰不宁。每遇阴晦之日，胸闷不畅。阴亏液燥，宜养阴清气化痰，缓缓图之。

处方：

天冬	羚羊	夜合花	橘叶	郁金
海蜇	蒌仁	茯苓	川贝母	泽兰
连翘	荸荠			

乳核掣痛已减，肝火未清，脉尚弦数，仍以前法。

处方：

全瓜蒌	白芍	当归	丹皮	夏枯草
连翘	北沙参	大贝	黑栀	泽兰
合欢花	橘叶			

（《马培之医案》）

【诠解】乳岩，西医乳腺恶性肿瘤范畴，早在窦汉卿《疮疡经验全书》中记载："乳岩，此毒阴极阳衰……捻之内如山岩，故名之。"由此可见，岩之所称即对于其最为直观的描述，历代医家亦应用此病名进行记述。陈实功《外科正宗》中对于乳岩疾病发生发展的描述最为确切，其曰："初如豆大，渐若棋子；半年一年，二载三载，不痛不痒，渐渐而大，始生疼痛，痛则无解，日后肿如堆粟，或如覆碗，色紫气秽，渐渐溃烂，深者如岩穴，凸者若泛莲，疼痛连心，出血则臭，其时五脏俱衰，四大不救，名曰乳岩。"其中初期黄豆大小而致逐渐增大，早期不疼不痒、后期侵破周围组织而致疼痛难忍，肿块贴近皮肤破溃则深而不愈合等等方面，描述所确切之度，实属精妙。在其病因病机方面，虽有百家之势，然其核心内容不仅相同，其中以肝脾之脏器功能盛衰为主，如薛己《女科撮要》曰："乳岩属肝脾两脏郁怒，气血亏损。"余景和、马培之等均认为乳腺癌与肝脾关系密切。亦有非肝脾之述，如王维德《外科证治全生集》："（乳岩）是阴寒结痰，此因哀哭忧愁，患难惊恐所致。"其记述中虽以阴寒结痰为主要病机，后推其因仍为情致所伤肝脾。因此对于乳岩在病因病机方面的认识，万变不离其宗，通通归于肝脾之脏。

关于治法，历代医家积累了十分宝贵的经验。针对乳岩治疗大法概括起来有疏肝清热、清肝解郁、养血调肝，益气养荣、清气化痰、大补气血、健脾和胃等等。其次，艾灸法、敷贴法、气功引导法亦多有应用。薛己强调解郁结益气血治其本，余景和认为调畅情绪可延年，马培之采用清肝养阴化痰气，其他医家，如《妇人良方》曰："乳岩初患，用益气养荣汤，加味逍遥，加味归脾，可以内消；若用行气破血之剂，则速死亡"。《冯氏锦囊秘录》中说到："嫩痛寒热初起，即发散表邪，疏肝之中兼以补养气血之药，如益气养荣汤、加味逍遥散之类，以风药从其性，气药行其滞，参芪归芍补气血，乌药本通疏积利壅，柴防苏叶表散，白芷病脓通荣，备官桂行血和脉。轻者多服自愈，重者尚可延年，若以清凉行气破血，是速死亡也"。另外，针对乳岩的发病，建议采用情志疗法，对目前临床仍具有指导意义。关于预后，窦汉卿《疮疡经验全书》所载："未破可疗，已破即难治……早治得生，若不治内溃肉烂，见五脏而死。"

噎 膈

金·张从正医案

（三阳结则为膈，吐下结合治病本）

遂平李官人妻，病咽中如物塞，食不下，中满，他医治之不效。戴人诊其脉曰："此痰膈也。《内经》曰：'三阳结为膈。'王启玄又曰：格阳云阳盛之极，故食格据而不入。"先以通经散，越其一半，后以舟车丸下之，凡三次，食已下，又以瓜蒂散再越之，健谈如昔日矣。

（《儒门事亲》）

明·李中梓医案

（健脾和胃护中土，辨病虚实法有别）

医案 1　南郡徐奉诚，噎膈不通，渣质之物不能下咽，惟用人乳、醇酒数杯，吐沫不已。求治于余，余曰："口吐白沫，法在不治，脉犹未败，姑冀万一。"用人参、黄芪、当归、白术、陈皮、桃仁、牛乳、白蜜、姜汁。连进十剂，白沫渐少，倍用参、术，三月全安。

医案 2　江右太学方春和，年近六旬，多欲善怒，患噎三月，日进粉饮一盅，腐浆半盅，且吐其半，六脉细软。此虚寒之候也。用理中汤加人乳、姜汁、白蜜、半夏，一剂便减，十剂而日进糜粥，更以十全大补加竹沥、姜汁四十贴，诸症皆愈。

医案 3　嘉定钱远之，二十五岁，以鼓盆之戚，悲哀过度，不能食饭。又十余日，粥亦不能食，随食随吐，二便闭涩，自谓必死。求余诊，余曰："脉按有力，非死证也。"以酒蒸大黄加桃仁、当归、砂仁、陈皮，蜜丸与服，凡五服而下燥屎，干血甚多，病若失。数日之间，能食倍常。

凡反胃证得药而愈者，切不可便与粥饭，惟以人参五钱，陈皮二钱，老黄米一两，作汤细辍，旬日之后，方可食粥，仓廪未固，不宜便进米谷，常致不救。

（《医宗必读》）

明·虞抟医案

（生血补气祛痰结，四物四君二陈配）

一人年五十三，夏秋间得噎证，胃脘痛，食不下，或食下良久复出，大便燥结，人黑瘦殊甚，求予治。诊其脉，右手关前弦滑而洪，关后略沉小，左三部俱沉弦，尺带芤。予曰：此中气不足，木来侮土，上焦湿热郁结成疾，下焦血少，故大便燥结，阴火上冲吸门，故食不下。用四物以生血，四君子以补气，二陈以祛痰。三合成剂，加姜炒黄连、炒枳实、瓜蒌仁，少加砂仁。又间服润肠丸，或服丹溪坠痰丸。半年，服前药百余帖，病全安。

（《医学正传》）

明·汪机医案

（噎膈多为大虚证，扶正治病忌攻伐）

一人年六十逾，色紫，平素过劳，好酒，病膈，食至膈不下则化为脓痰吐出，食肉过宿，吐出尚不化也，初卧则气壅不安，稍久则定。医用五膈宽中散，丁香透膈汤或用四物加寒凉之剂，或用二陈加耗散之剂，罔有效者，来就予治，脉皆浮洪弦虚，予曰：此大虚证也，医见此脉以为热证而用凉药则愈，助其因而伤其胃，是以病益甚也。况此病得之酒与劳也，酒性酷烈，耗血耗气，莫此为甚，又加以劳损伤其胃，且年逾六十血气已衰，脉见浮洪弦虚，非吉兆也。宜以人参三钱、白术、归身、麦门冬各一钱，白芍药八分，黄连三分，干姜四分，黄芩五分，陈皮七分，香附六分，煎服五帖，脉敛而膈颇宽，食亦进矣。

（《汪石山医书八种》）

清·曹仁伯医案

（瘀血挟痰阻胸膈，辨清虚实巧用药）

医案 1 瘀血挟痰，阻于胸膈，食则作痛，痛则呕吐，右脉涩数，惟左关独大而弦。是痰瘀之外更有肝经之气火，从而和之为患。乃膈证重候，慎之。

处方：

| 归身 | 白芍 | 芦根 | 瓦楞子 | 红花 |

丝瓜络　　　橘络　　　　竹油　　　　白蜜

本证见痰，所以瓦楞子、红花外又加竹油一味。

医案 2　嗜酒中虚，湿热生痰，痰阻膈间，食不下舒，时欲上泛。年已甲外，营血内枯，气火交结，与痰相并，欲其不成膈也难矣。七圣散加归身、白芍、薤白、代赭石、藕汁、红花。

医案 3　食则噎痛，吐去浊痰而止。胸前常闷，脉象弦滑，舌苔薄白。肌肉瘦削之人，阴血本亏，又阳气又结，阴液与痰浊交阻上焦，是以胃脘狭窄也，久则防膈。

处方：

干姜	薤白	炙甘草	杵头糠	神曲
丁香	木香	熟地	白蔻仁	归身
白芍	沉香	牛黄	竹油	

（《宋元明清名医类案续编·曹仁伯医案》）

清·沈璠医案

（和胃豁痰开郁用汤丸，养阴润大肠用膏方）

骏老，平素胃寒恶风，此内郁火也。郁火发越，则又畏热。胸膈阻滞不通，大便燥结，食物入胃，至晚作酸而呕。脉息沉弦而数，两关尤甚。此系肝火郁于胃中，锻炼津液成痰而作酸，随肝火上冲而呕吐，并有白沫而冷者，乃热极似冷，非真寒也，是乃噎膈反胃之基。经云：三阳结谓之膈。三阳者，大小肠膀胱也。结，热结也。热结于下，则反之于上。治之法，先宜和胃豁痰开郁之药，理其中焦，然后以养阴之品，润其大肠。庶系奏效也。

处方：

半夏	广皮	香附	山楂	旋覆花
瓜蒌	郁金	枳壳	茯苓	

丸方：

半夏	广皮	枳壳	山梗	蒌仁
川连	莱菔子	香附		

膏方：

生地	当归	白芍	苏子	杏仁
蒌仁	柏子仁	梨汁	茅根汁	

（《沈氏医案》）

清·叶天士医案

（养阴清燥治病本，辛通苦降清膈热）

医案 1　马，六十，劳心劳力经营，向老自衰，平日服饵桂附生姜三十年。病食噎不下膈吐出，此在上焦之气不化，津液不注于下。初病大便艰涩，按经云，味过辛热，肝阳有余，肺津胃液皆夺，为上燥。仿嘉言清燥法。

处方：

麦冬	麻仁	鲜生地	甜水梨	桑叶
石膏	生甘草			

医案 2　杨，四十七，脉弦而小涩，食入脘痛格拒，必吐清涎然后再纳。视色苍，眼筋红黄。背肥今瘦，云是郁怒之伤。少火皆变壮火，气滞痰聚，清阳莫展。脘管窄隘，不能食物，噎膈渐至矣。法当苦以降之，辛以通之，佐以利痰清膈。莫以豆蔻沉香劫津可也。

处方：

川黄连	杏仁	桔梗	土瓜蒌皮	半夏
橘红	竹沥	姜汁		

（《临证指南医案》）

清·费绳甫医案

（肝胃失和气不降，伤食动怒变端出）

医案 1　寿春镇郭善臣，戊戌秋患噎膈，胸腹胀痛，呕吐胶痰如鸡蛋白，干饭难下，肌肉消瘦，势甚可危，就治于余，诊脉弦大洪滑。此抑郁伤肝，阳升灼胃，气失降令。

处方：

人参一钱	枳实一钱	牡蛎一钱	白芍一钱
木瓜一钱半	炒黄连一分	炮姜三分	陈皮一钱
半夏一钱半	生熟谷芽各四钱		

进两剂，干饭能下，精神亦振。遂照方连服二十剂，眠食如常而愈。后四年，因事动怒，其病复发而殁于任。

医案 2　广西巡抚张丹叔，胸腹作痛，饮食不进，将成噎膈，延余诊之。脉来两关沉弦，此气液皆虚，肝阳挟痰阻胃，气失降令。

处方：

吉林参须五分	北沙参四钱	白芍钱半	牡蛎四钱
酒炒黄连二分	吴茱萸一分	陈皮一钱	制半夏一钱半
麦冬二钱	炒竹茹二钱		

连进十剂，胸腹作痛已止，饮食渐进。照方去人参须、黄连、吴萸，加吉林参八分、川楝肉一钱半、冬瓜子四钱，接服十剂。纳谷渐旺，每日能食干饭一盏，火腿、烧鸡、虾饼、鱼片，皆能多吃而有味，大约收功在指顾间耳。乃偶因动怒，兼食荤油太多，夜间呕吐所出，皆为未化之物，脘痛又作，饮食顿减，从此变端为出，以致不起，甚可惜也。

（《孟河费氏医案》）

清·王泰林医案

（病起肝及肺胃，顺气清金平木）

陈，丧子悲伤，气逆发厥，左脉沉数不利，是肝之气郁，血少不泽也。右关及寸滑搏，为痰为火，肺胃之气失降，肝木之火上逆，将水谷津液蒸酿为痰，阻塞气道，骨咽喉胸膈若有阻碍，纳食有时呕噎也。夫五志过极，多从火化，哭泣无泪，目涩昏花，皆属阳亢而阴不上承。目前治法不外顺气降火，复入清金平木。

处方：

苏子	茯苓	半夏	枳实	杏仁
川贝	竹茹	沙参	橘红	麦冬
海蜇	荸荠			

此方系四七、温胆、麦冬三汤加减，降气化痰，生津和胃。病起肝及肺胃当从肺肝胃为主。

（《王旭高临证医案》）

清·吴鞠通医案

（误补误下致阴衰，养阴润燥化痰饮）

杨，四十六岁，先因微有痰饮咳嗽，误补于前，误下于后，津液受伤，又因肝郁性急，致成噎食，不食而大便燥，六脉弦数，治在阴衰。

处方：

炙甘草三钱	大生地六钱	生阿胶三钱	丹皮三钱

麦冬五钱　　　白芍四钱　　　麻仁三钱　　　广郁金八分

服七帖而效，又于前方加鳖甲四钱、枸杞子三钱，服十七八帖而大效，进食如常。惟余痰饮，后以外台茯苓饮减广皮、枳实收全功。

（《吴鞠通医案》）

【诠解】噎膈与西医的食管癌相符合。早在《山海经·五藏山经·中次七经》就有"咽"病的记载，"咽"病即"噎"病。《黄帝内经》记载了"膈病"的症状和病因病机，后世医家对食管癌病因病机和诊断治疗进行了充实和完善。在对食管癌病因认识方面，古书中也有诸多记载，究其病因不外忧思恼怒、饮食酒伤、正气虚弱等。对食管癌病机的认识可见于从气、血、津液、阴阳等方面阐述的记载。李中梓《医宗必读》记述："大抵气血亏虚，复因悲思忧恚，则脾胃受伤，血液渐耗，郁气而生痰，痰则塞而不通，气则上而不下，妨碍道路，饮食难进，噎塞所由成也。"《古今医统》描述噎膈时称"凡食下有碍，觉屈曲而下，微作痛，此必有死血。"清代尤在泾认为噎膈"若壮年气盛，非血即痰。"气血津液是构成人体的重要物质，三者关系密切，互为影响，在食管癌发生发展中多相互交结为病，其中多先以气滞为主，后致痰阻，进一步导致瘀血，因此三者密不可分。阴阳失调是疾病发生的基本病机，对阴阳病机，可从疾病的寒热进行考察。宋代以前医家多从寒和阴盛来认识噎膈。金元多从热和阴虚阳盛认识噎膈。明代张介宾对噎膈病机进行了详细辨析，认为噎膈既可有阴虚有热，也可有阳虚阴盛。

关于噎膈的治疗，张从正采用吐下结合，李中梓重在健脾和胃护中土，虞抟强调生血补气祛痰结，汪机认为噎膈多为大虚证，扶正治病最重要，叶天士用药偏重于养阴清燥、辛通苦降，费绳甫、王泰林强调肝胃失和，吴鞠通治在阴衰。关于噎膈的治疗，与病期之早晚有关，可分为早、中、晚三期。早期以邪实为主，但祛邪莫忘扶正，应在化痰散结、活血化瘀、理气降逆的基础上加用益气扶正之品；晚期正虚邪实，治以扶正为主，兼以祛邪，应在健脾益气、清热养阴的基础上配以散结祛邪、活血理气之品。

反 胃

清·王泰林医案

（中阳不振肝乘脾，温运通阳大建中）

医案 1 朝食暮吐，完谷不化，病成反胃。始由寒疝，腹中结块，气从少腹上攻，胃脘作痛，吐酸而起，此中下之阳气不振，肝木乘脾，脾不磨化。幽门不通，大便艰涩。法以温运通阳。

处方：

| 鲜苁蓉 | 半夏 | 陈皮 | 沉香 | 柏子仁 |
| 桂心 | 牛膝 | 吴萸 | 干姜 | 枳壳 |

腹中痛甚则有块，平则无形，每每呕吐酸水，此属中虚，阳气不运，当与大建中汤。

处方：

| 党参 | 蜀椒 | 干姜 | 金橘饼 |

（《柳选四家医案·王泰林医案》）

清·张乃修医案

（阳微浊聚为病因，开阳清浊治病本）

老年阳微浊聚，以致胸痹反胃。三焦之阳齐闭，难望有成，议先通上清阳。

处方：

| 桂枝尖五钱 | 半夏五钱 | 瓜蒌二钱 | 薤白三钱 |
| 小枳实八分 | 白茯苓二钱 | 白蜜半酒杯 | 川朴一钱 |
| 姜汁三小匙 |

水八杯，煮取三杯分三次服。

三十日：老年阳微浊聚，反胃胸痹，用开清阳浊，业已见效但呕痰仍多，议食入则吐为无火例，用茱萸汤合大半夏法。

处方：

吴萸	半夏	白蜜	洋参	生姜

水八碗，煮取三碗，分三次服，渣再煮半碗服。

初三日：即于前方内加茯苓块五钱。

处十日：于前方内去吴萸，加薤白三钱。

（《清代名医医案精华·张乃修医案》）

清·叶天士医案

（病在上中痰阻气，苦降辛通佐养胃）

冯（六十七），有年阳微，酒湿厚味，酿痰阻气，遂令胃失下行为顺之旨。脘窄不能纳物，二便如昔。病在上中，议以苦降辛通，佐以养胃，用大半夏汤。

处方：

半夏	人参	茯苓	姜汁	川连
枳实				

（《临证指南医案》）

【诠解】反胃又称翻胃，是指饮食入胃后，滞而难以下行，见胃中阵发性不适，乃至复递吐出之症。与西医学所言"胃癌"相似。《灵枢·上隔》有"饮食入而还出"的记载。《金匮要略方论》提出"反胃"之病名，曰："趺阳脉浮而涩，浮则为虚，虚则伤脾，脾伤则不磨，朝食暮吐，暮食朝吐，宿食不化，名曰反胃。"《景岳全书·反胃》中进一步提出："虚在下焦，而朝食暮出，或食入久而反出者，其责在阳，非补命门以扶脾土之母，则火无以化，终无济也。"朱丹溪在《丹溪心法》中对于反胃的病因病机因素解释为："翻胃，大约有四：血虚、气虚、有热、有痰。"《景岳全书发挥》亦指出："膈者在胸膈胃口之间，或痰或瘀血或食积阻滞不通，食物入胃不得下达而呕出，渐至食下即吐而胃反矣"，明确痰是胃反（相当于今天的胃癌）的一个重要的病理因素。而痰浊内阻是肿块最终形成的病机关键。

从病案看，反胃与脾胃阳气不足有密切关系，所以治疗中强调顾护脾胃为本，王泰林强调温运通阳，张乃修采用开阳清浊，叶天士苦降辛通同时，配合养胃之品。张锡纯《医学衷中参西录·十四治膈食方》中提出参赭培气汤治疗反胃、膈食证："救活此证者，当以大补中气主之，方中之人参是也；以降逆安冲为佐，以清痰理气为使，方中之赭石、半夏、柿霜是也。又虑人参壮热，半夏性燥，故又加知母、天冬、当归、柿霜，以清而润燥，生津养血也。用肉苁蓉者，以其能补肾，即能敛冲，冲气不上冲，则胃气易于下降，且患此证者，多有便难之虞，苁蓉与当归、赭石并用，其润便通结之功又甚效也。若服数剂无大效，当系贲门有瘀血，宜加三棱、桃仁各二钱。"

石　疽

清·王维德医案

（内外结合治阴疽，温补托里显奇功）

王姓媳，颈内瘰疬数个，两腋恶核三个，又大腿患一毒，不作疼痒，百余日后，日渐发大，其形如斗，按之如石，皮现青筋，常作抽痛，经治数人，皆称曰瘤。余曰：瘤软疽硬，此石疽也。初起可消，日久发大，上现筋纹，虽按之如石，然其根下已成脓矣，如偶作一抽之痛，乃是有脓之证也。上现青筋者，其内已作黄浆，可治。如上现小块，高低如石岩者，不治，三百日后，主发大痛，不溃而死。如现红筋者，其内已通血海，不治；倘生斑点，即自溃之症，溃即放血，三日内毙。

今所患现青筋能医，至软为半功，溃后脓变浓厚，可冀收功也。外以活商陆捣涂，内服阳和汤。十日则止一抽之痛。十三剂里外作痒，十六剂顶软，十八剂通患软，其颈项之病块、两腋之恶核尽行消散，一无形踪，止剩石疽高起，内脓袋下，令服参一钱。因在经络之处，先以银针刺穿，后以刀阔其口以纸钉塞入孔内，次日两次流水斗许。大剂滋补托里，删去人参，倍增生芪。连进十剂，相安已极。

适有伊戚亦行外科道者，令其芪草换炙，服不三日，四围发肿，内作疼痛，复延余治。余令其照前方服，又服三十余剂，外以阳和膏，随其根盘贴满，独留患孔加以布捆绑。人问因何用贴，又加捆绑？答曰：凡属阴疽，外皮活，内膜生，故开刀伤膜，膜烂则死。所出之脓，在皮里膜外，仅似空衔，又不能以生肌药放入。故内服温补滋阴活血之剂，外贴活血温暖膏药，加之以捆，使其皮膜相连，易于脓尽，且又易于连接生肌。果绑后数日，内脓甚厚，加参服。两月收功。

（《外科证治全生集》）

清·余景和医案

（判断顺逆，知晓疗效）

陈黎里，眉棱骨高肿，坚硬如石，名曰石疽。有失血之虑，宜听其自溃，可转逆为顺。

处方：

党参	川贝母	丹参	牡蛎	白芍
黄芪	茜草			

附围药方：

三棱	白及	广木香	郁金	南星
蓬术	青木香	土贝母	半夏	

复诊眉棱较前愈觉高肿，仍然硬而不软。即使得脓，难免损目之虞。

处方：

党参	川贝	阿胶	黄芪	参山膝
白芍	枣仁	茯神	胆星	天竺黄

（《外证医案汇编》）

清·马培之医案

（气血阻络肝阴伤，育阴柔肝化坚石）

郁怒伤肝，气滞于络，络血因之留阻，胸胁作痛继之。乳根坚肿，石疽大症，脉来弦强，动劳喘气，自汗盗汗，肝阴伤，肾气不摄，症势极重，拟育阴柔肝以化坚石。

处方：

北沙参	牡蛎	当归	大贝	白芍
远志肉	泽兰	茯神	丹参	广皮
橘叶	瓜蒌	藕节		

清·陈莘田医案

（肝郁痰火痹于阳明，养阴泄木咸降化痰）

施左塘西，九月十七日。

脉左细右滑数，舌红无苔，是阴不足而痰火有余之见端。病起肝郁，郁则生火，火盛是生痰，痰火上乘，痹于阳明之络。左睛明之下结为石疽，其坚如石，色泽红紫，起经三载，渐次长大，竟有成溃之象。溃则翻花流血，难治之症。药石必佐怡养功夫，冀能迟破为妙。拟养阴泄木咸降化痰法，宗火郁泄之，痰火降之，阴虚养之，未识然否。

处方：

制首乌	丹皮	石决明	夏枯草	北沙参
橘红	海浮石	黑山栀	白茯苓	川贝
嫩白前	鲜藕汁			

（《枫江陈萃田先生外科临证》）

【诠解】西医学所定义的淋巴瘤当属中医"石疽"范畴。所谓石疽，根据名字即可推知其形似石，具有坚硬的特性。巢元方《诸病源候论》中对于石疽的描述："石疽者……其肿结确实至牢有根。核皮相亲，不甚热，微痛，热时自歇。此寒多热少，硬如石，故谓之石痈也。久久热气乘之，乃为脓也。处生之时，其状如肿，有似覆手。搔之则皮脱，赤汁出，乍肿乍减，渐渐生根，结实且附骨间，不知首尾，即溃成瘘；若至五十日，不消不溃，变成石肿，名为石痈。久久不治，令寒热恶气入腹，绝闷刺心及咽项悉皆肿，经一年不治者死。"以上一段文字中将石疽坚硬如石的特性简述外，对其疾病发生发展以及转归预后的记述更是仔细。初期坚硬，逐渐与周围组织分界不清而似有根，久不治则外生溃破而不敛，最终病入脏腑而殁。对于其初生肿硬的病因病机，各大医家所见不同。祁坤谓其少阴阳明二经积热合并元气不足；张景颜谓其除少阴阳明二经积热、元气不足外，复有寒邪内聚；邹岳则将石疽分为上中下三部，上则为肝经郁结成，中下则为寒邪合肾虚所生，均致气血凝滞而为核硬。由此，其辨治思路则以行气活血为大法，或以温化、或以补益、或以内托外消。

反观医案，其所发部位各异，以颈部、腋下所多见，形性均为肿硬为先，或有破溃难敛，所治目的未溃者以消为主，而溃破者则寄希望于收敛愈合，否则预后极差。遣方用药多含益气、化痰、活血之品，根据辨证再加以滋阴、温肾之品等。

石疽之治法处处均体现中医外科肿瘤治疗的消、托、补三大法，石疽未溃以消为主，溃则脱毒外出而敛疮，后期则必补益正气。由此，可指导临床诊治主要治疗方向，以及组方药味选删，实属中医肿瘤治疗的精髓体现。

癥瘕积聚

明·薛立斋医案

（病本真气虚邪气实，生气血滋肾水平肝火）

松江太守何恭人，性善怒，腹结一块，年余，上腭蚀透，血气虚极，时季冬，肝脉洪数，按之弦紧，余脉微弱，或用伐肝木清胃火之药。薛曰：真气虚而邪气实也，恐伐肝木，至春不发生耳。用八珍汤以生气血，用地黄丸以滋肾水，肝脉顿退。因大怒耳内出血，肝脉仍大，烦热作渴，此无根之火也。仍以前药加肉桂，二剂脉敛热退。复大怒，果卒于季冬辛巳日，乃以金克木故也。

（《续名医类案·薛立斋医案》）

明·万全医案

（寒凝血聚是病本，温经活血治病本）

医案 1 石瘕者，因行经之时，寒气自阴户而入，客于胞门，以致经血凝聚，月信不行，其腹渐大，如孕子状。妇人壮盛者，半年之后，小水长而消矣，若虚怯者，必成肿病。温经汤主之。

处方：

归身、川芎、赤芍、莪术、人参各一钱，炙草（五分），川牛膝、故纸、小茴（炒）各一钱，姜、枣引。更宜常服香附丸。

医案 2 肠覃者，因经行之时，寒气自肛门而入，客于大肠，以致经血凝涩，月信虽行而血却少，其腹渐大如孕子状，为胎漏状。壮盛妇人，半年以后，气盛而除，阴怯者必成胀病，桂枝桃仁汤主之。

处方：

桂枝、槟榔各一钱五分，白芍、生地、枳壳各一钱，桃仁二十五粒，炙草五分，姜枣引，更宜常服四制香附丸。

（《万氏妇人科》）

清·王泰林医案

医案 1（危重之症仿仲景，养营和胃调气血）

孔，病由肝气横逆，营血不调，腹中结瘕，脘胁攻痛，渐至食减肉热，咳嗽痰多，当脐动跳，心悸少寐，口干胸燥，而显虚劳血痹之象，极难医治，姑仿仲景法。

处方：

党参	茯苓	枣仁	乳香	没药
桃仁	当归	川贝	香附	白蜜

地鳖虫（酒炙）

复诊：前方养营化痰，下得血块两枚，腹满稍软，内热咳嗽未减。今且和营启胃，退热止咳，再望转机。

处方：

西党参	茯苓	丹参	广皮	血余炭
川贝母	杏仁	当归	阿胶	地鳖虫

三诊：气滞气瘀，腹满有块攻痛，内热已减，咳嗽未平。拟两和气血方法。

处方：

党参	香附	郁金	茯苓	山楂肉
延胡索	当归	杏仁	阿胶	桃仁
沉香	血余炭			

四诊：咳嗽不止、腹仍满痛，肝肺同病，久延不已，终成劳损。

处方：

桃杏仁	车前子	川贝	当归	丹皮
阿胶	蒲黄	旋覆花	苏子	茯苓
新绛				

（《王旭高医案》）

医案 2（遵洁古养正积自除，药选平和能通能化）

冯，脉右关滑动，舌苔黄白而腻，是痰积在中焦也。左关弦博，肝木气旺，故左肋斜至脐下有梗一条，按之觉硬，乃肝气入络所结。尺寸脉俱微缓。泻痢一载，气血两亏。补之无益，攻之不可，而病根终莫能拔。根者何？痰积、湿热、肝气也。夫湿热，痰积，须借元气以运行。洁古所谓养正积自除，脾胃健则湿热自化，原指久病而言。此病不谓不久，然则攻、消、克、伐何敢妄施。兹择性味不猛而能通能化者用之。

处方：

人参	茯苓	于术	青陈皮	炙甘草
泽泻	枳壳	神曲	茅术	当归（土炒）
黄芪	白芍（吴萸三分煎汁炒）	防风根		

又丸方：

制半夏三两，分六份，一份木香二钱煎汁拌炒；一份白芥子二钱煎汁拌炒；一份乌药三钱煎汁拌炒；一份金铃子三钱煎汁拌炒；一份猪苓二钱煎汁拌炒；一份醋拌炒。炒毕去诸药，仅以半夏为末，入雄精三钱，研末，麝香一分，独头蒜三个，打烂，用醋一茶杯，打和为丸。每晨服一钱五分，开水送。

清·蒋宝素医案

（病有分虚实，攻补各相宜）

医案 1　胸右按之有形，大如覆杯，坚硬如石，动劳气急，饮食减少，痰嗽频。仍由食味酸咸甜太过所致。与哮喘相近，乃肺积息贲危症。宜医话息贲丸缓缓图痊可也。

处方：

| 人参 | 枳实 | 制半夏 | 京三棱 | 蓬莪术 |
| 制南星 | 陈橘皮 | 苦杏仁 | 甜桔梗 | |

共为末，水叠丸，早晚各服三钱，开水下。

医案 2　伏梁盘居膻中，横连虚里穴处，大如覆碗，按之不移，由盛怒、纵饮食、感风寒所致。然积以寒留，留久则寒多化热；风以致积，积成则症已非风。古人虽有养正积除之法，效者甚鲜。经言：坚者削之，留者攻之，结者散之，客者除之。盖有形之积，以攻为是，宜医话伏梁煎主之。

处方：

| 人参 | 川黄连 | 川椒红 | 猪牙皂角 | 京三棱 |
| 蓬莪术 | 肥桔梗 | 巴豆霜 | 乌梅肉 | |

（《问斋医案》）

清·余景和医案

（温补通气活血法，内外结合收奇功）

李仪藩，常熟毛家桥人，城中庞氏戚也。胃脘中坚硬如盘，约有六七寸。他医皆谓胃脘痈，治之罔效。就余诊之。脉来坚涩，饮食二便行动如常。余曰：饮食二便如常，中宫无病。此非胃脘痈也，痞积症也。寒气挟痰，阻于皮里膜外，营卫凝涩不通，况烟体阳虚，阴气凝结少阳，气失运化，非温补不可。进附、桂、鹿角、枸杞、杜仲、巴戟、茴香、当归、仙灵脾、参、术、木香、姜、枣等温补通气活血。外贴附子、肉桂、阿魏、丁香、细辛、三棱、莪术、水红花子、麝香、鹿角粉、木香、麻黄等品，研末，摊厚膏药贴之。服药五十余剂，贴膏药两月余而痊，消尽软复如旧。

（《外证医案汇编》）

清·吴瑭医案

（寒下温下勿乱用，辨证准确方用药）

车，五十五岁，须发已白大半，脐左坚大如盘，隐隐微痛，不大便数十日。先延外科治之，外科谓肠痈，以大承气下之三四次，终不通。延余诊视，按之坚，冷如石，面色青黄，脉短涩而迟，先尚能食，屡下之后，糜粥不进，不大便已四十九日。余曰："此癥也，金气之所结也。"以肝木抑郁，又感秋金燥气，小邪中里，久而结成，愈久愈坚，非行不可，然寒下非其治也。以天台乌药散二钱加巴豆霜一分，姜汤和服。设三伏以待之；如不通，第二次加巴豆霜一分五厘，再不通，第三次加巴豆霜二分，服至三次后，始下黑亮球四十九枚，坚莫能破。继以苦温甘辛之法调理，渐次能食。又十五日不大便，余如前法下至第二次而通，下黑亮球十五枚，虽亦坚结，然破之能碎，但燥极耳。外以香油熬川椒熨其坚处，同服苦温芳香透络，月余化尽。于此症方知燥金之气伤人如此，而温下寒下之法，断不容紊乱。

（《吴鞠通医案》）

清·张聿青医案

（须耐心善调，勿侍急切攻夺）

腹中作痛，少腹聚形，经事当至不至，面色萎黄，脉形沉迟，此寒入胞门，与肠外之汁相搏，石瘕之属，须耐心善调，勿待急切攻夺。

处方：

当归须	川桂木	广郁金	台乌药	韭菜根
南楂碳	金铃子	制香附	延胡索	两头尖
野水红花子				

（《张聿青医案》）

【诠解】此篇癥瘕积聚所记医案，当属西医学腹盆腔恶性肿瘤类。何为积聚？现代多以有形为积、无形为聚所称，临证各种肿瘤皆可以积证称之。而在中医古籍中对积聚解释最早在《黄帝内经·灵枢》中："余闻百疾之始期也，必生于风雨寒暑……或为留痹，或为积聚。"而积聚聚于腹中，常称为肠覃，西医学中肠道恶性肿瘤多归属于肠覃范畴。《内经》中对于肠覃的记述如下："寒气客于肠外，与卫气相搏，气不得荣，因有所系，癖而内著，恶气乃起，瘜肉乃生。其始生，大如鸡卵，稍以益大，至其成如怀子之状，久者离岁，按之则坚，推之则移，月事以时下，此其候也。"其中述及月事时以下，即与妇科疾患相鉴别。对于积聚病因病机的认识，自古至今，其关于寒温不调、饮食不化、脏腑不荣的核心内容并无异议。因此在治疗中，以辨证之外，多就其病因进行辨治，或祛寒温之邪，或健脾胃，或补益调畅诸脏腑，同时多加以攻伐之品。正如《问斋医案》所述："古人虽有养正积除之法，效者甚鲜。经言：坚者削之，留者攻之，结者散之，客者除之。盖有形之积，以攻为是……"。

反观本篇医案，所含之证甚广，包括痞积、肝积、肠覃，甚或妇科肿瘤亦在其内，遣方用药之中，虽多以扶正为先，以达"养正积自除"之意，但均加以或活血、或化痰、或软坚散结之品。

近现代医案篇

  随着肿瘤综合治疗的开展，中医药治疗作为中国传统特色疗法，在当今恶性肿瘤的综合治疗中发挥越来越重要的作用。特别是90年代以来，通过中医学者和中西医结合学者的不懈努力，中医治疗恶性肿瘤的研究已从简单的临床研究逐步走向了科学化、规范化的大规模临床研究；从简单的中药抗肿瘤实验研究进入中医药抑制肿瘤的分子生物学机制研究，从CNKI文献检索看，90年代以来中医肿瘤研究涉及临床、实验、文献等领域，临床研究涉及对放化疗的减毒增敏研究、中医药对肿瘤患者生活质量的影响、中医肿瘤临床规范化和疗效标准化研究、中医肿瘤靶向研究等，实验研究涉及了肿瘤患者免疫功能、肿瘤细胞凋亡、肿瘤新生血管、肿瘤多药耐药研究等。中医肿瘤学者在临床中也积累了宝贵的经验。

脑　　瘤

  脑瘤是颅内原发性或继发性生长物的总称。包括脑实质及其邻近组织原发肿瘤以及转移癌和肉瘤，实际上包括了几十种脑疾患。其主要临床表现为头痛、呕吐、视觉障碍、肿瘤定位症状（如精神、感觉改变，头晕、耳鸣、嗜睡）等。西医学在脑瘤的治疗方面主要为积极治疗及对症支持治疗，积极治疗包括手术切除、放射性治疗（如 γ 射线），对症支持治疗则以脱水降颅压等为主，临床疗效欠佳，术后复发常常成为严重影响患者长期生存及保证生活质量的重要因素。脑瘤属于中医"头痛""呕吐""头风""真头痛""中风"等病症的范畴。

  中医学认为脑为髓海，因此脑瘤乃髓海病变，与脏腑清阳之气相关。脑瘤形成及其临床表现，主要是由于风、火、痰湿、血瘀、气滞相互作用，加之脏腑虚弱，清气不升，致使血行不畅，痰湿结聚，阳气阻滞，闭阻脉络，日久形成。其主要病机属正虚邪实，邪实在局部，以瘀血及痰湿为主，正虚在全身，以气虚、肝肾不足多见。而儿童患者多因先天禀赋不足，加之后天失养引起。

一、痰凝血瘀热毒证

周仲瑛医案
（开窍醒神救危重，三虫并用祛风痰）

  患者女性，33 岁，2011 年 5 月 26 日初诊。

  病史：患者 2011 年 2 月口角右歪，嗜睡，经上海长征医院检查确诊为脑胶质瘤，4 月 12 日手术，后因颅内出血再次手术。

  刻下：意识朦胧，似清似糊，对外界反应差，牙关僵硬，不能张开，需插管输入营养物质，右侧手足可以活动，左侧偏瘫，未见抽筋，大便尚调，术后腹泻明显，间有低热，面部潮红，口唇红赤，脉细滑。

  辨证：瘀热阻窍，风痰上扰，肝肾阴伤。

  立法：滋阴养肝，化痰软坚，散结消肿。

处方：

水牛角片（先煎）25g	赤芍 12g	丹皮 10g	大生地 20g
炙僵蚕 10g	广地龙 10g	炙全蝎 5g	天竺黄 10g
陈胆星 10g	石菖蒲 10g	广郁金 10g	黄连 5g
知母 10g	牡蛎（先煎）30g	天冬 10g	麦冬 10g
炒芩 10g	炙远志 5g		

日 1 剂，水煎服。

另安宫牛黄丸，日 1 次，竹沥水调服。

2011 年 6 月 9 日二诊：家属代诉，近来身热逐渐下降，或有短时间复燃，汗多，对外周事物亦有反应，可以示意，点头摇头，睁目，或讲单词，偏瘫，左手稍能有知觉反应，可以喂服饮食药物，停用鼻饲，张口不大，喉有齁声，痰多，查有肺部感染，大便能行，守法拟方。将上方改水牛角片（先煎）30g、赤芍 15g、大生地 25g、陈胆星 12g、黄连 6g、炙远志 6g，加黑山栀 10g、玄参 10g、鱼腥草 20g。14 剂，水煎服。另：安宫牛黄丸，日 1 次，竹沥水调服。

2011 年 6 月 23 日三诊：家属代诉，从 6 月 21 日起，可以食稀饭，简单对话，思维清晰，偶说胡话，左下肢有轻微知觉，或有抖动，头颈能左右摇摆，术后颅脑右侧皮下有积水，稍有隆起，时有低热，体温 37.5 ~ 38.5℃，右侧颅脑、左侧皮肤灼热，血压 160/110mmHg，咳嗽有痰，大便偏烂，日行。辨证属风痰上扰，瘀热阻窍，颅脑饮停，肝肾阴伤，肺气不清。将 6 月 9 日方改陈胆星 15g，加夏枯草 15g、丹参 12g、熟大黄 5g。21 剂，水煎服。另：服安宫牛黄丸，日 1 次，竹沥水调服；羚羊角粉 0.6g，日 2 次，温水冲服。续服中药以善后，随访病情稳定。

[贾晓玮，李英英．周仲瑛辨治脑瘤验案 3 则．江苏中医药，2012，44(3)：44-45．]

【诠解】周仲瑛认为脑瘤的主要病理因素为风、痰、瘀、毒、热、虚，其发病以风痰阻窍、瘀毒互结为标，肝肾亏虚为本。急则治标，缓则标本同治，治标重于治本。本例虽多因复合，但"瘀热"为主导，为瘀血与火热相互搏结而成，为疾病发生发展的始动因素，进而化火，生风，动痰。治当以凉血散瘀为主，祛风化痰为辅，兼顾本虚。以犀角地黄汤凉血化瘀为主，复合菖蒲郁金汤涤痰开窍，配合僵蚕、地龙、全蝎祛风化痰；天竺黄、胆南星、黄芩清热化痰；知母、天麦冬补益肺肾，取金水相生之意；牡蛎一药数效，多点对应，既可敛汗，又可散结消肿，既能平肝息风，又能重镇安神。首诊取效之后，周老加大水牛角片、赤芍、大生地等凉血化瘀药剂量，逐次加大陈胆星、黄连、远志等清热化痰药剂量，击鼓再进。后期加熟大黄，泻热逐瘀，因脑为"奇恒之腑"，以通为用。

本案病势凶险，治疗精髓在于首诊之时患者病情危重，病情复杂，然病机以痰热为主导，抓住关键病机因素，方药以凉血、化痰、开窍为主，此后随诊随症加减。然在首诊过程中出水牛角片为君外，重用虫类药物：全蝎、地龙、僵蚕，三味药物虽均具有祛风开窍之用，但其他功效并不相同，全蝎尚可和脾胃，使患者于危重之时兼有保胃气之意；地龙活血之力最强；僵蚕开窍之外，尚有化痰之效。因此联合应用效果胜于单药大剂量。临证中医师应用虫类药味之时，在它效方面亦可酌加关注，可取得更加满意的临床疗效。

李修五医案
（痰瘀毒虚辨证明，一攻一调癌毒清）

患者男性，20岁，1990年5月28日初诊。

主诉：头痛伴呕吐3个月。

病史：患者1990年2月生气后出现头昏头痛，继之症状加重，伴呕吐痰涎，至某省级医院增强CT检查示：左额叶有约40 mm×36 mm不规则肿物，边缘呈环形增强，周围有明显水肿带，诊为脑胶质瘤。因患者年轻未婚，不愿接受手术治疗，运用中药调治。

刻下：头痛头晕，时恶心呕吐，身重倦怠，面色晦暗，视物模糊，舌体胖，苔白腻，脉滑。

辨证：痰毒凝聚，上结清窍。

立法：化痰解毒，降逆止呕。

处方：涤痰汤加减。

石决明 30g	瓦楞子 20g	浙贝母 15g	川牛膝 15g
清半夏 12g	代赭石 30g	生牡蛎 30g	石菖蒲 15g
郁金 15g	薏苡仁 30g	陈皮 12g	蛇六谷 12g
川芎 10g			

1日1剂，水煎2次，取汁500ml，分3次于饭后1小时服用。

配合消瘤丸口服。

治疗3个月后，症状消失，复查CT示瘤体缩小1/3，守方治疗（消瘤丸常服，中药汤剂间断服用）10个月，瘤体基本消失，无自觉症状。随访15年，未见复发，健康存活且已结婚生子。

[蒋士卿，孙宏新. 李修五教授治疗脑瘤经验. 中医研究，2009，22（11）：48-50.]

【诠解】李修五医师认为脑瘤的发生是由正气亏虚，髓海受损，痰、瘀、毒邪凝聚，闭阻脉络，蕴结清窍，形成肿块。其病理机制属正虚邪实，正虚多属气虚或肝肾阴虚，邪实多为瘀热毒邪或痰瘀交结。根据病机及临证，将常见证型列于下：痰毒凝聚，治以涤痰汤；肝风内动，治以杞菊地黄丸合镇肝息风汤；瘀毒内结，治以通窍活血汤和补阳还五汤；正气亏虚，治以扶正健脾之剂，如六君子汤等。在遣方用药中，李修五医师强调祛邪当力专而强，诸邪均需全祛之，因此自创消瘤丸加强抗癌之效：全蝎100g，蜈蚣100g，壁虎、蜂房、僵蚕、川芎各200g，共研极细末，水泛为丸如绿豆大，每次5g，1日3次。本案的关键在于，患者为疾病早期，邪气盛而正气尚不衰，因此遣方用药上以汤药化痰散结开窍，丸散剂强力抗癌，汤丸配合，取得良好疗效。消瘤丸之组成多以虫类血肉有情之品，如丸散制剂力量强于汤剂，临床医家可根据自己经验调制，不必拘泥于中药汤剂一种剂型。

孙秉严医案

（癌毒内蕴乃为本，汤丸共济抗癌毒）

患者，女，14岁，1970年6月23日初诊。

主诉：头痛1周余。

病史：1970年6月16日起头痛、头晕、呕吐、颜面及左上肢麻木。1970年6月18日经天津医学院某医院脑系科检查，诊断为右额顶占位性病变，建议手术探查，患者家长不同意。

刻下：头痛、头晕、呕吐、颜面及左上肢麻木，面黄消瘦，舌质红，舌苔黄微腻，脉沉细而数，胃脐部有压痛。

辨证：热毒内蕴，肝郁化火。

立法：清热解毒，疏肝泻火。

处方：治以脑瘤汤加生石膏（先煎）15g，黄芩、生地黄、玄参各9g，羚羊角粉0.6g（分两次冲服）。消瘤丸每日2~5丸。

服药3日后，头痛减轻，呕吐已止，大便排出黏冻状物很多，饮食增加，精神好转。服药至 1970 年 11 月，头痛基本消失，能看书学习。1971 年 8 月又经原诊断医院检查，脑肿瘤完全消失，复学。1973 年 7 月追访，健在，学习成绩尚好。

消瘤丸：内含红粉片、硇砂、斑蝥、雄黄、巴豆、牛黄、麝香、冰片、血竭等药物每丸制如梧桐子大，每晨起空腹服 2 丸，可酌情递增至 5~6 丸。

脑瘤汤：

当归 10g	川芎 10g	荆芥穗 10g	天麻 10g
三棱 10g	莪术 10g	桃仁 10g	红花 10g
蝉蜕 10g	全蝎 10g	枸杞子 15g	僵蚕 5g
蜈蚣 5 条	防风 3g		

[高振华. 孙秉严先生诊治脑肿瘤经验撷拾. 中医研究，2008，21（11）：54-55.]

【诠解】孙秉严医师认为癌症的发生乃为癌毒内存，外因相干而致内外和邪而致病；脑瘤乃为内蕴积滞、癌毒犯脑为内因，外感风寒、风热之邪为外因，内外和邪而致正虚邪实之病证；病机关键在于内部邪毒久郁。

在此理论基础上经制消瘤丸、脑瘤汤，消瘤丸乃多含有毒药物，具有强力化痰、活血、散结、清热之效，并功善开窍；并点明服药期间，必须保持大便通畅，以利于"癌毒"和"药毒"的排出，从而达到"攻'癌毒凝聚'而人不中毒"之目的。脑瘤汤是以活血通络祛风药物为基本组成，具有攻癌解毒，通结攻下之功。

本案中孙秉严医师紧抓邪实这一特征病机，内服汤丸均以抗邪为主，贯穿于疾病始终，所得良效。本案的精髓在于癌毒学说在脑瘤发生发展及诊治过程中的应用，以抗击癌毒为主要治疗方向，值得广大医家借鉴。

李佩文医案

（风痰内阻蒙清窍，祛风开窍抗癌毒）

患者男性，64 岁，2009 年 12 月 11 日初诊。

病史：于 2009 年 6 月发现颅内占位，外院行手术治疗，术后病理为："脑胶质细胞瘤 II-III 级"。2009 年 11 月复查脑 MRI 见颅内 2 个病灶，考虑为脑胶质瘤术后复发。当地医院行 γ-刀放疗后。脑 MRI 见大片水肿。

刻下：乏力明显，头晕头痛，右侧上、下肢活动不利，记忆力差，语言不完整，便秘。舌淡红，苔黄腻，脉细滑。

辨证：痰湿内阻，上蒙清窍。

立法：祛风健脾利湿，通络清窍散结。

处方：

蔓荆子 10g	钩藤 15g	天麻 15g	川芎 10g
藁本 10g	党参 10g	茯苓 l0g	莱菔子 10g
菖蒲 10g	苏子 10g	木瓜 15g	牛膝 15g
苏木 10g	络石藤 10g	柏子仁 10	野菊花 10g

白花蛇舌草 20g

日 1 剂，水煎服。

2009 年 12 月 31 日二诊：患者诉乏力明显好转，言语流利，右侧肢体肌力较前恢复，但呕吐明显。上方去络石藤、木瓜，加入清半夏 10g、玫瑰花 10 g，增强燥湿行气之功。药后患者呕吐好转，病情稳定。至 2010 年 2 月再来复诊时，查脑 MRI 见颅内肿物缩小，水肿消失，但患者反应稍迟钝，考虑与射线损伤有关。嘱继续服用化痰散结开窍中药巩固疗效。

处方：

党参 20g	黄芪 15g	蔓荆子 10g	川芎 10g
全瓜蒌 20g	半夏 10g	茯苓 15g	玫瑰花 10g
苏子 10g	郁金 10g	菖蒲 10g	柏子仁 10g
全蝎粉 3g	石见穿 10g	半枝莲 10g	白花蛇舌草 15g

每日 1 剂，水煎至 150~200ml，早晚分服。

患者目前仍健在，颅内病灶未增大，生活能够自理，在门诊继续中药治疗。

[李园，李佩文．中医药治疗脑瘤临证经验．北京中医药，2011，30（3）：183–185．]

【诠解】李佩文医师认为由于癌瘤是多种致病因素、多种病理产物相互胶结、共同作用的结果，在一个脑瘤患者身上可能几种致病因素共存，合而为病，只是轻重不同。遣方用药中尤其重视强调中医药治疗辨证是基础，但在恶性肿瘤的治疗上，仅有辨证是不够的，抗癌抑瘤及缓解临床症状的作用均不足，必须将辨病治疗作为补充。应该吸取西医的长处，"头痛医头，脚痛医脚"，针对某种合并症、某个失常的方面配合相应的药物。具体到脑瘤上，李佩文教授认为在痰瘀毒虚等诸多病理因素中，"风"与"痰"是需着重关注的要点；在辨证过程中根据临床症状分为肝风内动、阴虚、痰热等等证型，在遣方用药上常兼顾以上诸多因素，以其一为主，在方药中出基本辨证处方外，加用如抗肿瘤药物、脱水药物、虫类药、引经入脑药等等。本案的关键点在于辨证随疾病变化、临床症状改变而不同，但引经、祛风、开窍之品贯穿于治疗始终，同时应用石见穿、半枝莲、白花蛇舌草等药味解毒抗癌。

本案方药中全蝎粉是其一，虫类药物在脑瘤的治疗中占据非常重要的地位。李佩文教授对于虫类药物在脑瘤中的认识是：虫类善动，飞升走窜，能入窍络，搜剔逐瘀驱邪，除可自行祛邪外另有引药上行之意；虫类多为有毒之品，性峻力猛，对于颅内多发病灶者效果更佳；临床常用药物如地龙、全蝎、蜈蚣、僵蚕、水蛭等。本案中全蝎打粉，虽未著明服法，应为冲服，虫类药物打粉冲服药力更佳，似打粉入丸散剂之意，在临床中可参考应用。

二、肝风内扰证

刘嘉湘医案

（辨治脑瘤分标本，以毒攻毒兼化痰）

患者男性，47 岁。

病史：因突然头晕，继而神志不清跌到在地，在某医院行头颅 CT 检查，发现第 3 脑室后部中线略偏右等密度病灶伴脑积水，诊断为脑部肿瘤。

刻下：头晕，头胀眼花，胃纳尚可，二便自调，查体：眼睑下垂。舌质偏红苔薄，脉细小弦。

辨证：肝肾阴虚，肝火夹痰，上扰清窍。

立法：滋阴养肝，化痰软坚，散结消肿。

处方：

生地黄 30g	熟地黄 24g	女贞子 12g	枸杞子 12g
天南星 30g	蛇六谷 60g	夏枯草 15g	海藻 15g
牡蛎 30g	白蒺藜 15g	重楼 15g	蜂房 12g

日 1 剂，水煎服。

另用星蜈片，此方加减连续服用半年余，头晕头胀症状明显减轻，复查 CT 提示第 3 脑室后部病灶与治疗前相比明显缩小，脑积水有所改善。方中再加用皂角刺 12g，野菊花 30g，又服用中药 10 月余，再复查 CT，原病灶基本消失，继续服用前方加减 5 年余，已经恢复。

[刘苓霜，刘嘉湘. 治疗脑瘤经验. 中医杂志，2006，47（8）：578.]

【诠解】刘嘉湘医师认为脑瘤属于本虚标实的病证，应当根据标本的轻重缓急决定治疗原则；疾病早期或标实证明显的情况下，以化痰软坚、行气活血散瘀为主；中晚期标本互见、虚实夹杂，提倡标本兼顾，多分为气虚血瘀和肝肾阴虚两型。肢体偏瘫者以气虚血瘀为主，治用益气行瘀、软坚化痰法；头痛眩晕者，以肝肾阴虚、脾肾阳虚多见，肝肾阴虚型治用滋阴平肝、软坚化痰法，脾肾阳虚型治用温补脾肾、化痰消肿法。

对于脑瘤的遣方用药，刘嘉湘医师在辨证分型基础上拟创立经验方药：

其一：气虚血瘀之证

生黄芪 30g	当归 9g	川芎 9g	赤芍 12g
白芍 12g	地龙 30g	瓜蒌皮 15g	王不留行 15g
夏枯草 15g	海藻 15g	生牡蛎 30g	生南星 30g
蛇六谷 30g	蜂房 12g		

其二：肝肾阴虚之证

生地黄 30g	熟地黄 24g	女贞子 15g	枸杞子 15g
生南星 30g	蛇六谷 30g	天葵子 30g	蜂房 12g
夏枯草 12g	海藻 12g	生牡蛎 30g	赤芍 12g
牡丹皮 6g	白蒺藜 15g		

其三：脾肾阳虚、瘀毒内结之证

党参 12g	白术 9g	干姜 6g	姜半夏 15g
生南星 12g	熟附子 6g	白芍 9g	蛇六谷 30g
天葵子 30g	王不留行 9g	炙甘草 6g	

由本案及刘嘉湘医师经验方药可见，对于化痰之药的应用始终贯穿于治疗脑瘤的始终，其中生南星、蛇六谷、天葵子不仅常用，且药量多为方中之最，临床可兹借鉴，酌加小心其药物毒性。

刘伟胜医案

（药简力专平肝风，上取之下辨整体）

患者男性，14岁。

病史：患者于2004年9月出现斜视、头晕、头痛、呕吐，生活无法自理，2004年11月5日到湖南湘雅医院查头颅MRI：延髓及桥脑病变，以胶质瘤可能性大（大小：2.8cm×2cm×3.5cm）。曾到北京协和医院、上海华山医院求治，被告知生存时间为3～6个月，手术成功机会约2%，于是家属决定放弃手术治疗。

刻下：头晕、头痛、时有恶心欲呕，目睛斜视，纳眠可，口干，大便硬，小便黄，舌红，苔白，脉弦缓。体查：左眼斜视、左眼球不能外展。

辨证：肝阳上亢，肝风内扰。

立法：平肝潜阳，息风止痉。

处方：天麻钩藤汤加减。

钩藤 18g	天麻 10g	白芍 15g	川芎 10g
全蝎 10g	蜈蚣 2 条	白芷 10g	僵蚕 15g
蝉蜕 10g	甘草 6g	生大黄（后下）8g	

日 1 剂，水煎服。

2004 年 9 月 30 日二诊：症状如前，病情稳定，舌红、苔白、脉弦缓。继以上方加女贞子以益肾填精、扶正驱邪。

2004 年 11 月 25 日三诊：复查 CT，稍好转，患者症状较前稍改善，斜视减轻，继续守方治疗。

2005 年 3 月 9 日四诊：患者精神可，身高体重增加与同龄儿童无异，智力正常，稍有斜视，无头晕、头痛及恶心呕吐，无抽搐，活动可，纳眠可，二便调，舌红、苔白、脉弦细。

处方：

钩藤 15g	白芍 15g	全虫 10g	僵蚕 15g
蜈蚣 2 条	女贞子 18g	益智仁 10g	北芪 20g
白芷 12g	酸枣仁 18g	川芎 10g	羊藿叶 10g
甘草 6g			

同时配服平消胶囊。

此后多次就诊，临证辨证论治，配合口服平消胶囊。2005 年 12 月 10 日复查脑 MRI：延髓及桥脑病变占位，考虑低级别脑胶质瘤。大小：1.5cm×3.4cm×3.5cm。病灶处于稳定状态，患者生活质量明显改善，继续门诊中药治疗。2007 年 5 月 16 日就诊：患者发育正常，身高、体重、智力与同龄人无差别，可正常生活、学习，已上初中三年级，学习成绩优良，未诉特殊不适，舌红、苔白、脉细。

［邓宏，吴万垠，李柳宁，等．刘伟胜教授治疗脑瘤的经验浅谈．国际医药卫生导报，2007，13（15）：133-137．］

【诠解】刘伟胜医师强调治病必求其本，脑瘤属本虚标实之证，以痰瘀癌毒阻滞脑窍局部为实，以肾虚、脑髓不足为本，故认为在脑瘤治疗的始终都应贯穿益肾填精、补脑生髓的治法，所谓正盛邪自消，脑髓充足，癌毒何以篡夺停滞于清窍本位。

在辨证立法方面，刘伟胜医师主张以辨证论治为基础，辨证与辨病相结合，对指导治疗用药更有实际意义。吸纳西医"辨病"治疗模式，在辨证治疗的基础上选用具有抗癌作用的中草药进行"辨病"治疗，直接作用于肿瘤。在辨病论治的范畴内，除加用具有抗癌作用的中草药外，刘伟胜医师还强调了"上取之下，攻补兼施"的重要性。首先，益肾填精，补脑生髓以扶正治本，在于通上泻下给邪以出路，另痰热瘀毒等有可行之路。

在遣方用药中，刘伟胜医师在四个角度特别指出需酌加注意。第一是具有抗癌作用中草药，以斑蝥、蟾酥为代表的以毒攻毒，以石上柏、半枝莲、鱼腥草、白花蛇舌草为代表的清热解毒，以乳香、没药、莪术、穿山甲为代表的活血逐瘀，以及以半夏、海藻、鳖甲、牡蛎为代表的软坚散结。第二是重视引经药物的应用，脑瘤属邪毒上犯清窍，以引药上行、直达病所为目的，可用川芎、桔梗；同时，脑瘤属血脑屏障保护之中，现代药理学研究显示具有透过血脑屏障抗击肿瘤的药物种类有限，中草药中可应用川芎、天麻、冰片等载药入脑以抗癌毒。第三是根据西医学病理学分型不同而选择用药，如原发性脑恶性肿瘤应用生半夏、苍耳子等；胶质瘤用薏苡仁；垂体瘤用花椒等。第四是对于虫类药物应用的选择，脑瘤常见肢体活动不利、痉挛抽搐等症状，属中医风痰上扰之象，同时邪毒内盛，非攻不破，因此在平肝息风之时辅以虫类药物搜风、通络、散结、抗癌。

本案的精彩之处在于辨证准确的基础上，以小方、经方药简力专，同时注意上取之下、给邪出路的思想予以泻下，虫类药、引经药贯穿于诊治始终，后期同时根据患者年龄酌加补肾之品，以促进正常生长发育，即补益先后天。其中上取之下的诊治思路值得临床医师借鉴。

李佩文医案

（肝风内动扰上清，旨在平肝息内风）

患者男性，78岁。

病史：患者1998年6月出现头痛起病。颅脑CT示：大脑矢状窦旁7cm×8cm密度增高的圆形肿物，边界清楚，密度均匀；诊断为脑膜瘤。眼科查视乳头神经水肿。因年迈不愿手术，求中医药治疗。

刻下：头痛、头晕，右侧肢体不利，无法行走，目胀耳鸣，胸中烦热，口干舌燥，便秘。舌红，苔燥，脉弦。

辨证：肝风内扰。

立法：镇肝息风，滋阴潜阳。

处方：镇肝息风汤加减。

牛膝 30g	生龙骨 15g	生牡蛎 15g	龟甲 15g
白菊花 15g	珍珠母 20g	玄参 15g	天冬 10g
钩藤 10g	白蒺藜 10g	石见穿 10g	莪术 20g

日 1 剂，水煎服。

服上药 20 剂后，家属来诉头痛已止，稍有头晕，烦热、口干消失，可下床活动，生活基本自理，已不便秘。上方去玄参、天冬，加川芎 10g，藁本 15g，继服 20 剂。20 日后家属来诉症状轻微可室外活动，生活自理，嘱继服上方 1 个月。

[李园，李佩文. 中医药治疗脑瘤临证经验. 北京中医药，2011，30（3）：183-185.]

【诠解】在脑瘤的临证中李佩文教授更强调"风"与"痰"的因素，认为脑瘤西医属于神经系统疾病，而中医则可将之归于"风"，病位不仅在脑，更要关注于肝。虚邪贼风侵袭人体或肝风内动，与痰瘀毒诸邪胶结，即可上扰清空，结聚脑腑。通常脑瘤多为虚实夹杂之证，来势凶猛，治疗比较棘手，胶固难愈。治以平肝潜阳息风，处方主要用天麻钩藤饮合镇肝息风汤加减，重用天麻、石决明、钩藤、沙苑子、龙骨、牡蛎、菊花等平肝潜阳药物。其中天麻尤为有效，但目前野生者极少，多为人工栽培，效力有限。所以多次提到天麻临床用量宜大，通常的 3g~10g 已经不起作用，建议用 15g~20g。在遣方用药治疗的同时，强调调养的重要性，其中排便通常是最主要的一项，如厕困难常可增加生命危险。本案治疗的关键点在于将脑瘤的病机归于肝，以辨证治疗为组方要点，而非应用诸多抗癌、开窍等药味，体现出在辨证与辨病方面需临证多加体验。

施志明医案

（辨以天葵之不足，重治痰邪之为病）

患者女性，60 岁，2002 年 4 月 3 日初诊。

主诉：头痛阵作加重 1 周。

病史：患者于 2001 年 11 月起阵发性头痛，间或头目昏眩，未引起重视，近 1 周来因症状加重而至当地医院就诊。脑 CT 提示左枕部及基底节区见一异常密度病灶，大小约 3cm×3cm，考虑肿瘤性病变可能性大。2002 年 4 月 2 日 MRI 示左侧丘脑天幕上脑外占位性病变，考虑脑膜瘤可能，因手术危险性大，故求助于中医。

刻下：头面部胀痛，两眼发花，右耳胀痛，口干，神疲乏力，腰膝酸软，大便艰行，面色苍白，舌质暗红苔薄，脉细数尺弱。

辨证：肝肾阴虚，木火上扰。

立法：滋阴养肝，散结解毒。

处方：

生地黄 24g	熟地黄 24g	女贞子 12g	白蒺藜 12g
墨旱莲 30g	石见穿 30g	蛇六谷 30g	夏枯草 15g
海藻 15g	生牡蛎 30g	天葵子 30g	制天南星 15g
僵蚕 12g	水红花子 30g	王不留行 12g	山药 15g
瓜蒌仁 15g	淫羊藿 12g	肉苁蓉 12g	鸡内金 12g

日 1 剂，水煎服。

上方服 14 剂后，精神转佳，诸症均减，惟时感头胀痛，原方加川芎 6g，炙蜈蚣 1 条。服 21 剂后，头胀明显减轻，上方续服，2003 年 1 月 13 日 MRI 示肿块缩小至 2cm×3cm，原方加何首乌 12g，制天南星改生天南星 15g 续服，病情稳定。

［丁金芳，施志明. 治疗脑瘤经验. 中医杂志，2006，47（3）：182-183.］

【诠解】施志明医师认为脑瘤乃为正虚邪实之病证，其中风火痰瘀毒是形成本病的主要病因，正虚多属气虚或肝肾阴虚。在辨证立法方面主张辨病与辨证相结合，辨病治疗在于宗朱丹溪"凡人身上、中、下有块者，多是痰"的理论，采用化痰软坚之法，常用药物如蛇六谷 30~60g、天葵子 30g、生半夏 15~30g、生天南星 15~30g 等。其中对于生半夏、生天南星的应用亦是施志明医师在有毒药物应用中的重要特色。生天南星苦温辛烈、开泄走窜，具化痰散结消肿之效，生半夏辛温泻散，化痰降逆，两药相合恰合其"块即是痰"的理论。然而两味药物均属有毒之品，应用剂量亦均超过药典用量，临床医师在临证借鉴之时需酌加小心，免生他害。在辨证治疗中，施志明医师根据其病因病机基本分为气虚血瘀痰毒内结为主的实证，以及肝肾阴虚为主的虚实夹杂之证，然而并不拘泥于此。

本方的诊治精髓在于首先辨证属以肝肾阴虚为主之证，以补益肝肾为基本思路，同时加用化痰、散结、活血、通络等药物，再以虫类药物之血肉有情之品的特性，加强通络散结之力；辨证随诊过程中对于天南星的应用从制法方面进行调整，逐渐加强其化痰之力。整体诊治思路清晰明确，用药紧扣病机。

三、脾肾亏虚证

孙桂芝医案

（攻补兼顾消癌瘤，痰瘀毒清保胃气）

患者男性，62岁，2005年1月初诊。

病史：患者2004年因头痛就诊，MRI发现大脑顶叶占位性病变，北京某西医院接受手术切除治疗，术后病理为脑胶质细胞瘤。术后大小便失禁，神志恍惚，医院下病重通知。3月后，患者病情加重，西医予Meccnu口服治疗，3周后血象降低，出现喷射性呕吐，抽搐，予脱水治疗后好转。改用放疗，后因副反应大停止。2005年1月寻中药治疗，首诊时由家属用轮椅推进诊室。家属代述，患者神志不清，偶可清醒，情绪波动大，有癫痫样发作，抽搐，大小便失禁。

刻下：神志恍惚，目光呆滞，头向右侧偏斜，口角流涎，语言困难，答非所问，肢体不温，舌胖苔白腻，有瘀斑，脉沉细弱。

辨证：脾肾亏虚，风痰夹瘀。

立法：急则治其标，先以化痰搜风、解毒通络为主，辅以健脾开运。

处方：

生黄芪30g	太子参15g	炒白术10g	土茯苓15g
升麻10g	葛根10g	川芎10g	蔓荆子10g
益智仁15g	半夏10g	天麻10g	陈皮10g
胆南星5g	竹茹10g	远志10g	皂刺10g
穿山甲10g	全蝎5g	蜈蚣2条	山慈菇15g
生麦芽30g			

每日2次，2日1剂，水煎服。

服2个月，患者诸症较前好转，抽搐次数减少，神智较前清醒，但睡眠较差，烦躁不安，脉沉细，苔薄白，原方去胆南星、竹茹，加知母10g、丹参15g、酸枣仁30g，加强凉血活血、祛瘀益神之力。2个月后三诊，患者癫痫发作减少，目光有神，可听懂问话，回答基本切题，脉沉细，苔薄白。缓则治本，予以滋补脾、肝、肾三脏亏虚为主，同时搜风祛痰、解毒祛瘀为辅，兼以通络活血。

[王辉，孙桂芝．治疗成人原发性脑瘤经验．北京中医药，2011，30（9）：664-665．]

【诠解】孙桂芝医师指出脑瘤属于中医学"厥逆""头风""头痛"等范畴。成人脑瘤是本虚标实的疾病，与脾、肝、肾密切相关；痰、瘀、毒、火在脑肿瘤发生发展过程中起着重要的作用，以痰的作用最为关键。主张补益脾肾是脑瘤治疗的第一要义。肾为先天之本，脾为后天之本。肾精充足，脾运得健，先天后天互为滋生，循环往复，脏腑通调，正气内存，邪积始消。宗《黄帝内经》病机十九条："诸风掉眩，皆属于肝；诸暴强直，皆属于风"的思想理论，平肝潜阳、息风止痉的治疗在于临证见痉挛抽搐者是关键。在扶正治疗同时亦不得放松祛邪之力，以痰瘀毒为主。本案的精髓在于全方在辨证治本的基础上，活用虫类药物、抗癌药物，同时把风、痰、瘀、毒的治疗兼顾而不杂，最可取之处在于应用诸药之时以生麦芽来顾护胃气，"有胃气则生"这一原则在广大医师临证之时可酌加关注。

李佩文医案

（辨证辨病相结合，解毒抗癌贯始终）

患者男性，55岁，2003年12月13日初诊。

主诉：垂体瘤5年余。

病史：1998年10月始出现头痛，上睑下垂，气短憋气，口干，咀嚼无力，视物不清，当地查CT诊为垂体瘤。1998年11月5日行大部切除，病理检查为嫌色细胞瘤。术后放疗4500cGy，口干加重，脑胀，上睑下垂，下肢无力，抬腿困难，口服溴化新斯的明，可缓解，为求中医治疗来诊。

刻下：面部略肿，上睑稍下垂，脉细弱，尺部沉，舌淡红，苔燥。

辨证：脾肾亏虚，气阴两虚。

立法：补脾益气，滋阴补肾。

处方：左归丸合保元汤化裁。

党参 15g	生黄芪 15g	熟地黄 10g	肉桂 10g
枸杞子 15g	川牛膝 10g	山茱萸 10g	菟丝子 10g
钩藤 10g	白蒺藜 10g	野菊花 10g	白花蛇舌草 20g

制鳖甲 20g   半枝莲 15g

日 1 剂，水煎服。

服药 10 日后，乏力、憋气较前明显好转，脑胀止，抬腿高度上升，脉细，尺沉，舌红、燥苔较前减轻。上方去山茱萸、肉桂，加桑寄生 10g，石菖蒲 15g，继服 20 剂，并嘱新斯的明减量，20 天后症状已明显好转，新斯的明减半，带药 1 个月返回原籍。

[黄静，李佩文．治疗脑瘤经验．中医杂志，2005，46（4）：256-257．]

【诠解】李佩文医师在本案中的遣方用药组成除辨证论治外，其组成还包含在脑瘤治疗中的常用药味，以在辨证治疗同时辨病治疗。其常用药包括：①祛风药：钩藤、天麻、白蒺藜、僵蚕等。②化痰药：青礞石、旋覆花、制天南星、桔梗等。③开窍药：菊花、珍珠母、水牛角、石菖蒲等。④利湿药：猪苓、泽泻、浮萍、车前子等。⑤软坚散结药：白花蛇舌草、蛇莓、莪术等。⑥引经药：藁本、川芎等。本案的关键点即在于在辨证论治基础上，辨病用药，菊花以开窍、白花蛇舌草及半枝莲以解毒抗癌始终贯穿诊治全程。

四、气虚血瘀证

李忠医案

（辨清正邪之盛衰，补气通络治病本）

患者，男，22 岁。2008 年 3 月 20 日初诊。

病史：患者 2008 年 1 月因头痛时作，到当地医院查头颅 MRI 示左侧脑室占位，考虑为脑胶质瘤，遂行手术，术后病理：周围呈星型细胞瘤结构。术后行放疗。

刻下：时有头晕头痛，恶心，咳嗽，咽痛，乏力，双下肢酸软，食欲可，睡眠可，二便调，舌淡暗、苔薄黄，脉滑。

辨证：气虚，痰瘀内阻，兼风热。

立法：补气通络，化痰解毒，疏风清热。

处方：补阳还五汤合白金丸加减。

生黄芪 40g	仙鹤草 30g	当归 15g	胆南星 15g
威灵仙 15g	广郁金 15g	白矾 0.1g	全蝎 6g
浙贝母 15g	地龙 15g	炒枣仁 15g	生牡蛎 30g

僵蚕 15g	夏枯草 15g	川芎 15g	蝉蜕 10g
白芷 15g	猪茯苓各 15g	桃仁 15g	炙杷叶 15g
灵磁石 15g	赤芍 15g	紫菀 15g	红花 10g

日 1 剂，水煎服。

服药 3 周后患者诉头痛、咳嗽等减轻，疲乏，双下肢肿胀发酸好转，但食欲欠佳，舌淡暗苔白，脉濡。遵前法，原方去蝉蜕、紫菀、炙枇杷叶、炮姜，加砂仁 6g，石菖蒲 15g、焦槟榔 10g 以健脾开胃。患者依前方继续服用半年多，症状基本消失，起居生活一如常人，遂停药，随访期未复发。

（李忠. 李忠肿瘤验案精选. 1 版. 人民军医出版社，2011.）

【诠解】脑瘤的成因主要是由于风、火、痰湿、血瘀、气滞相互作用，加之脏腑虚弱、清气不升，致使血行不畅、痰湿结聚，阳气阻滞，痹阻脉络，日久形成肿瘤。一般来说病变初期往往表现为气虚、痰瘀互阻之证；随着病情的加重，临床上出现阴虚阳亢之证；晚期，脾肾阳虚，痰湿不运，致使痰湿内阻，痰迷心窍，预后较差。本病由于发病部位特殊，临床上病机变化往往比较复杂，常常出现多种病机夹杂，应注意辨别，且应特别注意一些特殊症状的特点，如头痛部位、头晕时间、耳鸣程度、恶心呕吐的特点等等，以便准确辨证。在临床治疗上应以病机为中心，癌发部位仅供参考，重点是毒、瘀、痰、湿以及气血阴阳的盛衰程度。诊治时应根据机体正气与癌毒的盛衰程度，灵活使用化瘀、涤痰、软坚、解毒、利湿、温补等大法，以取得最好疗效。尤其应当注意益气化瘀法与温阳化痰法的应用，因为人之一身呼吸动作，全赖阳气之推动，精血的运行也不例外，阳气充足则血运顺畅，精微四布，阳气不足则血行滞涩，精凝不行，甚则结而为瘀，化而为痰，发为肿瘤。脑为元神之府，肾精上注于脑，脑中精血最多，一旦阳气不足，有形之精血不能化而为用，势必凝为痰瘀，阻塞脑络，因此温阳益气实为治疗脑瘤的重要原则。在具体药物的使用上，李忠教授认为应以温阳益气、培补脾肾为本，可用黄芪、仙鹤草、白术、炮姜、山萸肉、菟丝子、旱莲草、制首乌、紫河车等，其中黄芪常生用，量多在 40g 以上，以大补脾肺之气，扶正固表，为方中君药；以活血祛瘀、化痰散结为标，常用胆南星、白矾、浙贝母、夏枯草、僵蚕、威灵仙、牡蛎等；辅以行气开郁利湿之品，枳壳、郁金、荷叶、石菖蒲、苍术等；佐以虫类药全蝎、地龙、僵蚕等通行经络、搜剔痰邪，养心药物如炒枣仁、牡蛎、琥珀、珍珠母等益心安神，安君主之官。

尤其要提出的几点是：①由于脑瘤发病部位的特殊，临床上常用川芎、白芷、藁本等引经药，不仅可疗头痛，还可引领诸药上达病所；②方中常可加入灵磁石、代赭石等重坠之品，配合化湿行气之品，以使脑窍之中的痰邪下行而除；③临证中应保持病人的大便通畅，以使其体内的痰瘀之邪有所出路，可酌情加用生白术（40g 以上）、枳实、肉苁蓉、番泻叶以润肠通便。

谢远明医案

（活血通络治脑瘤，多药齐用效力专）

米某，女性。2003 年 10 月 20 日初诊。

主诉：脑垂体瘤术后 4 年。

病史：患者 4 年前因头疼头晕恶心到某附院做头颅 CT，提示"脑垂体瘤"，即行手术治疗，2002 年前复发再次到北京协和医院手术治疗，术后未作其他治疗。

刻下：头疼、全身乏力、潮热汗出，夜间尤甚、纳差；察其头颅外观正常，四肢活动自如，语言流利，对答切题，未闻及特殊气味；舌体红，舌苔薄白，舌下静脉曲张，脉细弦。

辨证：气虚血瘀。

立法：益气活血，通络止痛。

处方：补阳还五汤加减。

黄芪 30g	丹参 30g	茯苓 30g	太子参 30g
荜澄茄 15g	地龙 15g	枳壳 15g	白术 15g
川芎 15g	赤芍 15g	桃仁 10g	黄连 10g
三七粉 10g	生甘草 10g	红花 10g	当归 10g
全蝎 10g	乌蛇 10g	蜈蚣 2 条	

日 1 剂，水煎服，分早晚服。

复诊（2004 年 4 月 5 日）：患者持续服用上方，病情稳定，近日因受惊吓，又感头痛，舌质红，舌苔薄黄，脉象细弦。此乃瘀血尚存，宜加活血通络之品，故前方加水蛭 10g，决明子 30g，12 剂，水煎服。1 日 1 剂，早晚分服。追访结果至 2006 年 7 月病情稳定。后未见复诊。

[魏亚东，曹利平，王向阳，等.谢远明活血化瘀法治疗脑瘤经验.陕西中医，2012，33（9）：1194-1195.]

【诠解】谢远明医师在癌症的辨治方面主张扶正为本，活血化瘀为标；其中先后天之脾肾不足是本虚之处，"非痰即瘀"理论点明痰瘀乃为标实；在治疗中重视治未病的思想，遣方用药上活用活血化瘀之品，并主张时刻重视顾护胃气之说。本案的精髓在于以活血之经方治脑瘤之疼痛，方中多种活血制剂并行，取得良好疗效。

鼻 咽 癌

　　鼻咽癌是指发生于鼻咽部黏膜上皮的肿瘤，我国南方地区的发病率高居全世界首位，西医学治疗以放疗为最佳选择，化疗疗效欠理想。

　　中医学中并无鼻咽癌之称，多属于中医学"鼻衄""鼻渊""上石疽"等范畴。现代中医学认为，本病以气阴两虚为本，痰瘀毒互结为标。放射治疗是鼻咽癌的首选治疗方法，但放射线属火热之邪，其伤人则属热毒之邪外侵，更伤气阴，因此在治疗中多为补益气阴为法。在辨证论治中常见分型为气阴亏虚、热毒炽盛、痰湿内阻等，在遣方用药上，多以清热解毒方剂为主。

一、气阴两虚证

吴一纯医案

（中西结合抗癌毒，育阴清热协放疗）

　　患者男性，45 岁。1991 年 7 月 18 日初诊。

　　病史：患者因鼻咽癌淋巴结转移接受手术治疗，术后定期放疗，间断服用中药治疗。放疗后毒副反应较大，约月余方能缓解，患者对放疗有一种恐惧感。7 天前 CT 复查示：放疗后鼻咽癌，未见明显骨质改变，范围累及两侧咽旁组织。

　　刻下：鼻咽干燥，烦躁头昏，食纳尚可，大便调畅，神情疲惫，眉头皱锁、唇舌色暗，舌苔薄白，脉沉弦。

　　辨证：痰毒互结，阴津损伤。

　　立法：化痰祛瘀，解毒生津。

　　处方：

西洋参（冲服）3g	麦冬 10g	花粉 12g	辛夷 12g
苍耳子 12g	山豆根 10g	蜂房 10g	白花蛇舌草 20g
全蝎 10g	郁金 10g	甘草 3g	生姜 5 片

　　日 1 剂，水煎服。

配合平消片每次服 5 片，每日服 3 次。

并为患者讲解合理治疗的良好预后，消除郁闷情志。药后鼻咽干燥减轻，精神好，舌脉同前。患者每周就诊 1 次，均给上方案继施，中药汤剂适当加减。1992 年 8 月 13 日再诊，病情稳定，一般情况好，预定下周放疗要求配合服中药，处方：太子参 10g，北沙参 30g，麦冬 12g，天花粉 12g，诃子 10g，女贞子 30g，旱莲草 12g，炒麦芽 24g，阿胶珠 6g，每日 1 剂，煎服。1992 年 9 月 12 日再诊，放疗后毒副反应轻微。继给首诊治疗方案。

［汤岳龙. 吴一纯辨治恶性肿瘤的经验. 北京中医，2001，（5）：3-5.］

【诠解】吴一纯医师认为癌瘤发生发展的根本因素在于气血痰食的郁积结聚，其中以气血为主，痰食次之。在辨证治疗方面首辨阴阳，再辨病位，重视整体与局部治疗的主次关系；在结合西医学治疗方法时主张手术后注意养血，放疗后注重滋阴，化疗后益气为主。放疗加中药治疗，一是发挥中药的抗癌作用和调整机体功能，发挥协同作用，二是用中药克制放疗的副反应。一般根据机体的反应状态辨证论治，以清热解毒、生津润燥、益气凉血法为基本原则。同时，放疗属加温疗法，类似于热毒攻邪法，热可化火，火能灼津，引起阴亏毒热证候。在放疗期间，防治其毒副反应宜以扶正养阴、健脾和胃、滋补肝肾或清热解毒为主要治则。选用药物既符合中医治则，又根据现代研究有抗癌或增强免疫作用。用西洋参、太子参、沙参、麦冬、天冬、黄芪、五味子、女贞子、石斛、生地、鸡血藤、丹参、玄参、天花粉、生苡米、土茯苓、虎杖、连翘、山豆根、白花蛇舌草等。

薛盟医案

（鼻咽癌症气为先，辨证论治攻毒邪）

马某某，男性，40 岁。1981 年 2 月 12 日初诊。

病史：患者于 1980 年 2 月于杭州市某医院五官科检查发现左上颚部、耳咽管附近有结节状物存在，黏膜溃疡面不大，病理诊断为低分化腺癌，人类疱疹病毒 VCA-IgA 抗体阳性。1980 年初大扫除时，突发鼻腔大出血，涔涔而下，经纱布填塞暂时控制。此后每隔数天即反复发作，鼻道闭塞不通，确诊为鼻咽癌。住肿瘤医院放射治疗 2 个月。出院后仍鼻腔少量衄血，咽喉有梗阻感，吞咽困难，牙龈肿痛，口干，血象明显下降，WBC 3.0×10^9/L，PLT $50 \sim 60 \times 10^9$/L。

刻下：鼻腔少量衄血，咽喉有梗阻感，吞咽困难，牙龈肿痛，口干，神疲乏力，舌胖大，苔灰腻少津，脉弦细。

辨证：邪毒上攻，气阴两伤，血热妄行。

立法：清热解毒，益气养阴，凉血止血。

处方：

党参 30g	白花蛇舌草 30g	七叶一枝花 15g	干地黄 15g
鱼脑石 15g	紫珠草 15g	鲜石斛 18g	天冬 10g
麦冬 10g	补碎骨 10g	辛夷 9g	

水煎服，日 1 剂。

服药后鼻衄已止，不久，自觉胸闷心悸，眩晕头疼阵作，神疲乏力，干咳咯痰不爽，此心气渐衰，热毒炽盛，肺阴被灼，仍以扶正祛邪，两顾为宜。

处方：

南沙参 15g	北沙参 15g	丹参 15g	茯苓 15g
葎草 15g	鱼腥草 15g	鲜石斛 15g	党参 30g
麦冬 10g	五味子 9g	蜂房 9g	川芎 7g

水煎服，日 1 剂。

上进药饵，诸症已解，惟头疼、鼻衄间作，拟对证投药，以缓其急，予下方。

处方：

苏叶 9g	川连 9g	蜂房 9g	辛夷 9g
蔓荆子 9g	全蝎 5g	山豆根 10g	生地 20g
白芍 15g	北沙参 15g	野菊花 12g	

水煎服，日 1 剂。

服药后，头痛瘥，病程历时 2 年 9 个月，各项见症互有进退，但精神略有起色。至 1983 年 5 月间，出现痰中带血，喉间不断脓性分泌物，口干灼热，左目视力锐减。复查人类疱疹病毒 VCA–IgA 抗体阳性，提示癌细胞活动，拟犀角地黄汤加味，以抑制病情。

处方：

广角片 20g	生地 20g	生白芍 15g	丹皮 9g
玳瑁 9g	天冬 10g	麦冬 10g	香茶菜 30g
边条参 30g	生黄芪 30g	川贝粉 6g	

水煎服，日 1 剂。

连服 15 剂，痰血及脓性渗出物完全消失，余症亦好转，嘱其长服喉炎丸。后随访病情基本稳定，临床症状基本消失，至 1984 年 2 月已存活 3 年，健在。

（李济仁 . 名老中医肿瘤验案辑按 . 上海科学技术出版社，1990.）

【诠解】薛盟教授首先认为百病皆生于气，从气进行调制，尤其注重先天之气、后天之气均需固护之法，在临证处方中重视并多用黄芪一味药剂。在鼻咽癌认识方面，认为邪毒上攻，多易迫血妄行，出现出血之症。本案首诊之时，即有鼻衄之症，治以益气养阴、清热解毒、凉血止血之法；而后根据辨证灵活用药，始终重视辛夷为代表药物的引经作用。

本案精要在于随证辨证用药同时，调整攻补药味比例，时而攻邪为主、时而固护为重，根据人体自身状态及邪毒虚实进行辨治，以人为本。

贾英杰医案

（口不知味何为好，三法齐出脾胃先）

患者男性，57 岁，2010 年 9 月 16 日初诊。

病史：患者 2009 年 12 月出现偶见痰中带血，就诊于各大医院，未见肺部、气管部明显异常，后于 2010 年 6 月就诊于某院耳喉科，查鼻镜示：鼻咽部肿物。活检确诊为低分化鳞状细胞鼻咽癌。CT 示：右侧咽后壁增厚，咽隐窝消失，咽旁间隙变窄，周围组织间隙欠清。未见淋巴道及血道转移。于他院采取局部连续放射疗法 1 周 5 次，每次 200cGy，共 33 次，于 8 月 31 日结束。未行手术及化疗。8 月 26 日复查 CT 示：鼻咽部肿物消失。

刻下：鼻咽癌放疗后口淡无味，食不知味，伴口舌干燥，咳嗽，无痰，纳差，寐欠安，大便 2~3 日一行。舌紫暗有瘀斑、苔薄黄，脉弦细。

辨证：邪热郁结，气阴两虚。

立法：燥湿运脾，清热生津，益气养阴。

处方：

生黄芪 30g	生地 30g	当归 15g	五味子 10g
连翘 15g	枳壳 15g	半夏 15g	鸡内金 15g
生麦芽 15g	炒莱菔子 30g	厚朴 30g	石斛 15g
麦冬 15g	生大黄 10g	川芎 10g	苦参 15g
白花蛇舌草 15g	猫爪草 15g		

日 1 剂，水煎服。

2010年9月23日二诊：服药7日，诉可尝甘味，但他味仍不可辨，纳差，寐安，大便1~2日一行，舌淡暗，有瘀斑，苔少脉沉弦。脾主甘味，可辨甘味说明脾湿已除，遂去苍术，纳差示脾胃仍欠健运，遂加神曲10g、山萸肉15g、熟地15g，以滋补肝肾、补血滋阴助他味恢复。

2010年9月30日三诊：服药7日，诉除甘味外可稍辨咸味及酸味，纳可，寐安，二便调。舌淡暗，有瘀斑，苔薄白，脉沉弦。食欲恢复，热象已退，遂去神曲、麦芽、连翘、石斛。仍有舌暗瘀斑，说明血瘀仍结，遂加红花10g，川芎改为20g，气血同行，祛瘀通络。继服14剂，患者味觉基本恢复，纳可寐安，二便调。服药期间未诉明显不适。

[娄怡. 贾英杰运用运脾、清热、养阴三法治疗鼻咽癌放疗后口淡无味的经验. 江苏中医药，2011，43（7）：18-19.]

【诠解】贾英杰医师在辨治鼻咽癌放射治疗而致口淡无味之证中，认为放射线这一热毒之邪外侵人体，热毒蕴湿，首伤脾胃，脾失健运则不得辨五味；同时热毒之邪伤人必伤气阴，气阴耗伤，口津不足，则亦影响饮食口味。在治疗中当病因病机双拳并用，以燥湿运脾、清热解毒、益气养阴并重。本案中即三法同出，制清热养阴方。方中黄芪味甘，微温，益气补虚，扶正祛邪；生地味甘，苦寒，清热凉血，养阴生津；当归补血养虚，合五味子生津敛汗，敛肺滋肾；麦冬清心润肺，又能养胃生津；石斛滋养胃阴，生津止渴，兼能清胃热助生地以强滋阴之效；鸡内金、生麦芽、炒莱菔子健运脾胃；苦参清热燥湿以消蕴脾之湿；连翘、大黄清热使阴液得以生；白花蛇舌草、猫爪草清热养阴同时防止癌细胞生长，祛邪以扶正；川芎、枳壳、半夏、厚朴宽中畅中，宣通郁气。

本案治疗中，即得效验，首先恢复为甘甜之味，此乃脾主之；而后于原法之上以补益先后天之本，恢复五脏正常生理功能，而致五味得复。

李忠医案

（中西医结合效果佳，益气养阴解毒邪）

逄某某，男性，52岁，2008年1月24日初诊。

病史：2007年12月出现流涕，头颅CT发现鼻咽部肿物，2007年12月行手术治疗，术后病理示低分化鳞癌。明确诊断为鼻咽癌Ⅲ期（T4N2M0），术后行放射治疗。

刻下：鼻流清涕，量多，耳鸣，听力重度下降，口干，头晕，眼胀，纳眠可，二便正常。舌暗红，苔黄腻，脉细。

辨证：气阴两虚，瘀热互结。

治法：益气养阴，化瘀解毒。

处方：

鳖甲 30g	夏枯草 15g	鸡血藤 15g	川芎 15g
白芷 15g	守宫 6g	石斛 30g	生黄芪 30g
生首乌 15g	砂仁 6g	仙鹤草 30g	山萸肉 30g
苍耳子 15g	地骨皮 15g	夜交藤 15g	

患者在此后两年时间内，一直坚持服用中药，期间根据病情变化，适当调整方药，但总体仍以益气养阴，活血化瘀散结为大法，症状大为改善，鼻流清涕明显减少，头晕、眼胀、耳鸣等症状基本消失，听力明显改善。患者生存5年。

（李忠. 李忠肿瘤验案精选. 1 版. 人民军医出版社，2011.）

【诠解】中医药治疗鼻咽癌重点在于：①减轻鼻咽癌放疗后的副反应。放射线为"热毒"之邪，易耗津伤气，致口干、咽干、咽痛、耳闭及声嘶等，益气养阴解毒法可有效地减轻此副反应及放疗后遗症。一般常用方剂为增液汤、一贯煎、沙参麦冬汤等，常用中药为：黄芪、麦冬、生地黄、天冬、玄参、沙参、枸杞子、太子参、西洋参、天花粉、白花蛇舌草、女贞子、茯苓、薏苡仁等。②减轻放化疗的毒性，使放化疗能完成所需"根治性"疗程。用益气养阴药与放疗同时应用，减轻放疗所致的鼻、口、咽干等副反应；用女贞子、鸡血藤、补骨脂、枸杞子、黄芪、大枣、桂圆肉、阿胶、白芍等，以减轻放化疗的骨髓抑制（主要表现为白细胞减少等）。③用于放疗增敏。主要是应用活血化瘀类药物，如川芎、丹参、红花等，可改善微循环、阻止肿瘤组织的纤维蛋白聚集，使乏氧情况得到改善，从而增加放射治疗的敏感度，提高临床疗效。④协同抗癌作用。主要以清热解毒、化痰消肿等药物的直接抗癌作用，配合放化疗协同治疗鼻咽癌，常选用的药物有：土贝母、山慈菇、葵树子、土牛膝、半枝莲、白花蛇舌草、蜂房等。⑤治疗晚期鼻咽癌或身体虚弱不能进行放化疗的鼻咽癌患者。晚期鼻咽癌已发生多处转移，丧失了放化疗机会者，或身体虚弱不能耐受根治性放化疗者，此时可发挥中医整体调理的优势而改善患者生活质量，延长生存期。此期中医治疗重点是扶正为主，兼以祛邪。

李忠教授临床通过对大量的鼻咽癌病例研究发现，患者中以气阴不足、痰瘀热毒互结者最为常见。因此提出，鼻咽癌的辨治总以益气养阴、化痰解毒为大法，病程中须兼顾清热活血，疏肝理气，益气养血，调护脾胃。李忠认为，中西医结合治疗鼻咽癌较单纯西医治疗能明显增加放疗的敏感性，减轻放疗的毒副反应，提高鼻咽癌放疗后生存率和生存质量。

二、阴虚热毒证

刘炳凡医案
（清热解毒育阴津，物理力学助张口）

吴某，女性，38岁。

病史：患者经某省医院检查为鼻咽鳞状上皮癌，于1975年3月去广州肿瘤医院放疗。放疗时因白细胞降低，局部及全身反应明显，头痛，耳聋，咽喉及牙龈溃烂，口张不开，口渴引饮，被迫停止放疗，改服中药。

刻下：口臭，张口上下齿缝只能开1分宽，进食困难，舌红苔黄，脉弦数。

辨证：气阴两虚，疫毒内蕴。

立法：养阴清热解毒。

处方：

太子参 15g	沙参 12g	玄参 10g	玉竹 12g
生地黄 12g	麦冬 10g	天花粉 10g	紫草 12g
天葵子 15g	女贞子 15g	蝉蜕 5g	僵蚕 5g

水煎服，日1剂。

同时予以晒衣小木架，局部用于口中，利用弹力分开上下齿；并应用米醋局部含服以松解咀嚼肌痉挛，2周后可适量张口进食。坚持服至3个月，去广州某肿瘤医院复查，以上症状消失，能张口进食，鼻咽部检查，溃疡愈合未见新生物，不需要再放疗，建议仍服中草药。坚持上方加减，配合和胃健脾药，又服1年零1个月，疗效巩固（每3个月复查1次，未见特殊复发现象）。

（王伟彪，肖莹. 古今名医临证实录丛书. 中国医药科技出版社，2013.）

【诠解】刘炳凡教授在恶性肿瘤的病因病机认识中，主张"治病必须治人，治人首重脾胃"，在诊治中以补益后天养先天、培护脾胃为核心。对于鼻咽癌的病因病机，认为是肺经热毒上炎壅聚而成，病邪为热毒，则伤阴津，治以泄热养阴、清热解毒。在鼻咽癌诊治中常用石见穿、辛夷、天葵子为基本药对。

本案中患者病为鼻咽癌，首当病机为肺热壅盛，复加射线之热毒之邪外侵，首伤肺卫，则当治以益气养阴、清热解毒为基本思路。

本案精要之处在于处方之时，亦用物理治疗之法局部进行干预，而非仅仅局限于口服药物、外用药物，物理力学在中药治疗中进行穿插应用，取中医整体与局部相互协调之意，取得良好临床疗效。

刘伟胜医案

（加减辨证清热毒，药食同服保健康）

蔡某某，男，46 岁。

病史：于 1996 年 5 月 10 日因感冒出现头痛，鼻塞，口苦咽干，耳鸣，咳嗽，痰及涕中带血就诊。舌质红，苔薄白，脉滑数。经 CT 检查、纤维鼻咽镜及鼻咽不活检，结果诊断为鼻咽癌（鳞癌）。即进行放疗，前后共 30 次。

刻下：口干口苦，张口困难，烦躁易怒，便秘，尿短黄，颈部皮肤（放疗后）红肿热痛，讲话时频频饮水。

辨证：热毒内盛，阴虚火旺。

立法：清热解毒，养阴泻火。

处方：龙胆泻肝汤加减。

龙胆草 12g	栀子 12g	黄芩 15g	大黄 10g
天花粉 15g	生地黄 20g	泽泻 12g	车前草 15g
白芍 12g	野菊花 12g	石上柏 25g	白茅根 30g

每日 1 剂。

5-FU 软膏擦放疗潮红肿痛处。

生臭草 50g，绿豆 50g，大米 50g，鱼腥草 50g 煮粥频服。

3 天后大便通畅，小便清长。以后改用生脉散加减。

处方：

沙参 25g	麦冬 15g	五味子 10g	天花粉 15g
玄参 20g	生地黄 20g	山药 20g	半枝莲 30g
猫爪草 30g	甘草 10g		

每日 1 剂。

另灵芝胶囊 1 粒，每日 3 次。西洋参切片口含服，不限次数。

该患者经过 2 年的治疗，CT、纤维鼻咽镜检查，病灶消失，痊愈。局部皮肤颜色正常，无遗留口干，张口无困难，可以正常进食，全天工作。

[邓宏，徐凯，刘伟胜. 治疗鼻咽癌放疗后毒副反应经验介绍. 北京中医，2003，22（1）：9-10.]

【诠解】刘伟胜医师认为鼻咽癌的病因病机乃为正气不足，肺火熏蒸，热毒痰瘀凝聚而致；放射线属热毒之邪，伤人首伤气阴；鼻咽癌放疗后的病机则为热毒痰瘀更胜，正虚邪实。在治疗过程中除辨证论治外，加选具有抗癌及抵御放射线损伤的中草药，如山慈菇、石上柏、半枝莲、重楼等抗癌之品；沙参、生地黄、黄精、枸杞子、石斛等育阴之品；以及具有放疗增效作用的活血化瘀之品，如防己、丹参、赤芍、鸡血藤等。同时，还建议进行药食同服，以增效减毒，方药即生臭草50g，绿豆50g，大米50g，鱼腥草50g煮粥频服。

本案的精髓之处在于首先辨证遣方用药灵活，不拘泥于一方；其次以生脉散这一经典方药为基本常服以益气阴，临床医家或可调用中成药制剂配合放疗同用，简便易用；第三即为药食同服，使作用延缓绵长。

吴良村医案

（痰瘀毒乃三大因，抗邪勿忘养真阴）

吴某，男，65岁，2009年5月6日初诊。

主诉：鼻咽癌放化疗后半年余。

刻下：口干咽燥，口腔溃疡，偏头痛，颈部疼痛，纳差，大便溏泻，舌绛少苔有裂纹，脉沉细。

辨证：阴虚热毒。

立法：养阴清热，健脾理气。

处方：新加沙参麦冬汤加减。

北沙参 15g	麦冬 15g	太子参 15g	白术 15g
金银花 15g	黄芩 15g	生地 15g	生玉竹 15g
三叶青 15g	徐长卿 15g	瓜蒌皮 15g	红枣 15g
知母 30g	牛膝 30g	鲜石斛 12g	玄参 12g
川芎 12g	炒枣仁 20g	砂仁 6g	

7剂，每日1剂。

2009年5月13日二诊：自诉偏头痛、颈部疼痛基本缓解，其他症状未见明显改善。此乃热毒已清，阴虚仍甚，中焦仍虚。故将前方去黄芩、川芎以减温燥之性，加干姜温煦中焦。7剂，每日1剂。

2009年5月20日三诊：患者服药7日后，自觉效果甚好，口干咽燥明显缓解，胃纳欠佳，大便仍偏稀。于原方中去麦冬、红枣，削其寒凉、滋腻之性，继服14剂后得愈。

[单飞瑜，沈敏鹤，阮善明，等. 吴良村治疗鼻咽癌放化疗后经验. 浙江中医杂志，2013，48（4）：237-239.]

【诠解】对于鼻咽癌的病因病机理论认识，吴良村医师认为正气亏虚乃是本因，而肝气郁结是诱发因素，而后则至肝郁化火，结痰、生瘀，因此热毒、瘀血、痰湿是鼻咽癌的三大病理因素。在治疗中，则以扶正固本治其根本，清热解毒、活血化瘀、利湿化痰治其邪实。在立法明确基础上，还提出对于鼻咽癌的中医治疗应以西医相结合进行分期，将于放疗分期为早中晚三期，早期以放射线之热毒首先犯肺，治疗以五味消毒饮合养阴清肺汤清宣肺热；中期热毒内蕴伤及脾胃，则以凉膈散合四君子汤加减固护中焦，清热凉血；晚期热毒之邪耗伤真阴，则必以补益肝肾之阴为法，方药用以知柏地黄丸和增液汤。而对于同步放化疗，化疗伤气，放疗伤阴；化疗伤气而致中焦虚寒，放疗伤阴而致热毒内盛，宗而致虚实夹杂之证，遣方用药思路以养阴为要，固护中焦。

本案治疗关键点即在于将养阴之法贯穿诊治全程，同时辅以清热解毒、补益肝肾之药，并且始终以红枣、砂仁等药味固护脾胃，以"得胃气则生"之意。

张靖医案

（清退虚热治癌肿，药轻量珍见速效）

胡某某，男，59岁，干部，1989年6月27日初诊。

病史：患者于1983年3月29日因鼻塞而在省医院五官科检查，诊断为"鼻咽癌"，经化疗症状缓解后转出院。1988年5月上述症状加重，仍用化疗法，症状缓解。1989年1月又重诊省医，再次用化疗治疗，导致白细胞下降明显，形体消瘦，体质下降，近3月来反复低热，在某中医院等处经中西医结合治疗，无明显好转。

刻下：反复低热，时作时止，以夜间为甚。发热时微恶寒，体温38℃，伴头晕、胀痛，身热，微汗出，口干，舌质红绛，苔白腻，舌边有瘀点，脉濡数。查体全身情况良好，右侧鼻腔黏膜干燥，欠光滑，鼻窍阻塞不同，无出血及肿块，头颅正常，发音清楚。

辨证：内伤发热（阴虚、血瘀兼有湿热）。

立法：养阴清热，化湿活血。

处方：青蒿鳖甲散加减。

青蒿 10g	鳖甲 10g	秦艽 9g	地骨皮 12g
玄参 12g	生地黄 12g	金银花 15g	天花粉 15g
牡丹皮 10g	赤芍药 10g	白芍药 10g	蝉蜕 6g
甘草 6g	灯心草 1.5g	鲜苇根 30g	

水煎服，日 1 剂。

服用 2 剂，服药后发热时间提前之下午四点半；继服上方 4 剂加常山 10g、黄芪 30g。患者今日未见发热，舌红，苔白腻，脉弦滑，改用沙参麦冬汤和青蒿鳖甲散加减。服药 2 剂，发热全解，随访 1 月，未见发热。

（崔应珉．中医名医名方薪传——肿瘤．2 版．郑州大学出版社，2010.）

【诠解】张靖医师在本案的治疗中，根据患者病情辨证为阴血、血瘀兼有湿热之内伤发热，而方药并未选择以滋阴、活血、清热重剂，而是选取青蒿鳖甲散以退虚热，从而可见张靖医师对于恶性肿瘤患者病因病机认识以虚为主；同时在前方服药方面，多以 2 剂为基本单位进行观察调整，灵活应用中医如药味准确则可速效之特性，与西医学急症对症处理的相比较，速度上不相上下，且临证稳定，大可学习借鉴。

三、血瘀痰凝证

华良才医案

（攻邪之法出新材，独抗癌毒保安康）

李某某，女，47 岁。1980 年 7 月 12 日初诊。

主诉：发现右颈部肿物 3 月余。

病史：患者于 3 月前发现右侧颈部有一黄豆大的肿物，近来肿物增长较快，偶有早上涕中带有极少量血丝，别无特殊不适。检查为右侧乳突间端前下方可触及 2cm×3cm 肿物，中等硬度，活动差。于颈部肿物取活检，病理报告确诊为鼻咽癌颈部淋巴结转移。

刻下：右侧颈部淋巴结肿大。

辨证：血瘀痰凝。

立法：活血化瘀，祛痰散结。

处方：

赤芍 20g	川贝母 10g	杏仁 10g	生蒲黄 10g
五灵脂 10g	土鳖虫 4g	穿山甲珠 15g	丹参 15g
全瓜蒌 15g	全当归 15g	制乳香 8g	没药 8g

日 1 剂，水煎服。并将药渣用纱布包裹热敷局部。

服用上方 10 剂后，症状无明显进退，加紫草 15g、山慈菇 15g，又 20 剂，中午变软，变小，约 1cm×2cm 大小。又用前方 20 剂，颈部肿块消失，鼻咽镜检查正常。继用 10 剂巩固疗效，1986 年 3 月 31 日随访未见复发。

（崔应珉．中医名医名方薪传．2 版．郑州大学出版社，2010．）

【诠解】华良才医师对于耳鼻喉恶性肿瘤的治法可归纳为四法，本案中主要属于其中之"散法"。其认为散法是指恶性肿瘤属于早期发现，肿物不大，无颅内或内脏重要器官转移（但可能有淋巴结早期转移），正气尚盛，可采用活血化瘀、祛痰散结之法，以图肿物消散。并主张在辨证论治基础上，可选用如下药物：生蒲黄、五灵脂、丹参、赤芍药、三七、土鳖虫、全瓜蒌、半夏、石菖蒲、贝母、杏仁、莱菔子、皂角刺、穿山甲、莪术、龙葵、乳香、没药、急性子、紫草、地龙、守宫、血竭等。本案中，患者诊断鼻咽癌，并出现颈部淋巴结转移，疾病诊治时间短，予以活血化瘀、化痰散结等攻邪之法，经系统治疗后疾病转归佳。

本案的精要之处在于临床医家对于鼻咽癌的诊治多以阴虚为基本病机思路，无论滋阴、养阴、育阴等，均以固护阴津为前提；而华良才医师提出以攻邪之法为根本思路，活血化瘀、化痰散结，具有一定特色，在临床中广大医师可兹思考。同时，对于本案方药以攻邪之方外用局部热敷散结治疗表浅转移淋巴结，相对口服而言，增强局部吸收剂量，增强药力，值得借鉴。

肺　　癌

　　原发性肺癌是指原发于支气管黏膜上皮的恶性肿瘤，无论是发病人数、死亡人数及发病率，均高居全世界恶性肿瘤第一位。随着西医学研究的发展，肺癌的早期发现、早期诊断、早期治疗已不再遥远，但是由于经济因素等原因影响，绝大多数患者发病时业已呈中晚期，失去手术根治机会，以放化疗及分子靶向治疗为主。中晚期肺癌患者生存期有限，生活质量亦不尽理想。

　　中医学并无"肺癌"一词，根据临床症状分析，当属中医"肺积""息贲""肺痿"等范畴。早在《济生方·癥瘕积聚门》记载："息贲之状，在右胁下，大如覆杯，喘息奔溢，是为肺积。诊其脉浮而毛，其色白，其病气逆背痛，少气喜忘，目瞑肤寒，皮中时痛，或如虱缘，或如针刺。"是为其病名详细记载及阐释之一。在病因病机方面，沈金鳌《杂病源流犀烛》中记载："邪积胸中，阻塞气道，气不得通，为痰为血，皆邪正相搏，邪既胜，正不得制之，遂结成形而有块。"而陈无择著《三因极一病证方论》曰："肺为五脏华盖，百脉取气，运动血脉，已养脏腑，灌注皮毛。将理失宜，气与血乱，则成肺痿肺痈矣。"则是阐明气血不足、痰瘀互结于肺积发生发展中病机的释义。在遣方用药中，张仲景《金匮要略》："肺痿吐涎沫而不咳者…，此为肺中冷，必眩，多涎唾，甘草干姜汤温之。"张景岳更是在《景岳全书·虚损》中描述肺癌的疾病转归预后："劳嗽，声哑，声不能出或喘息气促者，此肺脏败也，必死。"由此可见，中医学对于肺癌，无论从病因病机、立法方药、转归预后方面均具有深刻的认识。

一、肺脾气虚证

郁仁存医案

（扶正培本求本源，中西结合抗癌毒）

患者男性，35 岁。2008 年 11 月初诊。

病史：患者为右肺低分化腺癌术后 2 月余，肿瘤大小 4cm×3cm，纵隔淋巴结（4/12），分期为 T2N2M0。曾应用紫杉醇联合顺铂方案（TP 方案）化疗 2 周期，化疗期间出现 III 度骨髓抑制和 III 度胃肠道反应。化疗后复查胸部 CT 提示右下肺门稍大，纵隔淋巴结无肿大，肿瘤标志物正常。为行第 3 周期化疗来诊，但患者对化疗引起的毒副反应心有余悸。

刻下：轻咳，痰多色白，乏力明显，恶心明显，时有呕吐，每日散步 1 千米，活动后乏力加重，纳少，二便尚调，无发热，余无明显自觉症状。舌质红，苔薄黄，脉沉细。

辨证：肺脾气虚，胃气上逆。

立法：补益肺脾，理气降逆。

处方：

黄芪 30g	太子参 30g	鸡血藤 30g	女贞子 15g
枸杞子 10g	浙贝母 10g	焦三仙 30g	砂仁 10g
鸡内金 10g	甘草 6g	菟丝子 10g	木香 8g
旋覆花 10g	代赭石 10g		

日 1 剂，水煎服。

服药 14 剂，每日 1 剂，二诊症见乏力减轻，恶心呕吐未作，能散步 3 千米，仍咳，痰白色量减少。守方加紫菀 10g、款冬花 10g，继服 14 剂。化疗期间出现 II 度骨髓抑制，I 度胃肠道反应，化疗耐受性明显加强。三诊症见咳轻，痰减，继以上方加减服用 3 月余，化疗顺利进行，未出现特殊不适。

[胡凤山，郁仁存. 治疗非小细胞肺癌经验探析. 中国中医药信息杂志，2010，17（11）：89-90.]

【诠解】郁仁存教授在肺癌辨治思路方面，紧抓"内虚学说"的核心思想，将"虚、痰、瘀、毒"四大基本病机贯彻于肺癌诊治整体过程中。本案为肺癌术后辅助化疗中，应属疾病早中期，基本病机以虚为主，复加手术、化疗大伤正气，因此病机因素当以虚为本，病性属虚，病位为肺脾，涉及肝肾。立法处方方面，郁仁存教授认为术后正气大虚，补益重点在于益气养血，补益肺脾；而复加化疗后骨髓抑制，病机乃属脾肾不足，病位涉及脾肾，用药重点顾及补益脾肾；而恶心、呕吐等化疗所致消化系统症状，乃为胃气上逆，气机调畅失常所致。

刘嘉湘医案

（扶正培本重脾胃，清热解毒抗癌邪）

朱某，男，81岁，退休。2009年1月21日初诊。

主诉：发现右下肺占位并反复咳嗽1月余。

病史：患者2008年12月无明显诱因出现咳嗽明显，咯痰色白，至附近医院就诊摄胸片示右肺占位。2009年1月5日至肿瘤医院复查PET/CT示右下肺结节，纵隔淋巴结转移，左肺小结节数枚，转移可能；前列腺增生伴钙化，FDG代谢异常增高。

刻下：咳嗽，痰多色白，气急，背部冷，手掌烫，大便日3~4次，欠实，夜尿3~5次，脉小滑，苔黄腻，质红中裂纹。

辨证：肺阴亏虚，脾肾阳虚，痰毒内蕴。

立法：养阴清肺，健脾温肾，化痰解毒。

处方：

北沙参 30g	天冬 15g	麦冬 15g	川石斛 15g
杏仁 9g	象贝母 12g	生胆南星 30g	石上柏 30g
石见穿 30g	白花蛇舌草 30g	夏枯草 15g	海藻 15g
生薏苡仁 30g	山药 30g	紫菀 15g	款冬花 15g
菟丝子 15g	补骨脂 15g	淫羊藿 30g	诃子 15g
鸡内金 12g	葫芦巴 15g		

日1剂，水煎服。

2009年2月4日二诊：咳减痰少，大便已实，脉滑，苔薄，质红中裂纹。原方去诃子，加红枣9g。

2009年2月11日三诊：齿痛，咳嗽，痰多，胸闷，口干，溲频，脉细苔薄质红。证属肺阴不足、痰热恋肺。治以养阴清肺、化痰解毒。

处方：

北沙参 30g	天冬 15g	麦冬 15g	桔梗 6g
前胡 12g	象贝母 12g	莱菔子 15g	瓜蒌皮 15g
冬瓜子 30g	生薏苡仁 30g	石上柏 30g	石见穿 30g
白花蛇舌草 30g	八月札 15g	葶苈子 15g	地龙 30g
紫菀 15g	僵蚕 15g	鸡内金 12g	黄芩 9g

半夏 9g

日 1 剂，水煎服。

2009 年 2 月 25 日四诊：咳嗽减轻，痰多，色白，仍觉头胀，齿痛，口干，怕冷，夜间尿频约 4~5 次，脉细尺弱，苔薄质红。证属肺阴亏虚，肾阳不足。治以养阴清肺、温肾助阳、引火归元。原方去黄芩、桔梗、冬瓜子，加胡颓叶 15g，菟丝子 15g，淫羊藿 15g，杏仁 9g，怀牛膝 9g。

随访患者肺部病灶较前缩小，数目减少，CYFRA21-1 下降至正常范围。

［尤杰，刘嘉湘. 教授辨治肺癌经验. 长春中医药大学学报，2011，27（2）：185-186.］

【诠解】刘嘉湘教授认为肺癌发生发展的主要病因病机为正虚为先，邪毒外侵，久病不愈则生为积块，因此在诊治过程中首先注意扶助正气，在扶助正气的内涵中以培健脾胃为先，在此基础上辨证论治，而后兼顾标本，祛邪为标。本案在诊治过程中以扶正为先，补益之时注意五脏虚损关系，再予清热利湿解毒以抗癌邪；整体诊治思路清晰，关键点在于随证变化之时不舍正虚为本、邪毒为标、时刻顾护胃气之法。

熊墨年医案

（培土生金健肺脾，清化瘀毒抗癌邪）

李某，男，72 岁，某企业退休干部。

病史：2002 年 2 月开始无明显诱因反复出现低热、咳嗽，4 月份在某三甲医院诊断为"右肺下叶鳞癌"，于 2003 年 5 月行右肺下叶切除术。术后行化疗 1 个疗程，因不能耐受，遂终止化疗。

刻下：精神萎靡，畏寒，咳嗽痰多，短气懒言，四肢乏力，食欲不振，失眠多梦，大便正常，夜尿频多而量少，舌质暗红，舌边有齿痕，舌苔薄白，根部稍黑，脉细弱。

辨证：脾肺气虚，气滞血瘀。

立法：益气扶正，清毒化瘀。

处方：四君子汤加味。

生晒参 15g	白术 12g	茯苓 12g	炙甘草 10g
法半夏 10g	陈皮 10g	黄芪 30g	半枝莲 30g
白花蛇舌草 30g	金荞麦 20g	莪术 10g	桂枝 10g

日1剂，水煎服。

患者以此为基本方服用3年，无肿瘤复发。期间间断应用艾迪注射液、华蟾素进行治疗。

［余炅，唐晓玲，曹弈强，等．熊墨年论治肺癌经验．实用中西医结合临床，2010，10（4）：69-71．］

【诠解】熊墨年教授宗《黄帝内经》："正气存内，邪不可干，邪之所凑，其气必虚"的理念，认为肺癌的根本发病机制乃为正气亏虚而致邪毒侵袭，病性乃为正虚邪实；在扶正祛邪的治疗原则下，扶正以培土生金为重，祛邪以清毒化瘀为主，如不清化瘀毒，则瘀毒可进一步耗伤正气、瘀而化热而致病势延绵、瘀毒流窜而伤他脏等；在遣方用药上主张平补为主。本案中则是充分体现熊墨年教授以平和之剂培土生金，莪术、白花蛇舌草清毒化瘀，亦是本案精髓所在。

贾英杰医案

（三焦辨证治肺癌，先辨肺胃肾之别）

刘某，女性，56岁。2009年7月初诊。

病史：患者主因咳喘1年，加重2月于2009年4月就诊南开医院，查胸CT示：左肺中心性肺癌，伴左侧阻塞性肺炎，纵隔淋巴结转移，未行手术，于肿瘤医院行1次化疗（方案：吉西他滨＋卡铂）。

刻下：咳嗽，痰少，气短，活动后微喘，时左侧胸痛，乏力，纳差，寐欠安，易醒，二便调。舌暗红，苔少，薄黄而干，脉沉弦细。

辨证：肺胃津伤，痰热瘀血互结。

立法：滋阴清热，化痰通络。

处方：

瓜蒌 30g	川芎 10g	郁金 10g	麦冬 15g
玉竹 15g	川贝母 10g	黄精 15g	黄芪 30g
姜黄 10g	白花蛇舌草 15g	鸡内金 15g	半夏 15g
焦三仙 30g	生薏苡仁 15g	泽泻 15g	预知子 15g
苦参 15g	杏仁 10g	白果 15g	

日1剂，水煎服。

以上方为基础进行加减，至咳嗽咯痰、喘息症状基本缓解，舌苔转白润时，酌情加以山茱萸、熟地、益智仁等补益肾精药物。患者持续服中药1年余，现偶有咳嗽，无痰，胸痛减轻，睡眠情况好转，食纳可，二便调。复查 CT 示左肺部肿块较前无进展，炎症消失。

［王邈，贾英杰．从三焦辨证论治肺癌经验．吉林中医药，2010，30（12）：1024-1025．］

【诠解】贾英杰教授认为肺部恶性肿瘤与温邪，虽一为有形之邪，一为无形之邪，且不论其由口鼻而入的途径，但综其症状、舌脉，肺癌痰湿瘀血之邪气亦具有某些温邪易化燥伤津，耗损真阴的特征，其疾病发展亦符合"上焦病不治，则传中焦，胃与脾也；中焦病不治，即传下焦，肝与肾也"的变化规律。因此在临证治疗之时，常应用三焦辨证进行论治。

病在上焦之时，多见湿热阻肺、肺胃津伤之证。在湿热阻肺之证中，治以清肺化痰、散结消瘀为主，药物常用猫爪草、鱼腥草、芦根、黄芩、白花蛇舌草、半边莲、半枝莲等清气分药，郁金、重楼等清血分热，同时主张津液在本病证之中乃为进一步化湿成痰结瘀之源，因此治疗中当加以行瘀散结之品，多用川芎、郁金、山慈菇、桃仁等。在肺胃津伤之证中，乃为痰瘀互结化热而致阴津损伤，其在遣方用药时注重清热以坚阴，药用知母、栀子、黄芩、黄连。

病在中焦之时，则化为肺热腑实之证，与肺与大肠相表里这一基本理论相契合，贾英杰教授在遣方用药之时，在清肺化痰、行气散瘀的基础上，加用泻腑清热之方药，如小承气汤、增液承气汤等。

病在下焦之时，可见肺肾阴虚之证，乃多为肺癌晚期，肺主呼吸、肾主纳气，肺肾不足，则见明显呼吸喘促、神疲乏力等，在治疗中以填补真阴、敛肺纳气为主，药物以左归丸为基本加减。

本案中，按贾英杰教授三焦辨证之法，当属上焦之病，以泻肺清热为法，同时辅以培补脾胃。方中以半夏、瓜蒌、白花蛇舌草、郁金、姜黄、麦冬、玉竹共为君药，以化痰逐瘀，清肺生津；臣以杏仁、苦参、预知子、川芎、生薏苡仁、川贝母，宣肃肺气、行气化瘀、化痰止咳平喘；佐以白果防发散过度耗伤肺气，兼平喘之用；黄芪、黄精共用取补气以生津之意；泽泻助肺通调水道，且防止滋阴太过而呆滞；焦三仙、鸡内金运脾开胃。

本案的精要即在于对于贾英杰教授三焦辨证治疗肺癌临床应用进行简介，起到抛砖引玉的作用，以共广大医师进行学习与借鉴。

二、肺肾亏虚证

李佩文医案
（整体观念记心中，经方精药攻补调）

马某，女性，65 岁。

病史：1994 年确诊为肺腺癌，并行手术治疗。1995 年初胸部 X 线和 CT 片示双肺多发散在结节，诊为肺癌双肺转移，但因喘促、恶心较重未行放化疗，来诊要求行中药治疗。

刻下：咳喘，有少量白色泡沫痰，气短乏力，畏寒不喜饮，腰膝酸软。查体见面色萎黄，形体消瘦，呼吸急促，语声低微。舌质淡紫，苔薄白，脉细数。

辨证：肺气虚损，肾不纳气。

立法：补肾纳气，益气散结。

处方：六味地黄汤合升陷汤化裁。

熟地黄 10g	山茱萸肉 10g	生黄芪 10g	枸杞子 10g
茯苓 20g	丹皮 10g	山药 20g	桔梗 15g
浙贝母 15g	升麻 10g	木蝴蝶 10g	半枝莲 15g

日 1 剂，水煎服。

服药 15 剂后二诊：咳喘减轻，气短好转，体力上升。舌质仍淡紫，脉数好转。于原方基础上加党参 10g 补气，紫苏子 10g 降气平喘。

服药 15 剂后三诊：病情继续好转，效不更方。追访至 1999 年 8 月，胸部 CT 提示广泛肺转移。

[刘轩，李利亚. 李佩文教授治疗晚期肺癌经验举隅. 中国中医急症，2008，17（5）：647-648.]

【诠解】李佩文教授在诊治肺癌过程中强调以人之整体为主，即中医整体观，从整体出发辨证局部肿瘤，此观念贯穿其治疗始终。在中医整体观上分析，本患者虽已行手术切除肿瘤，癌毒虽已祛除，但仍不彻底，仍有余邪留置，与西医学术后需行辅助放化疗的理念相吻合。本案方药诊治特点在于应用经方小方，调畅五脏功能，重视气机在人体运行的规律，以肺主呼吸，肾主纳气这一根本点出发；同时结合余邪未清之理，加入木蝴蝶、半枝莲以抗癌毒，方药简便，疗效确切。

徐振晔医案

（肺癌骨转移，通络解邪毒）

王某，男性，68岁。2003年11月初诊。

病史：患右上肺腺癌，纵隔淋巴结转移、骨转移，（T2N2M1）Ⅳ期。外院已予多西紫杉醇联合顺铂化疗6个周期，并对腰骶部骨转移处放疗1个疗程。

刻下：腰骶部酸痛难忍，乏力喜卧，口燥咽干，偶有咳嗽，无痰，食欲不振，夜寐不安。

辨证：肺肾两亏，瘀毒阻络。

立法：益气养精，通络解毒。

处方：

生黄芪 30g	北沙参 30g	白术 9g	黄精 30g
女贞子 15g	山茱萸 15g	川牛膝 30g	骨碎补 15g
地龙 15g	蜈蚣 2 条	透骨草 30g	鸡血藤 30g
七叶一枝花 15g			

每日1剂，水煎服。

连服14剂后，感疼痛乏力症状明显好转，遂继服上药化裁，病情稳定，现仍在我科门诊治疗。

［郑展．徐振晔治疗肺癌骨转移经验．中医杂志，2007，48（1）：24-25．］

【诠解】肺癌骨转移是临床最常见肺癌转移病灶之一，并常因骨转移而致严重并发症影响生活质量，如疼痛、病理性骨折等。徐振晔教授认为其当属中医络病范畴：络之为病，贼邪深伏，始不易察，渐行至著，发则不可收，且药饵难及病处。而肺肾两虚、络虚不荣乃为导致络脉痹阻这一根本病机的主要因素。

络脉痹阻，实为不通之证。不通可分为两种因素，即虚而无力以通、毒邪阻滞不通。徐振晔教授则根据肺癌本虚标实这一根本病机，提出益气养精、通络解毒的治疗原则。益气养精为扶正之法，即益肺气、养肾精；通络解毒为祛邪之法，其认为肺癌骨转移之邪毒病势深沉，非草木之类可攻之，因此选取全蝎、壁虎、地龙、蜈蚣等虫类药，以"食血之虫，飞者走络中气分，走者走络中之血分。可谓无微不入，无坚不破"。同时由于脉络痹阻的特点，常选用藤类药物以取相似相形之意，如忍冬藤；前方用药过程中兼用具有抗癌作用的药物，如七叶一枝花、蜂房、干蟾皮等。

再观本案，辨证不必多言，遣方用药上，方中生黄芪、北沙参、白术、山茱萸健脾益肺、气阴双补，黄精、女贞子养阴填精，川牛膝、骨碎补益肝肾、强筋骨，地龙、蜈蚣祛邪通络止痛，透骨草舒筋活血、解毒止痛，鸡血藤养血通络，七叶一枝花解毒通络、抗癌散结。可见参、芪等以益肺，女贞子、牛膝等以填肾精，地龙、蜈蚣以走窜祛邪，鸡血藤以象形入络，七叶一枝花以抗癌，将徐振晔教授诊治肺癌遣方用药思路清晰述及。

孙桂芝医案

（扶助正气治本虚，抗癌解毒化标实）

患者女性，43 岁。

病史：2006 年 1 月因"发热、刺激性咳嗽 2 月"到当地医院诊治，胸部 X 线片提示右肺癌伴右肺上叶不张，经北京某医院支气管镜检查，明确诊断为右肺中 – 高分化腺癌。即行右肺癌切除术。淋巴结转移（4/6），术后患者恢复可。遂予以顺铂 + 诺维本化疗 6 周期。患者消化道反应Ⅲ – Ⅳ度，骨髓抑制Ⅲ度。2008 年 1 月，患者因头痛、恶心在某医院行头颅核磁共振检查发现肺癌脑转移，最大病灶为 4.0cm×3.5cm；复查胸部 CT 提示双肺内多发转移，最大病灶 2.5cm×2.5cm。行头颅放疗 25 次后，肿瘤缩小不明显，遂来我科寻中药治疗。

刻下：咳嗽气短，咯少量黄黏痰，动则喘促、自汗，腰膝酸软，身倦乏力，肢凉畏寒，舌淡胖，苔黄腻，脉沉细无力。

辨证：肺肾两虚，痰热蕴肺。

立法：补益肺肾，清热化痰，解毒抗癌。

处方：参芪地黄汤合千金苇茎汤加减。

生黄芪 30g	党参 15g	炒白术 15g	熟地 10g
山萸肉 10g	黄精 15g	桔梗 10g	川贝 10g
金荞麦 15g	芦根 30g	桃仁 8g	杏仁 10g
生薏苡仁 15g	全蝎 5g	僵蚕 10g	鼠妇 10g
炮山甲 10g	鳖甲 15g	草河车 15g	代赭石 15g
鸡内金 30g	生麦芽 30g	生甘草 10g	

水煎，每 2 日 1 剂口服，每日 2 次，每次 60～70ml。

以后随症加减，患者症状逐步好转，咳嗽减轻，体力基本恢复。2008 年 6 月，复查头颅核磁共振示颅内转移灶最大 2.0cm×1.5cm；胸部 CT 提示双肺转移灶减少，最大病灶为 1.0cm×1.5cm。目前仍坚持口服中药汤剂，病情稳定。

　　［何立丽，孙桂芝．孙桂芝治疗肺癌经验．北京中医药，2009，28（4）：263-264．］

　　【诠解】孙桂芝教授对于肺癌病因病机的认识具有独到见解，认为如用常规肺脏之病证的诊治方略临床效果不佳。孙桂芝教授结合西医学研究及临床观察认为肿瘤如下特点：①肿瘤是细胞异常增殖的结果，虽与正常细胞在形态和功能上有差异，但总属人体"气血"积聚而成，属内生之邪。②肿瘤细胞分化程度低，增殖迅速，主要内因在于癌基因被激活而抑癌基因受到抑制。因癌基因属于生长基因，抑癌基因属于生长抑制基因，参考中医"生、长、化、收、藏"或"生、长、壮、老、已"的理论，则可以认为癌基因具有"生发、成长"之性，而具"收藏、敛抑"之性的抑癌基因被弱化或去功能化，导致了肿瘤细胞的增殖分裂不受神经、体液因子的精确调控。③肿瘤细胞代谢旺盛，其生长、增殖是一个高耗能与产热的过程。④肿瘤组织血管丰富，血液供应充分，与正常组织相比，属"气血壅盛"之所。因此，归纳而言，肿瘤组织是一个"气血壅盛"的"生发"之所，属热毒积聚的有形之物；由正常细胞突变为肿瘤细胞，是一个内部"瘀聚热毒"而不断"生发"的质的变化过程。同时，认为肺癌有其特殊性，主要表现为肺脏乃为外感六淫毒邪等首伤之脏，随疾病进展而出现气血亏虚等证。

　　根据以上对于肺癌发生发展的认识，孙桂芝教授在临证诊治过程中，强调肺癌是种全身疾病的局部病变。局部为痰热毒瘀克于肺脏，而周身以"壮火食气"之意，成气血亏虚之象。总而言之，肺癌属本虚标实之证，治疗大法以固护正气为先，辅以解毒抗癌、祛腐生新。在遣方用药之时，除辨证论治外，孙桂枝教授常用具有抗癌活性成分药物进行辅助治疗：解毒抗癌，酌加鼠妇、草河车、白花蛇舌草、金荞麦、露蜂房、土茯苓、半边莲、半枝莲、败酱草、鱼腥草、紫草根等；软坚散结，酌加龟甲、鳖甲、炮山甲、川贝、浮海石等：祛瘀生新，以生蒲黄、血余炭、白芷、露蜂房联用。

　　复观本案，辨证属本虚标实，遣方用药以参芪术等为扶助正气，桃仁、杏仁等为调畅气血，全蝎、僵蚕、鼠妇等而抗癌解毒，再加炮山甲、鳖甲以软坚散结，且方中最末用以鸡内金一味药物，虽不显著，但足以表明孙桂枝教授在诊治过程中不忘培补脾胃。

三、脾虚痰湿证

李佩文医案

（扶正利水消癌毒，内外兼施化水饮）

梁某，男性，56 岁。2006 年 5 月 24 日初诊。

主诉：右肺癌术后化疗后 1 年余，喘憋不能平卧 2 个月。

病史：患者于 2005 年 2 月经胸部 CT、支气管镜等检查诊断为右肺腺癌及肺泡癌，行手术、化疗 6 周期，病情稳定。2006 年 3 月中旬复查胸部 CT 示右侧大量胸水，临证出现痰多、气促、喘憋不能平卧，每日需间断吸氧。1 月内抽取胸水 6 次。

刻下：气促，面色㿠白，消瘦，舌质淡紫，苔薄黄腻，边有齿痕，脉细数。

辨证：脾虚痰湿，瘀阻肺络。

立法：燥湿化痰，益气活血，通络散结。

处方：二陈汤合参苓白术散化裁。

党参 15g	清半夏 10g	橘红 10g	茯苓 20g
白术 15g	炙甘草 5g	浙贝母 15g	桔梗 10g
葶苈子 10g	大枣 10g	生薏苡仁 30g	桂枝 5g
白英 10g	半枝莲 15g		

水煎服，日 1 剂，共 30 剂。

外用：

生薏苡仁 30g	猪苓 20g	泽泻 10g	车前子 10g
桂枝 10g	葶苈子 20g	蛇床子 20g	

诸药浓煎至 50ml，外敷右侧胸壁处，每日一换。

服药 30 剂，二诊症见喘促已停，可平卧，停吸氧，进食增加。脉细不数，腻苔消失，服药期间未再抽胸水，故效不更方。三诊症见胸闷胸痛消失，复查胸片及 CT 示肿物大小同前，胸水量中等，有分隔，胸水未见再增多。

［刘轩，李利亚. 李佩文教授治疗晚期肺癌经验举隅. 中国中医急症，2008，17（5）：647-648.］

【诠解】李佩文教授辨治肺癌合并胸腔积液，认为胸腔积液性质乃为阴邪，在辨证的基础上，根据急则治其标的原则，内服联合外用中药均以温阳利水渗湿化痰为法，辅以健脾利湿、燥湿化痰等药物。其中无论口服、外敷均运用葶苈子一味，在口服汤剂中更是辅以大枣而呈葶苈大枣泻肺汤之意；葶苈子性寒凉，得大枣之温中以去其寒性。本案的关键点在于癌性胸水是中晚期肺癌常见并发症，临床治疗手段有限、疗效欠佳，李佩文教授充分利用中医外治优势，药物可以透皮吸收、直达病所的特点，内外合用以利水；同时生薏米用以外敷制剂煎煮过程中，亦呈糊状，方便药剂的成形应用。

刘嘉湘医案

（治病求本乃为虚，培土生金力抗癌）

陈某，女性，52 岁。2001 年 3 月 14 日初诊。

病史：患者 1999 年 12 月 27 日体检胸片发现左肺结节影 2.5cm，2000 年 1 月至 6 月间行 4 次化疗，肿块逐渐增大。8 月 14 日手术切除病灶，病理示左上肺低分化鳞癌，术后行放化疗。10 月 30 日发现右侧锁骨上淋巴结肿大，穿刺病理见部分腺癌细胞，又行化疗 2 次。2001 年 3 月 8 日因腰痛查骨 ECT 示：L4 椎体转移，行局部放疗。现正在放疗中。

刻下：神疲乏力，纳少，恶心，腰痛，大便溏薄，脉濡细，舌质黯，舌苔薄白腻。

辨证：脾虚痰湿，痰毒内蕴，运化乏权。

立法：益气健脾补肾，燥湿化痰解毒。

处方：

炒党参 12g	白术 12g	苍术 12g	茯苓 15g
陈皮 9g	姜半夏 9g	生薏米 30g	煨木香 9g
佛手 9g	仙灵脾 15g	胡芦巴 15g	菟丝子 15g
泽兰叶 6g	鸡内金 12g	焦山楂 9g	神曲 9g

水煎服，日 1 剂。

复诊时患者胃纳好转，大便已实，精神转佳，脉细苔薄质黯。治宗原法，前方中加石上柏 30g，白花蛇舌草 30g，莪术 12g，丹参 15g，去苍术、煨木香，改姜半夏为法半夏。

[徐蔚杰，孙慧莉，刘嘉湘，等. 治病必求于本——刘嘉湘教授治疗肺癌经验浅析. 上海中医药大学学报，2005，19（4）：28-29.]

【诠解】前文已述，刘嘉湘教授宗《医宗必读》："积之所成，正气不足，而后邪气踞之"的思路，认为肺癌的病因病机以正虚为先，邪气后而入侵化积，将其临证分型为阴虚内热、肺脾气虚、气阴两虚、阴阳两虚四型，均以脏腑或气血阴阳亏虚而为病，因此在治疗过程中以补虚为主，而补虚则以补益先后天为重点，先天之肾主纳气，后天之脾则为培土生金之意。本案关键点在于虽为肺积，治疗却以补益脾土为中心，同时兼顾气机调畅。

陈锐深医案

（痰瘀毒虚合为病，仙鱼汤来防治癌）

彭某，女，78岁。2001年11月2日初诊。

主诉：反复胸痛、咳嗽1个月。

病史：患者胸部CT检查："右肺中央型肺癌，双肺及右侧肺门淋巴结转移，肺气肿，左侧胸膜增厚"；支纤镜病理活检示腺癌。中医诊断：肺积（脾虚痰阻），西医诊断：右肺中央型肺癌并双肺及淋巴结转移。患者家属不接受放化疗，要求中医治疗。

刻下：神清，精神疲倦，右侧胸部疼痛，咳嗽，咯白痰，偶带血丝，活动后气促，纳差，眠欠佳，大便烂，小便调，舌暗淡，苔白，脉细。

辨证：脾虚痰阻。

立法：健脾化痰，软坚散结。

处方：仙鱼汤加减。

仙鹤草15g	鱼腥草30g	党参20g	茯苓25g
桃仁12g	法半夏15g	壁虎5g	猫爪草15g
浙贝母15g	田七片10g		

日1剂，水煎服。

二诊：患者精神好转，咳嗽减少，痰中无血丝，胃纳变佳，仍易气促，舌暗淡，苔白，脉细。治疗上以健脾益气，化痰散结为法，以仙鱼汤加味，药用黄芪30g、仙鹤草15g、鱼腥草30g、党参20g、茯苓25g、山海螺30g、壁虎5g、猫爪草15g、浙贝母15g、田七片10g。

三诊：患者咳嗽、气促等症状明显减轻，无咳血等不适症状，继续以仙鱼汤为基本方加减治疗，治疗期间患者除了时有干咳外，无胸痛、气促等不适症状，无其他明显不适，患者一直在我院肿瘤科门诊用中药治疗，精神状态一直很好，带瘤生存已4年多，多次复查，肿瘤增大不明显，纳眠佳，二便调。

［黎壮伟，曹洋，陈志坚，等．陈锐深教授治疗原发性支气管肺癌的经验．中医药学报，2006，34（5）：17-18．］

【诠解】陈锐深教授认为肺癌的发病与肺脾肾功能失调密切相关，病初以实证为主，主要是气滞、痰凝、血瘀、毒聚，病久则肺肾阴虚，气阴两虚，是一种全身属虚，局部属实的疾病。在治则大法上，主要主张中西医结合进行治疗。遣方用药中，首先，重视化痰散结之品的应用，忌用大苦大寒之品，常用化痰散结药物（浙贝母、猫爪草、山海螺、夏枯草、守宫、山慈姑、牡蛎、玄参等）；其次，强调调理脾胃在证治过程中的重要性；第三，重视在疾病发生发展过程中，正邪交争而致虚实夹杂病证之时，正邪强弱关系在用药之时的侧重。

通过临床经验总结，陈锐深教授根据肺癌病理因素多责于痰、瘀、毒、虚的特点，创制仙鱼汤，主要由仙鹤草、鱼腥草、党参、浙贝母、猫爪草、壁虎、山海螺等药物组成。其中党参健脾益气，培土生金，辅助正气，鱼腥草清热解毒，化痰清肺，仙鹤草补虚消积，又能止血，对肺癌咯血具有良好的疗效，浙贝母、猫爪草、山海螺善于化痰散结，壁虎解毒化痰散结，诸药合用，具有健脾清肺，解毒化痰散结之功效。随症加减：咳嗽甚者加橘红10g、百部15g、枇杷叶15g、龙利叶15g等，痰多者加苇茎30g、桃仁12g、薏苡仁15g、冬瓜仁15g、桔梗15g，纳呆不思饮食则加麦芽30g、莱菔子12g、鸡内金10g、神曲15g等，睡眠差者则加夜交藤30g、酸枣仁12g、布渣叶15g、百合20g等，血瘀胸痛则加田七片10g、红花10g、桃仁12g、炮山甲15g、青皮10g等，气促明显加黄芪30g、太子参30g、五爪龙30g、茯苓25g、白术15g等。

本案患者属虚实夹杂，应用仙鱼汤进行加味治疗临床获得良好疗效，以疗效验证其病机，当属痰、瘀、毒、虚皆存，故予以攻补兼施之法治疗。

章永红医案

（治癌三原则为准，扶正祛邪护脾胃）

王某，女性，70岁。

病史：2009年2月起咳嗽，遂住南京中大医院。查CT示右下肺低分化腺癌。因患者年老体弱，未化疗，未手术。

刻下：咳嗽，夜间咳痰多，时有头晕，咽干，面红，手足冷，流清涕，右侧颈痛，腿麻，乏力，舌红，苔白，脉细滑。

辨证：脾虚痰湿，气血两亏。

立法：补气养血，抗癌止痛。

处方：

全蝎 10g	生薏苡仁 30g	炒白术 30g	九香虫 10g
灵芝 30g	党参 30g	茯苓 10g	陈皮 10g
黄芪（炙）30g	生麦芽 30g	当归 10g	僵蚕 10g
蜈蚣（大）2 条	姜半夏 10g	天葵子 15g	山药 30g
蝉蜕 10g	天麻 10g	肿节风 10g	黄精（炙）30g
枸杞子 30g			

每日 1 剂，水煎服。

同时嘱患者口服百令胶囊。

连服 14 剂后，患者复诊诉药后精神好转，但食欲欠佳，仍有腿麻。遂予炒谷芽、麦芽各 15g，鸡内金 10g，白芍 10g，阿胶 5g，当归加量至 15g 补养精血。上方服用 3 个月，患者精神尚佳，咳嗽咳痰好转，腿麻乏力不显，诸症均有缓解。

［洪祖剑，章永红．章永红教授治疗肺癌经验撷芳．吉林中医药，2011，31（5）：399-400．］

【诠解】章永红教授在肺癌遣方用药上有三大原则，即：以调补脾胃为前提，扶正固本为根本，解毒祛邪为关键。以此三原则反观其对肺癌的认识，则是正虚为肺癌发生的本质因素，癌毒之邪为疾病进展的关键因素，脾胃为辨治本病、转归预后的重要影响因素。

以上述观点来分析本案，患者诊断明确，病性当属本虚标实，方中以参、苓、术、芪等为扶正以治根本，以全蝎、蜈蚣、蝉蜕、姜半夏、天葵子等以抗邪，生麦芽、九香虫等以固护脾胃。

四、气阴两虚、瘀毒内阻证

朴炳奎医案

（益气养阴治病本，化瘀解毒除病因）

卢某，男性，72 岁。2002 年 7 月初诊。

主诉：阵发性干咳 1 月余。

病史：患者因阵发性干咳 1 个月，于 2002 年 5 月行胸部 X 片检查发现左肺上叶一肿物，大小约 3.0cm×2.5cm；双侧锁骨上未见肿大淋巴结，痰涂片未发现癌细胞，病理不详，外院建议手术治疗，患者拒绝，求治于中医。

刻下：阵发性干咳，晨起重，痰少量，质黏，偶有痰中带血，伴胸闷，乏力，精神可，纳可，二便正常，眠差，舌质略暗少津，苔薄黄，脉弦细。

辨证：气阴两虚，瘀毒内阻。

立法：益气养阴，化痰散结，活血解毒。

处方：自拟宣肺化痰方。

黄芪 30g	太子参 15g	白术 15g	桔梗 9 g
杏仁 9g	薏苡仁 12g	全瓜蒌 12g	土茯苓 12g
半枝莲 15g	夏枯草 12g	白英 12g	莪术 9g
仙鹤草 15g	生地炭 15g	焦山楂 30g	焦神曲 30g
炒麦芽 30g	甘草 6g		

日 1 剂，水煎服。

配合口服成药益肺清化颗粒 20g 及西黄解毒胶囊 2 粒，每日 3 次。

1 个月后复诊：患者咳嗽明显减轻，痰中带血症状基本消失，体力可，舌质暗红少津，脉弦滑。此后一直门诊服用中药，主要以益气养阴扶正为主，兼以化痰解毒，随症加减，已坚持服用中药至今，带瘤生存已 5 年，服药期间复查 CEA 一直正常，2007 年 6 月最后一次复查 X 片示：肿瘤略有增大，大小 3.5cm×2.8cm。但患者体力可，无胸闷气短，无咳嗽咳痰，纳眠佳，二便调，疗效评价稳定。

[周雍明，朴炳奎．朴炳奎教授辨证求本治疗肺癌学术经验．辽宁中医药大学学报，2008，10（9）：33-34．]

【诠解】朴炳奎教授对于肺癌诊治思路中，主张以下四点：治病求本、审因论治、因人而异、益肺清化。在此诊治思路中即充分体现出朴炳奎教授对于肺癌病因病机的认识。首先，朴炳奎教授认为治病求本其实就是辨证论治之根本，肺癌应以益气为主，佐以养阴；益气多选用黄芪、太子参、白术，养阴多选用沙参、麦冬、生地，并酌加五味子、煅牡蛎等收涩之品，以起敛阴之效。其次，审因论治方面：病因为本，症状为标，必伏其所主，而先起所因；认为瘀毒是肺癌发生发展的重要因素，因此在临床治疗肺癌之时，审其发生发展之因乃为癌毒，故加用解毒之品，佐以化痰散瘀，常用白花蛇舌草、白英、土茯苓、半枝莲等解毒抗癌，川贝、全瓜蒌、姜半夏化痰散结，赤芍、莪术化瘀消瘤。因人制宜则是对前论之中培补正气与抗击癌毒的进一步调整，即根据每个患者具体不同身体状态，调整扶正与祛邪的攻补配比，如年高体弱者必当扶正兼以祛邪，而年轻体壮者则大可施展祛邪抗癌之法。益肺清化则是朴炳奎教授根据临证经验，结合肺脏正常生理功能特点，调配诸药而制成益肺清化颗粒，方药：黄芪、党参、沙参、杏仁、桔梗、败酱草、白花蛇舌草等组成。方中黄芪、党参为君益气补肺；沙参、杏仁、败酱草、白花蛇舌草等养阴润肺、解毒化瘀为臣；桔梗为肺经引经药，协药力直达病所，甘草调和诸药，共为佐使。方意在于益气扶正养阴、清热解毒抗癌。

本案中患者年长、体质较弱，则辨证施治以扶正为主，辅以抗癌毒，病案简单但充分体现朴炳奎教授整体诊治思路。

王沛医案

（益气养阴肃肺法，以毒攻毒急治标）

张某，男，63岁。2000年9月初诊。

主诉：胸闷气短、面部浮肿4天。

病史：患者于2000年9月8日因右肺癌病史1年余，胸闷、气短、面部浮肿、烦躁不安4天入院。

刻下：面部等部位浮肿，呼吸困难，烦躁不安，神志恍惚，舌暗红、少苔、脉数。

辨证：气阴两虚，瘀毒内结。

立法：益气养阴，化瘀解毒。

处方：益气养阴肃肺汤加泽泻、葶苈子、大戟。

沙参 15g	麦冬 15g	五味子 15g	鱼腥草 30g
白花蛇舌草 30g	生黄芪 30g	猪茯苓各 15g	地龙 30g
川贝母 8g	莪术 30g	炙枇杷叶 15g	女贞子 30g
干蟾皮 8g			

除中药汤剂外，立即进行环磷酰胺化疗，5天后神志转清，浮肿渐消退，胸闷减轻，一般情况改善。上方继续口服2周后，胸闷消失，食欲增加，精神好转。10月8日复行常规化疗，中药在原方基础上加当归、鸡血藤、白芍、仙鹤草、生首乌以养血。完成3周期化疗，无明显毒副反应，后患者继续口服益气养阴肃肺汤原方60余剂，定期复诊。生存期2年9个月。

[乔占兵，胡凯文，曹阳，等．王沛教授辨治中晚期肺癌临床经验．北京中

医药大学学报（中医临床版），2008，15（4）：36-37.]

【诠解】王沛教授是我国中医外科大家，认为气阴两虚、痰瘀毒聚是肺癌发病过程中的主要病机特征；益气养阴、化痰行瘀解毒为肺癌临床治疗的基本大法。根据此思路创建益气养阴肃肺汤。

在遣方用药方面，王沛教授主张紧扣疾病核心的同时，根据辨证灵活用药。癌症乃为阴瘤，当以温药化之，因此主张适当选用温热之剂，温化阴瘤。在抗癌药物上多选具有大毒之品，以达到以毒攻毒之效，如生半夏、干蟾皮等。

本案的精髓在于不仅紧抓肺癌气阴亏虚的本质，同时应用大戟、干蟾皮等有毒之品配合化疗力攻癌毒，大量应用地龙以通络，协同温化、渗湿、利下之剂利水消肿，改善临床症状，所谓标本兼治。

裴正学医案

（审因辨证方为治，培补正气兰州方）

梁某，男性，70岁。

主诉：咳嗽、胸痛3月，加重伴头痛1周。

病史：自感胸闷气憋，后背疼痛，晨起吐痰带咯血，发热38℃，急送医院救治。入院后行纤维支气管镜检查示右肺中央型肺癌。病理活检为中分化腺癌。CT扫描：右肺中叶5cm×5cm肿块，胸膜浸犯，纵隔淋巴结转移，头颅内广泛转移。查体：全身未见淋巴结肿大。

刻下：咳嗽，胸闷，气憋，气短，乏力，咳吐黄稠痰，恶心，头痛，食纳差，舌质红，苔黄腻，脉弦滑。

辨证：痰热蕴结，瘀毒窜脑，气阴两虚。

立法：疏风清热，化痰止咳。

处方：自拟宣肺化痰方。

麻黄10g	杏仁10g	生石膏30g	甘草6g
苏叶15g	白芷6g	全蝎6g	蜈蚣2条
陈皮6g	半夏6g	白术10g	茯苓10g
黄芩20g	鱼腥草20g	瓜蒌10g	

7剂，日1剂，水煎服。

二诊：服药后咳痰减少，头痛减轻，舌红苔黄，脉弦缓。在放疗期间配合裴氏兰州方服用。

处方：

麻黄 10g	杏仁 10g	甘草 6g	白芷 6g
全蝎 6g	蜈蚣 2 条	守宫 6g	陈皮 6g
半夏 6g	黄芩 20g	鱼腥草 20g	瓜蒌 10g
北沙参 15g	太子参 15g	潞党参 15g	人参须 15g
生地 12g	山萸肉 30g		

20 剂，日 1 剂，水煎服。

三诊：放疗结束（头部照射 40cGray），头颅 CT 扫描提示：颅内病灶缩小，疼痛减轻。休息 3 周后给予 NP 方案化疗。放疗后患者恶心，食欲减退，脱发系放疗之副作用。此时以兰州方为主加减。

处方：

北沙参 15g	太子参 15g	潞党参 15g	人参须 15g
生地 12g	山萸肉 30g	桂枝 10g	白芍 10g
甘草 6g	生姜 6g	大枣 6g	浮小麦 30g
麦冬 10g	五味子 3g	木香 6g	砂仁 3g
白术 10g	茯苓 10g	陈皮 6g	半夏 6g

日 1 剂，水煎服。

四诊：患者已化疗 3 个疗程，胸部及头颅 CT 扫描提示：肺内肿瘤已明显缩小，2cm×1.5cm，颅内转移灶无动态变化。化疗中坚持服用兰州方，化疗副作用较少。患者不愿再接受化疗，用兰州方、香砂六君子汤加减治疗，病情稳定。后随访 2 年病灶无明显进展，生活质量明显提高。

[展文国，鲁伟德．裴正学教授治疗肺癌的临床经验总结．心理医生（下半月版），2012,（8）：388-389．]

【诠解】裴正学教授对于肺癌的病因病机认识为肺气不足，正气亏虚，是发病之根本原因。病机属虚实夹杂，本虚标实，病位在肺，与脾、肾相关。若失治、误治，脏腑气血虚衰，则癌毒乘虚流注于骨骼、脏腑、脑髓等处，病情危重不治。在辨证论治中注重对于病因的治疗以及强调培补脾胃的重要性，再结合西医学研究结果辅以具有抗癌中药的应用。

在本案中，患者首诊已为肿瘤晚期，根据辨证首方以麻杏石甘汤为主，而后辅助放化疗过程中以兰州方为基本进行加减，治疗大法以扶正赔本为主。兰州方为裴正学教授所创，其主要组成为：北沙参，太子参，人参须，潞党参，生地，山药，山萸肉，桂枝，白芍，甘草，生姜，大枣，麦冬，浮小麦，五味子。方中四参以扶正气，山药、生地、山萸肉固护脾肾，余药味调和表里、气血、阴阳为法。

邱幸凡医案

（肺虚络痹毒结本，药味巧选可借鉴）

某男，44 岁。2007 年 3 月 30 日初诊。

病史：患者因咳嗽气短半年余，于 2006 年 11 月 17 日行左上肺叶切除术。术后病理示左上肺中分化鳞状细胞癌。术后化疗 6 次。

刻下：左胸痛，咳嗽，咯痰色灰黄，咽痒，口干，乏力，活动后加重，舌质暗红，苔白，舌下络脉怒张，脉弦细。

辨证：气阴两虚，瘀毒内阻。

立法：益气养阴，化痰散结，活血解毒。

处方：自拟宣肺化痰方。

黄芪 30g	当归 15g	生晒参 10g	杏仁 15g
紫菀 15g	沙参 15g	穿山甲 10g	鳖甲 15g
厚朴 20g	全瓜蒌 20g	莪术 30g	蜈蚣 2 条
白英 30g	龙葵 30g		

日 1 剂，水煎服。

2007 年 4 月 17 日二诊：胸痛减，咳止痰少，口干不显，舌质暗红苔白，脉弦细，CEA 42.61ng/mL-1。上方去杏仁、紫菀，加白蚤休 20g，白花蛇舌草 30g，露蜂房 10g。水煎服，每日 1 剂。

2007 年 8 月 3 日九诊：2007 年 7 月 12 日武汉同济医院复查癌胚抗原恢复正常。丙氨酸氨基转移酶 68U/mL。偶右胁不适，多梦，舌质暗红苔黄，脉弦细。首方去蜈蚣、沙参，加云芝 15g，五味子 15g，炒枣仁 30g。水煎服每日 1 剂。

2007 年 9 月 18 日十诊：2007 年 9 月 23 日复查示肝肾功能及血常规检查均未见异常，无明显不适。仍守上方，水煎服，每日 1 剂。

患者肺癌术后坚持中药治疗，现无明显不适，生活质量良好。

［张翀．邱幸凡教授治疗肺癌的经验．世界中西医结合杂志，2010，5（10）：839-840．］

【诠解】邱幸凡教授认为肺癌的病因病机乃为"肺虚络痹毒结"。肺脏乃属娇脏，易损易虚，因虚至实，气滞血瘀痰凝之毒邪克于肺络，邪气易入难出，癌毒最易痹阻络脉，络脉痹阻，正虚毒结，日久发为肺癌。肺气阴亏虚是肺癌形成的根本原因，癌毒结聚、络脉痹阻是肺癌发生、发展的关键因素。

根据病因病机，邱幸凡教授制定了"补肺通络解毒"为肺癌治疗大法，根据临证经验总结以黄芪、当归、蜈蚣、杏仁、厚朴、莪术、全瓜蒌、白英为主要药味的肺癌通用方。究其方药选择思路，首先，补肺当补肺之气阴，又据"血主阴精"之意，调整为补益气血，选取当归补血汤为基本方，药味仅当归、黄芪二味，药简力专；其次，在通络之药中必用虫类之品，其选蜈蚣一味，蜈蚣味咸辛，性温，性善走窜，既息风止痉，又解毒散结、通络止痛；其三，清热解毒药物以祛除癌毒，药味选择瓜蒌、白英，除直接抗癌之效，亦有给邪以出路的思想。

在临证应用中，根据个体因素进行适量加减，如加生晒参、灵芝扶助黄芪补益肺气；麦冬、沙参润养肺阴；白术、薏苡仁、砂仁顾护脾胃。胸痛者，加郁金、枳壳、徐长卿、延胡索行气化瘀止痛；胸水者，加葶苈子、水红花子、泽泻、猪苓等泄水化湿；肿瘤标志物升高者，加龙葵、白蚤休、半枝莲、白花蛇舌草、露蜂房等加大解毒、攻毒之力；舌质紫或舌下络脉瘀阻者，转移机率大，加丹参、郁金、莪术、土鳖虫等化瘀通络，阻断癌毒转移；瘤体增大者，加夏枯草、海藻、昆布、生牡蛎、穿山甲、鳖甲、天龙、土鳖虫等加重通络软坚散结之功。

本案中，辨证属气阴虚为本、痰热毒瘀等为标，治疗以肺癌通用方为基本方药进行加减，获得佳效。广大临床医家可将肺癌通用方方意或组方思路进行加减应用于临床，以兹借鉴。

吴良村医案

（气阴为本邪为标，南北沙参益肺阴）

王某，男，59岁。2004年3月15日初诊。

主诉：发现右肺上叶癌，右肺门及纵隔淋巴结转移2周。

病史：患者有吸烟史近30年，因反复咳嗽、痰中带血，并逐渐出现胸闷气急，于2005年3月2日在浙江省人民医院检查，胸部CT示：右肺上叶癌、右肺门及纵隔淋巴结转移、右肺中叶纤维条索灶、主动脉弓硬化、肺动脉高压、胸椎退行性变，并在痰液中找到癌细胞。因家属拒绝手术和放化疗，慕吴师之名来门诊求中药治疗。

刻下：咳嗽痰少，痰中带血，胸闷气急，大便干燥、3~4日一行，舌红苔薄，脉细。

辨证：气阴两虚，痰瘀内结，肺失清肃。

立法：养阴清肺，解毒散结。

处方：

南沙参 15g	北沙参 15g	天冬 15g	麦冬 15g
鲜石斛 30g	猪苓 15g	茯苓 15g	怀山药 30g
薏苡仁 30g	贝母 15g	杏仁 15g	枇杷叶 15g
全瓜蒌 30g	桑白皮 15g	炒黄芩 15g	仙鹤草 30g
白花蛇舌草 15g	山慈菇 15g	炙鸡内金 15g	炒谷芽 15g
炒麦芽 15g			

每日1剂，水煎，分上下午2次温服。

合八宝丹胶囊、金水宝胶囊口服。2周后复诊，患血止，咳嗽减，气急平，大便畅。方药合度，原法。病情稳定，随访至今存活近3年。

[章继民，马高祥，赵瑛，等. 吴良村诊治原发性肺癌经验. 江西中医药，2007，38（8）：6-7.]

【诠解】吴良村教授在肺癌病因病机、辨证施治方面，首先确立以气阴亏虚为本，痰瘀凝滞为标的基本病机，治疗以扶正祛邪为原则，扶正重在益气养阴，补益肺脾；祛邪重在化痰散结，祛湿消瘤。同时强调两点注意，一为注意顾护胃气，一为根据中西医结合概念，进行分阶段用药。

通过临证观察与总结，吴良村教授创立治疗肺癌基本方"安体优"，其基本组成：南沙参、北沙参、天冬、麦冬、生玉竹、鲜石斛、炒黄芩、杏仁、全瓜蒌、浙贝母、枇杷叶、太子参、炒薏苡仁、茯苓、干蟾皮、白花蛇舌草、白英、山豆根、炒谷芽、炒麦芽、鸡内金、陈皮、红枣等。通过本方可见吴良村教授对于肺癌治疗立法以益气养阴为首要，再以顾及气、痰、毒、瘀，并以炒谷芽、炒麦芽、红枣等药食同源之品固护脾胃。

本案精要之处即在于辨证清晰情况下，根据肺癌病因病机的特性，予以"安体优"为基本方要进行加减辨治，思路清晰，药到症减。

李佩文医案

（补肾活血止癌痛，加减应用不拘泥）

张某，男性，54岁。2007年6月12日初诊。

病史：2007年初因咳嗽、痰血伴胸痛、腰痛行胸部CT、支气管镜及全身骨扫描等检查，诊断为右肺鳞状细胞癌，多发骨转移。已行纵隔区、腰椎放疗、博宁静点等治疗，先后用芬太尼透皮贴剂、硫酸吗啡缓释片。

刻下：咳嗽，痰中带血，咽干，恶心，泛酸。查见面色晦暗，时有咳嗽，口唇略青紫，右胸前肋及腰椎4、5处压痛。舌质淡紫，苔少微燥，脉细，两尺脉沉弱。

辨证：肾阴不足，气虚血瘀。

立法：滋阴补肾，益气活血，通络散结。

处方：一贯煎化裁。

北沙参10g	麦冬10g	生地黄20g	当归15g
枸杞子15g	川楝子10g	狗脊10g	延胡索10g
透骨草15g	桑寄生15g	木蝴蝶15g	浙贝母15g
白花蛇舌草20g			

水煎服，日1剂。

二诊：服药14剂后恶心、咽干、胁痛、腰痛明显减轻，进食增加，停服硫酸吗啡缓释片，睡前偶服盐酸曲马多。舌质淡紫，苔薄黄，不燥，脉细同前。上方加骨碎补10g，山海螺15g，以增加补肾散结作用。

三诊：服药14剂后诸症缓解，未有特殊不适主诉，止痛药物已停。

［刘轩，李利亚．李佩文教授治疗晚期肺癌经验举隅．中国中医急症，2008，17（5）：647-648．］

【诠解】李佩文教授对于肺癌骨转移的病因病机以肾主骨生髓，正气亏虚，骨髓不充，邪气内侵，致邪毒居于骨髓。本案关键在于患者以疼痛为主要症状，辨证属阴虚为主，脉络不通为辅，治疗上不拘泥于肺癌多见气虚为本的思路，以一贯煎进行滋阴补肾，辅以活血、通络、散结止痛之品，获得良效。本方药味精炼，却已包含补益肺、肝、脾、肾，行气通络止痛，清热解毒抗癌之药味，因此在如何精炼方药而治病方面值得大家思考借鉴。

李忠医案

（益气养阴解瘀毒，辨证辨病要结合）

陈某，女，47岁。2009年2月18日初诊

病史：2008年12月因确诊右肺高分化腺癌，行右肺癌根治术。

刻下：干咳，咳少量白痰，胸闷，气短，易疲乏，手足凉，纳眠可，二便正常，舌淡暗，苔薄白，脉濡。

辨证：肺气阴虚。

治法：益气养阴。

处方：沙参麦门冬汤加减

沙参 30g	天麦冬（各）15g	五味子 15g	桂枝 15g
丹参 15g	三七块 10g	丹参 15g	仙鹤草 30g
紫菀 15g	炮姜 15g	炒枣仁 10g	生黄芪 30g
制首乌 15g	茯苓 30g	白芍 40g	砂仁 6g
白花蛇舌草 15g	生甘草 15g	淫羊藿 30g	

患者在此后的中药治疗中沿用益气养阴，温补肺肾之大法。症状上有明显缓解，尤其是在气短、胸闷、易疲乏等方面改善明显。

（李忠．李忠肿瘤验案精选．1版．人民军医出版社，2011．）

【诠解】肺癌发病是一个复杂的动态变化过程，由于肺脏本身的生理病理特点，决定了肺癌发病过程中证候变化的多样性和病机变化的复杂性。因此，临床用药更应从繁杂的变化抓住主要特征，寻找用药和组方规律，才能取得良好的临床效果。综合各家诊治经验，结合多年的临床研究，李忠教授认为肺癌临床辨证用药思路可概括为以下几点。

①紧扣主体特征，确定治疗用药。临床研究显示：气阴两虚，毒瘀互结是肺癌发病过程中的主体特征，因此，益气养阴、化瘀解毒是肺癌临床治疗的基本方法。围绕这一特征和治法，笔者临床常以沙参麦门冬汤为基础方加减。选用沙参、天门冬、麦冬、五味子、黄芪、女贞子、冬虫夏草、天花粉、丹参、莪术、鱼腥草、白花蛇舌草等。

②辨析动态特征，随症灵活加减。临床辨治肺癌的难点在于肺癌发病过程中证候变化的多样性和病机变化的复杂性，所以，全面辨析动态特征，随症灵活加减对于肺癌临床治疗至关重要。如兼痰凝湿阻者，可加贝母、半夏、僵蚕、

生薏苡仁、瓜蒌、夏枯草等；热毒蕴肺者，除用鱼腥草、白花蛇舌草外，还可加蚤休、龙葵、山豆根等；饮停胸中者，加葶苈子、泽泻、猪苓、蝼蛄等。气血两亏者，加鸡血藤、补骨脂、当归、生首乌、自然铜等；腑气不通者，加大黄、生白术、生首乌、肉苁蓉、火麻仁等，注意通腑泻下时，避免使用峻下之药，应以润下为主；瘀滞明显者，加重活血化瘀的力度，可加用守宫、全蝎等虫类药物。

③注重辨证与辨病结合。不同分期、不同病理性质的肺癌临床表现、治疗方法、转变规律等均有所区别，明确不同肺癌的特点，针对性地使用中药，可收到事半功倍的效果，如肺癌早期由于邪毒未深，正气未伤，治疗以祛邪为主，佐以扶正，配合手术、放疗、化疗；中晚期肺癌多由于久病正气过伤，或术后体液丢失过多，或放、化疗不良反应过重，或因有转移引起胸、腹水或其他并发症，致机体进一步消耗。因中晚期肺癌虚损情况突出，以正虚、阴伤为主，治宜扶正为主，采用益气养阴、解毒散结、清化痰热等法。

④合理使用有毒药物。《素问·五常政大论》曰："大毒治病，十去其六，常毒治病，十去其七，小毒治病，十去其八，无毒治病，十去其九。""无使过之，伤其正也。"在使用攻毒药的同时，应照顾正气，合理配伍且注意药物的合理炮炙，选择适宜剂型，这样即可以发挥其治癌作用，又可以减少其不良反应。肺癌临床常用的有毒药物，如干蟾皮（一般用量为8g）、生半夏（一般用量为7g，先煎）、守宫、硇砂、露蜂房等。

⑤巧妙配伍温化药物。临床中，肺癌晚期患者往往由于气阴两伤日久，出现阴伤及阳的现象，因此，在采用养阴药的同时，常加入温阳补肾的药物，如补骨脂、淫羊藿等。一方面可防止阴伤及阳现象发生，另一方面又可调和诸药，避免养阴助湿。同时，温药有助化解痰湿，促进水液代谢的正常运行。

李忠教授根据肺癌临床辨证思路，结合中晚期肺癌的临床特点，认为此期患者病机多表现为气阴两虚、瘀毒内结，治疗上应益气养阴、化瘀解毒，组成了益气养阴汤，具体药物如下：沙参15g，麦冬15g，五味子15g，鱼腥草30g，白花蛇舌草30g，生黄芪30g，猪苓各15g，地龙30g，川贝8g，莪术30g，炙枇杷叶15g，女贞子30g，干蟾皮8g。若配合放疗，加紫草、丹皮、生地黄等；配合化疗加当归、生首乌、鸡血藤、白芍、阿胶等；淋巴结转移者加夏枯草、山慈菇、全蝎等；胸膜转移有胸水者加葶苈子、泽泻、大戟（一般用量为3g，不用粉）、龙葵等；肝转移者加白芍、青蒿、鳖甲、仙鹤草、秦艽等；骨转移者加补骨脂、自然铜、威灵仙等；脑转移者加全蝎、蜈蚣、天麻等；咳嗽、痰多黏稠者加半夏、全瓜蒌、枇杷叶、贝母等；大便干燥者加火麻仁、酒大黄、生白术等；发热者加丹皮、紫草、黄芩、银柴胡等。李忠临床应用此法治疗中晚期肺癌取得了很好的疗效，较大的减轻了化疗的毒副反应，改善了患者的生活质量，延长了生存期。

五、寒瘀气滞毒结

孙秉严医案

（寒性体质多癌肿，温阳散寒驱毒邪）

王某某，男，55岁。1968年2月21日初诊。

病史：患者于1968年1月出现咳嗽，痰中带血，呼吸不畅，胸闷气短，胸背疼痛，下午发热。沈阳某医院X线检查，发现右上肺肿物约10cm×10cm，按肺结核治疗两个月无效。后经天津某医院检查，颈淋巴结已肿大，诊为肺癌。

刻下：查体见面色苍白，体质消瘦。舌边有齿痕，苔白厚腻，两脉沉弦而紧，双手指均无甲印。

辨证：寒瘀气滞毒结。

立法：辛温化瘀，破气驱毒攻下。

处方：化毒片，早晨空腹服1片，日1次。1213液，每日口服60～100ml。

白花蛇舌草15g	白茅根15g	海藻15g	蕲蛇6g
牡蛎15g	百部30g	肉桂15g	干姜15g
附子15g	干蛤蟆1个	藿香10g	丁香10g
郁金15g	三棱15g	莪术15g	薏米20g
牵牛子30g	槟榔30g	熟地20g	党参15g

水煎2次，早晚分服。

服药至1970年11月16日，一切不适症状全部消失。经天津某医院拍片检查右肺癌肿消失，1982年追访仍健在。

（史宇广，单书健. 当代名医临证精华·肿瘤专辑. 北京：中医古籍出版社，1992.）

【诠解】本例患者癌肿巨大，并已出现颈淋巴结转移。患者没有接受手术、放疗、化疗，专心服用中药两年半之久。孙氏用药的主要特点，是采用温阳通腑法，方中用附子、肉桂、干姜温阳，牵牛子、槟榔通腑。孙氏认为，约80%癌症患者属寒证。寒证总的说来可以归于机体热量不足，其一系列外在表现是机体对内外有害因素抵抗力降低。人的血气阴液，要靠阳气的推动才能运行，阳气虚则热量不足，推动力就小，津液精血的运行就变得缓慢甚至停滞下来。这样，有形的癥瘕积聚就形成了。这是孙氏用温阳药治疗肿瘤的理论依据。其通腑的意图远不止通便除热，而是针对瘀毒瘕有形之物。这不仅适用于体壮的早期癌，而且也适用于体弱的晚期癌。

寒型体质多患痰食停滞、癥瘕积聚、瘀血、痰湿；食积停留又能阻塞气机，使气滞而不行。故方中用三棱、莪术活血化瘀，藿香、薏米、海藻、生牡蛎消食化痰散结，丁香、郁金理气，党参、熟地保护正气。

化毒片的主要成分为轻粉、雄黄、元明粉、山慈菇、蜂房。其中轻粉为水银与其他物质加工制成的粉末，辛、寒、有毒。1213液主要成分为核桃树枝。核桃树枝在民间常用来抗癌，性微温，有一定毒性，对腺癌效果较好。如果煎汤服用，用比铅笔略粗、皮未老化的树枝入药为佳。用量30～120g，宜逐渐增加剂量，并宜久煎。

以上这两种成药，毒性均较大，特别是化毒片中的轻粉，属于汞制剂，过量或持续服用，可引起汞中毒。孙氏用之显然是"以毒攻毒"。在中医治疗肿瘤中有攻邪派与扶正派，他显然属于攻邪派。孙氏认为肿瘤的病机是"因病致弱"，治疗癌症首先要控制癌毒的蔓延发展，才能有效地保存人体的精血阴液。他认为中医要想在治疗恶性肿瘤上有所突破，由原来的辅助地位上升到主要地位，必须在对肿瘤的攻击性治疗上下功夫。

食 管 癌

食管癌是原发于食管黏膜的恶性肿瘤，在我国部分地区呈现高发趋势，西医学以手术切除、放化疗为治疗手段，临床疗效尚可，对于改善症状亦有食道内支架置入等措施，但是总体疾病治疗疗效欠理想，中晚期患者生存期极其有限，且生活质量差。

中医学将食管癌归于"噎膈"范畴。《素问·至真要大论篇》中："饮食不下，膈咽不通，食则吐。"及《诸病源候论》中："噎膈者，饥欲得食，但噎塞迎逆于咽喉胸膈之间，在胃口之上，未曾入胃即带痰涎而出。"与食管癌的临证表现相契合。对于病因病机的描述，多归于痰、瘀、毒邪的阻滞及气阴亏虚，如喻昌《医门法律》指出"过饮滚酒，多成膈证，人皆知之"；《明医指掌》指出："膈病多起于忧郁，忧郁则气结于胸膈而生痰，久则痰结成块，胶于上焦，道路狭窄，不能宽畅，饮则可入，食则难入，而病已成矣"；而徐灵胎《临证指南医案·噎膈反胃》则指出："噎膈之证，必有瘀血、顽痰、逆气阻隔胃气"。由此可见，古代医家对于食管癌的认识深切，临床证治经验丰富。

一、痰瘀毒聚证

周仲瑛医案

（痰气瘀结气机上，一调二补三攻邪）

患者男性，50岁。2009年6月4日初诊。

主诉：饮食梗塞2月余。

病史：2个月前患者自觉饮食梗塞不舒，胃镜检查为食管癌，位于食道中段，距门齿29cm处，大小1.5cm×1.8cm，覆伞型，2009年5月4日手术，病理示高分化鳞癌。

刻下：胸闷气短，右侧卧反流吐食，酸味不重，进餐食道有梗塞感，大小便通畅，舌紫暗，苔中黄腻，脉细滑。

辨证：痰气瘀阻，胃失和降，津气两伤。

立法：化痰散瘀，和胃降逆，益气养阴。

处方：

旋覆花 5g	代赭石 25g	法半夏 12g	丁香 5g
川连 4g	太子参 10g	北沙参 10g	麦冬 10g
藿香 10g	苏叶 10g	吴茱萸 3g	煅瓦楞子 25g
刺猬皮 15g	泽漆 15g	仙鹤草 15g	陈皮 6g
竹茹 6g	蛇舌草 2g	石打穿 20g	半枝莲 2g
失笑散 10g	茜草 10g	鸡内金 10g	炒六曲 10g

水煎服，日 1 剂。

服药半月后复诊，患者食道梗塞感较前减轻，右侧卧位泛酸，稍觉胸闷，遂继续守法进退。

（王伟彪，肖莹. 古今名医临证实录丛书. 中国医药科技出版社，2013.）

【诠解】周仲瑛教授认为食管癌当属中医"噎膈"范畴。因内伤饮食、忧思郁怒、脏腑功能失调，三者相互影响，互为因果，导致气滞、痰阻、血瘀，而发为本病，日久可兼津亏、阴伤、气虚等。《素问·通评虚实论篇》云："隔塞闭绝，上下不通，则暴忧之病也。"《医宗必读·反胃噎塞》云："大抵气血亏损，复因悲思忧恚，则脾胃受伤，血液渐耗，郁气而生痰，痰则塞而不通，气则上而不下，妨碍道路，饮食难进，噎塞所有成也。"由此可见，其基本病因病机无外乎气滞、痰阻、血瘀，而周仲瑛教授认为三大病理因素在本病发生发展中所占据比例不尽相同。本病早期以肝郁气滞、湿热内聚多见；中期则以瘀血阻滞、脾胃虚寒为主后期表现为气阴不足，癌毒积聚。因此在治疗方面，强调以病之轻重、病情之早晚、邪正之消长给予相应治疗，切不可固守一法，亦不可不顾肿瘤既病渐久的特点而多变方药。与此同时，西医手术、放化疗等均为抗癌之法，抗击癌毒之时亦伤及自身正气，因此中药应攻补兼施，注意协同西医治疗方法，固护正气，达到扶正而不留邪的目的。

综观本案，在辨证基础上，以升降气机为先，扶正固本为次，抗击癌毒为第三，组方之时，明晰综合诊治方略，切合周仲瑛教授治疗该病的理论基础。

焦中华医案

（痰瘀毒邪克阻路，攻邪不忘护脾胃）

孟某，男，55岁。2005年12月10日初诊。

主诉：进行性吞咽困难6个月。

病史：患者2005年6月因进行性吞咽困难4个月，经上消化道钡餐造影诊断为食管中下段癌。胃镜活检示鳞癌。未进行手术，放疗后进食梗阻明显减轻。近2个月再次出现吞咽困难，只能进少量半流质饮食，已服卡莫氟1月余，症状未减，故来就诊。

刻下：胸膈胀满不适，进食困难，呕吐白黏沫，胸骨后灼痛，纳差，乏力，大便干，数日未行，舌质暗红、苔黄腻，脉弦滑。

辨证：痰毒挟瘀，阻逆食道。

立法：降逆化痰，活血解毒。

处方：

代赭石 20g	茯苓 20g	旋覆花（包煎）12g	冬凌草 12g
清半夏 12g	黄连 12g	莪术 10g	砂仁 10g
生黄芪 30g	太子参 30g	炒白术 15g	补骨脂 15g
蜈蚣 2条	甘草 6g		

日1剂，水煎服。

二诊：服药14剂，进食梗阻明显减轻，体力、纳食较前好转，胸骨后隐痛，舌质暗红、苔白腻，脉弦细。嘱上方加乌贼骨15g，炒山药20g，鸡内金10g。又服30余剂后，能细嚼慢咽馒头、水饺等物，舌质暗、苔薄白，脉弦细，嘱上方加麦冬、黄精各20g，守方治疗，病情稳定。

[梁丽艳. 焦中华治疗癌症经验拾萃. 山西中医，2011，27（3）：8-9.]

【诠解】焦中华教授认为气滞、痰阻、血瘀为噎膈的基本病机，病程中常互为因果，相互兼杂，共同致病，故临证对吞咽梗阻明显的病人，多先以降逆化痰，软坚消积为法，使闭阻得开，饮食得下，再补益脾肾。

就诊时本案病程不长，正气虽虚，但邪实表现更甚，故以降逆透膈消痰为先，兼顾扶正。方中旋覆花能降逆消痰涎，代赭石体重而善镇冲逆；然欲通关开膈，必佐以破滞消积之峻剂，方可奏效，莪术既能破积聚恶血，又能消痰食，止疼痛，调气通窍，其性走而不守，散瘀破积，建功甚速，因其可破气，当中病即止；扶助正气，补益先后天之本，以茯苓、白术、黄芪、太子参、砂仁、补骨脂等滋润温养之品以益肾健脾，养胃生津。如是则痰涎得消，逆气得平，饮食得下，中虚得复。

通过本案可知，焦中华教授认为邪毒是为本病的首要病机，然而正气亏虚之证同时存在。因此在组方用药之时首建攻邪之法，而后辅以扶正之品。在扶助五脏的选择中，以脾胃为重。本案即对焦中华教授在诊治恶性肿瘤过程中"治瘤首健脾胃"的核心思想进行了实例描述，其认为脾胃在诊治过程中的重要性在以下两点：首先是人体所需气血精微物质营养及病变过程中所耗的物质有赖于脾胃的生化补充；第二是中药汤剂经脾胃吸收而起效，所谓"中焦受气取汁"。

刘沈林医案

（气逆痰瘀阻于中，急当攻邪勿忘本）

史某，男性，68岁。2010年6月初诊。

病史：因进食梗阻于2010年6月5日在外院查胸部CT示食管胸上段癌改变。2010年6月23日于我院胃镜病理为食管中、上段中-低分化鳞癌。因年龄、体质因素及未有医保，而未行手术及放化疗。

刻下：吞咽困难，舌暗红，苔腻，脉细涩。

辨证：痰瘀交阻，胃失通降。

立法：行气化痰，养阴润燥，祛瘀解毒。

处方：

旋覆花（包煎）10g	赭石（先煎）30g	法半夏10g	制天南星10g
陈皮6g	紫苏梗10g	枳壳10g	南沙参15g
天花粉15g	威灵仙15g	急性子10g	山豆根10g
石打穿30g	半枝莲30g	炙甘草3g	丁香（后下）3g

每日1剂，水煎2次共取汁150mL，分3次服用。

守宫粉、三七粉各1g温水调服，每日2次。

之后随症加减，主方药不变。随诊到2011年4月1日，患者进食通畅，一般状况良好，期间亦未使用放化疗。

[潘宇. 刘沈林治疗晚期食管癌经验. 河北中医，2011，33（10）：1447-1448.]

【诠解】根据《黄帝内经·素问》记述："饮食不下，膈咽不通，食则吐"以及《诸病源候论》："噎膈者，饥欲得食，但噎塞迎逆于咽喉胸膈之间，在胃口之上，未曾入胃即带痰涎而出"的古籍描述，刘沈林教授认为食管癌与中医"噎膈"之证相契合；并认为气结津亏、痰瘀互阻是主要病因病机；顽痰是本病证的主要病理因素，且血瘀亦与本病密切相关。刘沈林教授同时指出：晚期食管癌临床上常见形体消瘦，皮肤干燥，舌体瘦小，色红，紫暗，苔厚腻，舌下脉络曲张，脉细涩，临床症状表现进一步证实气结津亏、痰瘀互阻证是晚期食管癌的主要证型。

在诊治方面，食管癌中晚期临证最为主要的即是饮食梗阻，其原因不外乎气结、津亏、痰瘀，由此提出"行气降气、甘凉濡润、化痰祛瘀"是治疗晚期食管癌的中医综合治法。据其诊治大法，刘沈林教授在临证遣方用药方面有如下特点：行气降气首选旋覆花；濡润药为沙参、生地黄、麦门冬、天花粉、石斛等；威灵仙通络软坚；急性子、山豆根、石见穿、半枝莲消炎退肿，化瘀散结。其中山豆根属有毒之品，在临证中多以小剂量开始。虎七粉为守宫粉、三七粉二味合剂，化瘀破血散结之力强，刘沈林教授将其加工成粉剂吞服，增加药物与肿瘤接触时间，是其在食管癌治疗之中的特色之一。

除以上对于疾病本身认识及临证用药经验外，刘沈林教授特别提出在临证中应注意辨证论治与疾病的病因病机认识相结合，同时注意固护脾胃，此几点尤其在晚期食管癌患者中必当重视。

本案中，患者以吞咽困难为最关键主诉，辨证属痰瘀互结，治疗一旋覆花、代赭石以行气降气，半夏、南星以化顽痰，沙参、天花粉以濡润养阴，威灵仙、急性子、石打穿、山豆根、半枝莲等攻伐癌毒，散结化瘀，最后以丁香芳香化湿，培健脾胃；配合汤剂以虎七粉抗癌毒。本案精要即在于充分体现出刘沈林教授在食管癌诊治之中临诊思路，攻补兼施，攻邪留人。

二、正虚邪实证

刘炳凡医案

（养阴开结治噎膈，常服食疗药力缓）

刘某，男，64岁。

主诉：进食梗阻3月余。

病史：患者既往饮酒史，3月前进食梗阻，厌油，腹部胀痛，逐渐消瘦，只能食少量糖拌稀饭。经某医院做食道镜检查，诊断为"食管中下段癌"，患者拒绝手术，遂来我院求诊。

刻下：食之即吐，日进 2 两流食，厌油腻，腹胀，消瘦，口干喜热饮，大便干结，舌淡红、苔润白，脉弦细。

辨证：阴虚气结，痰瘀阻滞。

立法：滋阴开结，软坚化痰。

处方：

太子参 15g	沙参 12g	丹参 12g	制何首乌 20g
菟丝子 15g	女贞子 15g	墨旱莲 10g	半夏 5g
陈皮 5g	守宫 5g	急性子 5g	蜈蚣 1 条
煅瓦楞子 12g	草决明 12g	肉苁蓉 12g	杵头糠 10g

白蜜饭上蒸 1 次，兑付，30g。

每服 1 茶勺，细咽缓吞，每 2 小时服药 1 次。

二诊：服用上方 10 剂，食道梗阻感明显减轻，大便亦润通，每日能进流汁 5~6 两，但食道仍有疼痛感，口干，舌脉同前，仍上方加重丹参 15g，加水蛭 10g，海藻 10g，继续服 1 剂。

三诊：患者症状继续减轻，纳食增进，精神好转，口干减，舌淡红，苔薄白，脉弦缓。仍以养肝肾只因药物佐之。另用单方鲜菝葜 200g，猪肉 2 两，炖汤吃，始终坚持此方，共服菝葜 37 斤。

食道梗阻感完全消失，饮食如常，患者 1 年后反映情况良好。

（《中国百年百名中医临床家·刘炳凡》）

【诠解】刘炳凡教授认为食管中下段癌属于中医膈证范畴，《医述》引《会心录》："愚按膈证病在上焦，其源实在下焦。"而膈证之火，其根实发乎肾，若肾中水亏，不能摄伏阳光。虚火上炎，火与痰搏结与食道，致使阻塞不通，食不得下。因此刘炳凡教授主张应用滋阴开结之法论治。

在其诊治本病中，创制菝葜肥肉汤进行食疗，先菝葜 250g、肥猪肉 100g，炖汤服用。菝葜甘温而带涩，宜配伍猪肉炖汤，能消肿软坚，润肠通下，始终坚持服用，与内服药相辅相成，济上焦之枯，润肠道之燥，因而收获甚良，仍不失养阴开结、养血润肠之治。

孙秉严医案

（正气亏虚邪毒盛，攻伐邪去正复还）

田某，女，51 岁。1959 年 6 月 1 日初诊。

主诉：吞咽困难 2 月余。

病史：1959 年 4 月发现进食干饭或馒头哽噎难咽，且渐加重，5 月 29 日在天津某医院食管钡透检查确诊为食管中段癌。拟手术切除，患者拒绝。经人介绍来诊。

刻下：形羸消瘦，面容虚浮，口吐白色黏沫痰，汤水难进，咽下即吐，大便 8~10 日 1 次，燥如羊粪，舌苔薄白，脉沉细。

辨证：正虚邪实，痰气阻隔。

立法：化癌解毒，活血消癥。

处方：严灵丹合化瘤丸。

严灵丹，每次化服 1 丸，日 1 次；化瘤丸，每次化服 1 粒，日 6 粒

复诊时已能喝牛奶和进食少量八宝粥。因身体虚弱，故在服严灵丹、化瘤丹之前加用噎膈志断汤重用黄芪，水煎服。患者精神逐渐改善，食量增加，能喝面汤和进食稠粥等食物，大便亦通。治疗 1 个月已能进食软饭或软馒头，气力渐壮，面色光润。3 个月后进食哽咽完全消失，吃干硬食物亦无哽噎感。同年 9 月 3 日患者去原诊断医院复查，食管钡透未见异常。

［高振华．孙秉严治疗食管癌经验述略．西部中医药，2011，24（8）：37-38．］

【诠解】严灵丹和化瘤丹均系孙秉严教授自制方药。严灵丹由铁甲军、九香虫、狗宝、猴枣、马宝、穿山甲、油桂、硼砂、雄黄等 23 味中药组成。共研细末，炼蜜为丸，每丸重 6g，每日化服 1 ～ 2 丸。化瘤丹内含硇砂、冰片、金礞石、蜈蚣、全蝎、章丹、巴豆霜、麝香、血竭、蟾酥、朱砂、斑蝥、大黄等 28 味中药。共研细末，以白酒浸蟾酥调药面，做丸如黄豆粒大，朱砂为衣。每次化服 1 粒，每日可服 3 ～ 7 粒。两丹具有芳香开窍，辛散温通，化瘀解毒之功。服药时间以餐前或餐后 2 小时为宜。服药期间，必须保持大便通畅，以利于"癌毒"和"药毒"的排出。

噎膈志断汤是孙秉严教授在"噎膈汤"基础上加减而成，处方组成：远志、川断续、扁豆花、白芍、枇杷叶、钩藤、鸡内金、沙苑子、海浮石、柿蒂、砂

仁、桃仁、代赭石各9g，九香虫2对，党参15g，天门冬30g。全方具有益气养阴，顺气降逆，软坚化痰之功。

本案的精要在与治疗思路的拓展，孙秉严教授在治疗本案之时，患者已为正虚邪盛之证，临床医家基本以扶正为主，辅以少许抗癌之品，而本案中所应用之剂均为克伐癌毒之品，因此在食管癌终末期、明显正虚邪盛之时，扶正与攻伐的配比将成为日后研究的重要节点。

彭江宁医案

（三术扶正兼抗癌，平和之品显珍重）

章某，男，51岁，教师。2006年10月7日初诊。

主诉：吞咽困难1年余。

病史：患者自诉1年前出现吞咽困难，经镇江市第一人民医院确诊为食管癌晚期，已不能手术，仅用化疗，病情日益加重。

刻下：形瘦神萎，吞咽梗阻，不能进食，胸膈满闷，嗳气呕吐，每日仅饮汤水少许及输液维持，苔白舌淡，边有紫斑，脉沉细。

辨证：正虚邪实，胃气欲绝，痰瘀交阻。

立法：益气健脾，活血消癥。

处方：三术汤加减。

生黄芪 15g	党参 15g	当归 10g	炒苍术 15g
炒白术 10g	莪术 10g	姜半夏 10g	枳实 10g
牡蛎（先煎）20g	蛇六谷（先煎）30g	穿山甲（先煎）10g	冬凌草 15g
威灵仙 15g	干蟾皮 5g	广木香 3g	砂仁（后下）3g
鸡内金 10g	生麦芽 15g	代赭石（先煎）30g	炙甘草 3g

日1剂，水煎服。

服20剂后，已能进食稀粥和牛奶，呕吐渐止。上方加怀山药15g，继服30剂后，诸症均有好转，精神渐振，舌质略红，舌苔薄白，脉稍有力。继用上方加水蛭5g。延至翌年4月5日复诊，症情平稳，已能进食稀饭、面条，体重增加，取得了显著疗效。

［赵明．彭江宁主任医师治疗食管癌的经验．河南中医，2008，28（9）：32-33．］

【诠解】彭江宁教授认为食管癌属中医噎膈范畴，病位在于食道，属胃气所主，与肝、脾、肾密切相关，主要病机为七情所伤，痰气交阻，痰瘀互结；或酒食所伤，湿阻内生，津伤血燥；或年老体弱，脏腑虚衰，血竭津枯，致食道狭窄、滞涩，噎塞不通，噎膈乃成。病机为本虚标实，当以益气健脾、活血消癥为治疗大法。

根据临证经验，彭江宁教授临证自拟方"三术汤"为基础方治疗食管癌，方药组成：黄芪、党参、白术、苍术、莪术、冬凌草、威灵仙、干蟾皮、茯苓、当归、薏苡仁、砂仁、水蛭、穿山甲、白花蛇舌草、半枝莲、甘草。其中白术、苍术、莪术乃为三术，具有健脾消癌之效；余方药皆为药味相对平和之品，契合彭江宁教授主张用药平和、固护后天的治疗思路。在临证之中，必当以辨证论治为基础，因此在辨证施治中主张在主方的基础上随症加减：①病由忧恚而起，气结不宜，症见吞咽哽噎，脘部痞胀，嗳气连连，遇怒加重，苔薄白，脉弦者，加郁金、苏梗、炒柴胡，以疏肝解郁。②痰湿痹阻中焦，症见胸膈不畅，频唾痰涎，呕吐嗳呃，脉弦滑，舌苔腻者，加制半夏、瓜蒌皮、薤白头，以降痰化浊。③瘀血内结，症见胸膈疼痛，固定不移，食不得下，舌暗有瘀点，脉细涩者，加水蛭、参三七、延胡索，以活血破瘀。④热毒内结，症见胸膈灼痛，口渴欲饮，小便黄赤，大便干结，脉滑数，舌苔黄燥者，加蒲公英、金银花、大黄、天花粉，以清热解毒，通腑泻火。⑤病久阴津耗伤，症见口干咽燥，五心烦热，大便干燥，舌红少苔，脉弦细数者，加石斛、玄参、麦冬、北沙参，以养阴润燥。⑥脾肾阳虚，症见泛吐清涎，面色㿠白，气短，言语无力，肢冷浮肿，舌淡胖，脉细弱者，加桂枝、党参、附子、山茱萸，以温补脾肾。

本案精要在于，临诊之时患者体质状态差、正气极虚、邪气则盛，此时必当以平和之品才有回天之机，以三术汤进行加减诊治，获得良效。故在疾病终末期之时，患者一般状况较差，以平和之品起到缓而持久药力的治疗方法，值得临床医师借鉴。

施志明医案

（气痰瘀结共为邪，加减辨治不拘泥）

赵某，男，53岁。2003年3月26日初诊。

病史：患者于2001年7月因吞咽时胸骨后疼痛到某医院就诊，行胃镜检查示：食管中下段肿瘤，病理示食管鳞状细胞癌，后行食管根治术，术后化疗4次，方案为CTX+5-FU+CBP；2002年1月出现左侧颈部淋巴结肿大，行诊断性穿刺病理示转移性鳞癌，为求中医治疗来我院就诊。

刻下：近 1 个月来数次晕厥发作史，头晕即昏倒，多与体位变动有关，盗汗明显，头颅 CT 示未见明显异常；左颈部可扪及一 4cm×3cm 淋巴结，质硬，固定不移，有压痛。脉濡缓，苔薄白，舌质紫暗。

辨证：脾气虚弱，痰毒瘀结，清阳不升。

立法：益气健脾，软坚化痰，清热解毒。

处方：

生黄芪 30g	炒白术 12g	茯苓 15g	陈皮 9g
制半夏 12g	生南星 30g	蛇六谷 30g	葛根 9g
僵蚕 12g	蜂房 12g	川芎 9g	水蛭 6g
怀山药 30g	天龙 2 条	石见穿 30g	天麻 12g
菟丝子 15g	补骨脂 12g	炙鸡内金 12g	炒谷芽 30g
麦芽 30g			

水煎服，日 1 剂。

另服用软化汤 25mL 每日 3 次。

中药口服同时建议患者外院行局部淋巴结的放疗。

2003 年 5 月 8 日二诊：肿瘤医院放疗 30 次结束，颈部肿块明显缩小，约 1cm×1cm 大小，晕厥次数减少，诉神疲乏力，口干，盗汗，纳食欠佳，夜寐欠安，大便干燥，小便尚调，舌质偏红，苔薄白，脉细略数。辨证：气阴两虚、痰毒内结。治法：拟益气养阴生津，津复则阴液得生。

处方：

生黄芪 30g	南沙参 30g	北沙参 30g	天冬 15g
麦冬 15g	山萸肉 12g	八月札 30g	生薏苡仁 30g
菝葜 30g	绿萼梅 9g	赤芍 12g	白芍 12g
夏枯草 12g	海藻 12g	白扁豆 12g	糯稻根 30g
怀山药 15g	玉竹 12g	谷芽 30g	麦芽 30g

水煎服，日 1 剂。

2003 年 5 月 30 日三诊：服上药 21 剂，神疲乏力减轻，口干盗汗明显好转，精神转佳，舌质淡暗而润，苔少，脉细数。证属津液来复，余毒未清。治以滋阴清热，化痰瘀解毒。

处方：

生黄芪 30g	南沙参 30g	北沙参 30g	天冬 15g

麦冬 15g	山萸肉 12g	八月札 30g	生薏苡仁 30g
菝葜 30g	绿萼梅 9g	赤芍 12g	白芍 12g
藤梨根 30g	降香 9g	夏枯草 12g	海藻 15g
生牡蛎 30g	天龙 4 条	怀山药 15g	白扁豆 12g
莪术 9g	谷芽 30g	麦芽 30g	

水煎服，日 1 剂。

2003 年 6 月 14 日四诊：两周后诸症得减，唯觉痰多色白，胸骨后作痛，舌暗红，苔薄白，脉细。证属阴血得养，正气渐复，邪毒未尽。治以扶正祛邪并重，养阴解毒，化痰祛瘀。处方：上方加用生南星 30g，制半夏 30g，蜣螂虫 6g。服用 3 个月余，症情稳定，随访 1 年未发生晕厥。

[冯玉龙，丁金芳. 施志明主任医师治疗食管癌验案 1 则. 辽宁中医药大学学报，2008，10（4）：82-83.]

【诠解】施志明教授认为食管癌当属中医学"噎膈"范畴，病位在于食道，属胃气所主。《古今医案按》引叶天士"食管窄隘使然"之说，就其发病机理而言，除胃以外，又与肝、脾、肾都密切相关。其病机为气、血、痰三者互结于食道，初期以痰气交阻为主，后在痰气交阻的基础上形成血瘀，以致痰瘀互结，阻膈胃气，三者每多兼杂互见。治疗当"调顺阴阳，化痰下气"，则阴阳平均，气顺下痰，噎膈之疾无由作矣。

本案首诊时患者以晕厥为主诉之一，据《丹溪心法·头眩》"无痰不作眩"之说，昏倒即为痰厥，痰毒阻遏，清阳不升，浊阴不降，引起头晕；另外患者有颈部淋巴结肿大的病史，压迫局部血管，一旦变换体位导致脑部供血不足即可发生晕厥；淋巴结肿大属中医学中"痰核""痰疬"的范畴，多由于情志不畅，肝气郁结，气滞伤脾，脾失健运，痰热内生，结于颈项日久结聚而成，与噎膈的病机如《医宗必读·反胃噎膈》说："大抵气血亏虚，复因悲思忧恚，则脾胃受伤，血液渐耗，郁气生痰，痰则塞而不通，气则上而不下，妨碍道路，饮食难进，噎塞所由成也"不谋而合，治疗以健脾软坚化痰为主。另配服软化汤，组成：夏枯草、海藻、生牡蛎、猫爪草等，以化痰软坚为方意，合汤剂以促进抗邪之力。

二诊时，患者噎膈日久耗伤阴津，复因放疗，劫夺阴津，则阴更伤，而痰瘀等邪毒未去。故治疗以益气滋阴扶正为主，药用生黄芪、南北沙参、天麦冬、山萸肉、怀山药、白扁豆等；气结是诱发噎膈的一个重要因素，主要是肝气郁结；但理气药性味多辛温香燥，易耗气伤阴，而噎膈病至后期多有不同程度的津亏血耗之证，故多选用八月札、绿萼梅、佛手、玫瑰花等理气不伤阴的药物，仅用一味菝葜清热解毒；夏枯草、海藻软坚化痰以祛邪。

三诊时，津液来复，阴液得充，正气略复而邪毒尚存，机体尚能耐受攻邪，故针对原发病予以开郁理气、滋阴养血润燥，方中加用藤梨根清热解毒；生牡蛎化痰软坚散结；天龙解毒散结；气滞日久，血行受阻致瘀血内结，临床可表现出舌质暗，故使用莪术活血化瘀。

四诊时，正气已恢复大半，邪毒未尽，治疗仍以滋阴培本为主，加用生南星、制半夏以化痰散结消肿。蜣螂虫性寒味咸，无毒，具有善于攻破癌结，拔毒消肿之功；另莪术功能行气破血，祛瘀消积，临床使用时须谨慎。

综观本案，施志明教授守气虚、痰阻、血瘀为根本病机，而又不拘泥于此，结合西医治疗方法调整处方方略，临证疗效良好。

王三虎医案

（阴衰阳结为基本，全通汤汁调阴阳）

雷某，女，67岁，2003年11月27日初诊。

主诉：食管癌3年余，疾病复发。

病史：患者2000年8月确诊为食管癌，后进行放疗、化疗，至2001年6月，病检病灶处已无癌性病变，但纵隔淋巴结肿大，2002年9月复发，见一1.8cm×0.6cm大小肿块，后又放疗。2003年6月复查，食管距门齿28cm处可见一大小1.2cm×1.2cm黏膜粗糙面，病检为中分化鳞癌。7月开始行X刀治疗，但患处仍灼痛，症状不断加重。

刻下：痛苦貌，面色暗黄，身体消瘦，患处疼痛难忍，左背部近日作痛，干咳，头晕，食欲差，梦多，口水多，不能食凉，舌红苔少而黄，脉弦。

辨证：气阴两虚。

立法：滋阴益气。

处方：

沙参 10g	麦冬 10g	玉竹 10g	徐长卿 20g
半夏 15g	姜石 20g	枇杷叶 12g	生姜 8g
冬凌草 30g	延胡索 20g	白芍 20g	甘草 10g
人参 10g	白及 20g	栀子 10g	干姜 6g

水煎服，每日1剂。

复诊时，症状已有所缓解，但咽干，项强，胸背痛，舌红苔染，脉弦数。

于上方去干姜，缓解项强加葛根 20g，加行气活血止痛抗癌的夏天无 12g，郁金 12g，血竭（冲）4g。嘱常服米油。

经治半年余，病情缓解，症状似有似无。2004 年 4 月 30 日复诊时，精神较好，面色稍黄，仅谓食醋则胸前不适，下肢拘挛，舌苔薄，脉弦。

处方：

沙参 10g	麦冬 10g	玉竹 10g	徐长卿 20g
半夏 15g	姜石 20g	枇杷叶 12g	生姜 8g
冬凌草 20g	延胡索 20g	白芍 20g	甘草 10g
白及 12g	栀子 10g	干姜 6g	

水煎服，每日 1 剂。

此后症状虽减，仍不能掉以轻心，谨防死灰复燃，希冀长治久安。

（王三虎. 王三虎抗癌经验. 第四军医大学出版社，2013.）

【诠解】王三虎教授认为对于食管癌病因病机认识的欠全面是现阶段食管癌临床疗效欠佳的主要原因，其认为食管癌虽然病因病机复杂，但其基本病机贯穿始终：癌毒胶固，阴衰阳结，痰气血瘀，燥湿相混，上下不通，本虚标实。由此，在治疗之中，其认为以上病因病机造成补阴不利于阳结，通阳又碍于阴伤，寒热有失偏颇，补泻均非所宜的症结所在。通过临床经验，拟定治疗食管癌的全通汤：

石见穿 12g	冬凌草 30g	威灵仙 12g	人参 6g
肉苁蓉 15g	当归 12g	栀子 10g	生姜 6g
枇杷叶 12g	降香 12g	代赭石 20g	瓜蒌 12g
竹茹 12g			

方中以石见穿、冬凌草解毒抗癌为君药，威灵仙解除拘挛为臣药，人参、肉苁蓉、当归益气补阳，活血润肠，栀子、生姜寒热并用为佐药，枇杷叶、降香、代赭石、瓜蒌、竹茹和胃化痰为使药。同时结合食管癌的特殊性，王三虎教授用药如壁虎、硇砂、硼砂、姜石、鹅卵石、藤梨根；又有针对病机的用药，如麦冬与半夏、猪苓与阿胶、苍术与玄参；亦有黄连、干姜寒热并用，辛开苦降；柿蒂、旋覆花和胃降气，徐长卿以散寒止痛等。对启膈丸中杵米糠一药以食用米油以代替，进行食疗，是特色治法之一。

三、寒热错杂证

孙秉严医案

（噎膈乃分三大期，促癌外出才是法）

吴某某，男，62 岁。1986 年 6 月 19 日初诊。

病史：患者于 1986 年初经吉林省医院诊断为食管癌，给予手术切除，术后 6 个月发现左锁骨上淋巴结转移，肿大淋巴结约 5cm×7cm 大小。

刻下：颈部疼痛，刀口处麻木，纳呆，说话声音嘶哑。左锁骨上淋巴结约 5cm×7cm 大小，质硬。左颈部有一食管瘘，进食水时常有食物溢出。舌暗淡，苔薄白，脉弦紧，甲印融合。

辨证：寒热错杂，瘀滞毒结。

立法：化瘀散结攻毒。

处方：

黄药子 30g	川断 15g	海藻 10g	牡蛎 10g
远志 10g	党参 10g	白及 10g	蛤蚧粉 10g
鸡内金 10g	沙苑 10g	枇杷叶 10g	熟地 20g
黄芪 30g	蜈蚣 3 条	钩藤 10g	乌贼骨 10g
砂仁 6g			

水煎服，日 1 剂。

成药：消瘰丸，每日空腹服 30 粒；化结丸，每日 1 付；化坚液，每日 100ml 口服；青龙衣糖浆，日服 30ml。

服药后 2 个月，锁骨上转移淋巴结明显缩小，约为 1cm×2cm 大小，声音嘶哑好转，饮食、二便正常，颈部食管瘘完痊愈合。1986 年 11 月 21 日复诊，一切良好，继服成药治疗，1988 年 10 月信访良好。

（孙秉严. 孙秉严治疗肿瘤临床经验. 科学出版社，1992：8.）

【诠解】孙秉严教授在诊治肿瘤之时，认为病因病机以癌邪内盛为根本病理因素，治疗主张以抗击癌邪为大法，临证常用具有明显抗击癌邪作用的中成药制剂，如消瘤丸、化坚液、严灵丹和化瘤丸等。

在食管癌的诊治方面，孙秉严教授首先认为根据食管癌的症状可将其分为三个时期。初期：症状较轻，主要是吃食噎塞，但未至完全不下，其津液的损伤及气血的耗散都较为轻微。中期：针状较初期略重，有 3 大特点：①吐多纳少。②时常吐黏沫，体内津液损伤。③久病以致卧床，使体内阴阳气血日渐耗竭。末期：症状表现更加严重和复杂，也有 3 大伤：①营养的损伤，应当补充的营养，不但没有得到补充，反而引起呕吐，此时吐多纳少极为明显。②津液的损伤，黏沫在昼夜不停的吐出。③三大损伤是体内气血自耗，久病体自肉脱形销骨立。

　　临证治疗中，孙秉严教授主张应以大力、快速、直接攻击，以尽快促进癌毒排除，药物常仅用严灵丹和化瘤丸，也可配合参赭培气汤、血府逐瘀汤、噎膈汤等进行治疗。

郭志雄医案

（上患之癌反腹泻，乌梅丸剂寒热调）

　　刘某，男性，62 岁。2008 年 9 月 20 日初诊。

　　主诉：食管癌根治术后 2 月，腹泻 1 月余。

　　病史：2 月前，患者因进行性吞咽困难，经胃镜检诊断为食道中段低分化鳞癌，并行食管癌根治术，术后分期为（T2N0M0）Ⅱa 期，未行放化疗。1 月前患者出现腹痛腹泻，痛则泻，泻后痛减，一日少则 5 ~ 6 次，多达 10 余次，先呈稀便，渐呈水样便，在外院先后口服西药颠茄磺苄啶片、蒙脱石散、盐酸洛哌丁胺胶囊及中药葛根芩连汤、参苓白术散、四神汤加减等均无效，为求中医治疗就诊。

　　刻下：面色萎黄，形体消瘦，神疲乏力，口苦口干，腹痛腹泻，舌淡红，苔薄黄腻，脉弦数。

　　辨证：胃热肠寒，肝脾不调。

　　立法：调和肝脾，扶正止泻。

　　处方：乌梅丸合痛泻药方加减。

乌梅 20g	细辛 6g	干姜 6g	黄连 10g
附子（先煎）10g	当归 10g	黄柏 10g	桂枝 10g
西洋参 10g	蜀椒 10g	陈皮 12g	白芍 30g
白术 10g	防风 15g	车前子 15g	

　　日 1 剂，水煎服。

　　口服 5 剂后复诊，诉腹痛减轻，腹泻次数减少，每日最多 4~5 次，常有成形大便。上方加黄芪 30g，减车前子，续服 15 剂，腹泻消失，目前仍在门诊间断服中药抗肿瘤治疗。

[向生霞. 郭志雄主任医师运用经方治疗肿瘤兼证举隅. 中国中医急症，2010，19（12）：2085-2087.]

【诠解】本案之中患者首患食管癌，而未以梗阻、噎膈之症就诊，反见腹泻不止，郭志雄教授应用乌梅丸进行加减论治之。

乌梅丸出自《伤寒论》，原文"伤寒，脉微而厥，至七八日肤冷，其人躁无暂安时者，此为脏厥，非蛔厥也。蛔厥者，其人当吐蛔，今病者静而复时烦者，此为脏寒，蛔上入其膈，故烦，须臾复止。得食而呕，又烦者，蛔闻食臭出，其人常自吐蛔。蛔厥者，乌梅丸主之。又主久利"。全方由乌梅、细辛、干姜、黄连、附子、当归、黄柏、桂枝、人参、蜀椒组成。本方重用乌梅之酸. 配伍蜀椒、桂枝、附子、干姜、细辛之辛与黄连、黄柏之苦，且佐当归、人参以养血益气，祛邪而不伤正。扶正有助于祛邪，酸苦辛同用，被后世奉为治蛔祖方。

郭志雄教授临证将乌梅丸用于肿瘤并发腹泻，符合仲景于乌梅方后已有"又主久利"的记载。柯韵伯指出"看厥阴诸证与本方相符，下之利不止，与又主久利句合，则乌梅丸为厥阴主方，非只为蛔厥之剂"。后世《医宗金鉴》、章虚谷等皆强调此方为厥阴正治之主方，符合本方的组方精神与临床实际的。本方重用乌梅，既能滋肝，又能泄肝，酸与甘合则滋阴，酸与苦合则泄热，另一方面辛与甘合，能够温阳，辛与苦合，又能通降，所以酸甘辛苦复发，刚柔并用，为"治厥阴防少阳、护阳明之全剂"，用于厥阴病阴阳两伤，凡病机属胃热肠寒、正气虚弱之久利、久泻，使用本方，可获良效。

四、其他见证

裴正学医案

医案 1（真虚假实观舌脉，活用经方守方治）

徐某，男，50 岁，甲子秋就诊。

主诉：胃脘胀满、吞咽困难月余。

病史：患者胃脘胀满、吞咽困难月余，经钡餐、胃镜检查确诊为食管中段腺癌，因患者经济比较困难，要求服用中药，回农村家中调养。

刻下：脘腹胀满、吞咽困难，舌红，苔黄厚腻，尺脉弱，关脉弦。

辨证：阴虚内热，瘀毒内阻。

立法：滋阴清热，化瘀解毒。

处方：六味地黄汤、半夏泻心汤、托里透浓散合方。

生地 12g	山药 10g	丹皮 6g	茯苓 10g
泽泻 10g	黄连 6g	黄芩 10g	半夏 6g
干姜 6g	党参 15g	丹参 10g	木香 3g
草蔻 3g	黄芪 30g	制乳香 3g	没药 3g
穿山甲 10g	皂角刺 6g		

水煎，取汁 800ml，分 4 次 2 日服完。

经年后，患者来诊，谓上方坚持服用 300 余剂，目前已无任何不适感，观其颜面红润，体格健壮，无吞咽困难及胃脘不舒，钡餐透视无阳性发现。胃镜检查：食道中段未见异常，慢性浅表、萎缩性胃炎。此例之治愈实属奇迹，余问患者何以能坚持服药数载？答曰：先是服药 10 余剂，自觉服后舒服，饮食稍能流通，1 年后病情明显好转，于是信心倍增，故能坚持服药至今。

［张惠芳. 裴正学教授治疗食管癌验案举隅. 国医论坛，2003，18（2）：11.］

【诠解】上方乃六味地黄汤、半夏泻心汤、托里透浓散之合方。六味地黄汤扶正固本，半夏泻心汤泻火燥湿、行气宽中，托里透脓散软坚活血、扶正散瘀。诸方合用，共奏治顽克癌之功效。久服不辍，因获大功。

本案中患者一派实证之象，然而一派虚证之脉，由此可推之，乃为真虚假实之证，亦或本虚标实之证。裴正学教授辨证处方以扶正为本，兼以乳香、没药、穿山甲、皂角刺四味药物以祛邪之标，全方出于经方而不拘泥于经方，临证获效。

医案 2（通腑泄热除实证，热毒伤阴亦可攻）

张某，男，56 岁。

主诉：吞咽困难伴胃脘胀满 3 月余。

病史：患者 3 个月前出现吞咽困难，伴胃脘胀满，经钡餐、胃镜检查确诊为食管上段鳞癌、萎缩性胃炎并肠化、幽门螺杆菌阳性。曾经钴 60 照射共 20 次，总量达 6000cGy，吞咽功能较前略有好转，能进食牛乳及茶水，但胃脘胀满较前加重而前来求治。

刻下：吞咽困难，胃脘胀满，大便秘结，小便赤涩，舌质红，苔黄厚腻，脉沉弦数。

辨证：阳明腑实，痰热内结。

立法：泻腑通便，清热化痰。

处方：大承气汤合三黄泻心汤、启膈散加味。

大黄 10g	黄连 3g	黄芪 10g	枳实 10g
厚朴 10g	芒硝 10g	茯苓 10g	郁金 6g
丹参 10g	丹皮 10g	木香 10g	浙贝 10g
砂仁 6g	杵头糠 20g	荷叶 10g	

日 1 剂，水煎服。

服药 10 剂，患者吞咽功能明显好转，能进食面条、面包及饼干等，大便通畅，小便转清，胃脘胀痛亦明显减轻，舌苔变薄，前方去芒硝，加生地 12g，山药 10g，泽泻 10g，水煎服，每日 1 剂。10 剂后吞咽功能进一步好转，胃脘胀痛消失，舌红苔薄黄微腻，处以六味地黄汤、三黄泻心汤、丹参饮、启膈散之合方。

处方：

大黄 6g	黄连 3g	黄芪 10g	干姜 6g
半夏 6g	丹参 10g	木香 6g	砂仁 6g
生地 12g	山药 10g	丹皮 10g	茯苓 10g
泽泻 10g	郁金 6g	浙贝母 10g	荷叶蒂 10g
粳米 20g			

水煎服，每日 1 剂。

辛巳 3 月，患者来诊，谓服上药 90 余剂，诸症全消，在当地行钡餐、胃镜检查病灶消失。嘱患者用前方 10 剂之量，粉碎，炼蜜为丸，每丸 6g 重，日服 3 次，每次 1 丸，饭后温开水冲服，以善其后。

[张惠芳. 裴正学教授治疗食管癌验案举隅. 国医论坛，2003，18（2）：11.]

【诠解】此例之治愈亦属奇迹，三黄泻心汤、大承气汤合用治标对症之方也，六味、启膈、丹参饮合用有扶正治本之意。

再观本案，患者为放疗术后，医家多认为放射线为热毒之邪，放射之后必定伤阴耗气，治疗以益气养阴为基本法，方要多用生地、沙参、麦冬、枸杞、乌梅等，而裴正学教授在本案诊治中，诊观舌脉，方为实热之证，则当攻之，不必拘泥于西医学诊治方略。

孙桂芝医案

（脾胃为本证为先，守方用药不常变）

李某，女，70岁。2007年10月22日初诊。

病史：食管癌术后10个月，鳞状细胞癌。2007年4月发现右侧锁骨上淋巴结转移，放疗后消退。复查CT、B超、肿瘤标志物、血常规正常；生化：Chol5.84mmol/L。

刻下：头晕，眠可，纳食量不多，无噎膈感，大便稍干，胸骨后发堵，舌红苔少，脉沉细。

辨证：痰湿阻滞，脾气亏虚。

立法：利湿化痰，益气健脾。

处方：

瓜蒌皮15g	清半夏10g	黄连10g	太子参15g
炒白术15g	茯苓15g	女贞子15g	枸杞子15g
石见穿15g	威灵仙15g	天麻10g	葛根15g
代赭石15g	鸡内金30g	生麦芽30g	鳖甲15g
草河车15g	当归6g	蛇舌草30g	生蒲黄（包煎）10g
天龙5g	生甘草10g		

14付，水煎服，2天1剂。1付药煎汁400~500ml，每次服用100~125ml，早晚各1次。消癌平片每次口服3片，每日3次，餐中服。

2008年9月17日二诊：患者病情稳定，继续抄方服药近1年，复查肿瘤标志物正常。刻下：一般情况好，无明显不适，舌红苔薄白，脉沉细结代。

处方：

太子参15g	炒白术15g	茯苓15g	急性子5g
生黄芪30g	杭白菊15g	远志10g	桑椹30g
鳖甲15g	白芷10g	露蜂房5g	血余炭10g
威灵仙15g	莪术10g	枸杞子15g	桑螵蛸10g
代赭石15g	鸡内金30g	生麦芽30g	葛根15g
天麻10g	杜仲10g	炮山甲8g	生蒲黄（包煎）10g

14付，煎服法同前。成药继服。

2010年5月6日三诊：患者病情稳定，继续抄方服药1年半余，刻下：大便干，两三天解 1 次，舌淡红，苔薄腻，脉细滑。

处方：

白豆蔻 9g	杏仁 9g	生苡仁 15g	川朴 9g
清半夏 9g	淡竹叶 9g	莪术 9g	生白术 30g
威灵仙 15g	女贞子 15g	郁金 10g	石见穿 10g
太子参 15g	茯苓 15g	炮山甲 6g	鳖甲 10g
九香虫 6g	地龙 6g	生甘草 9g	白芷 10g
露蜂房 5g	三七 5g	蛇舌草 30g	生蒲黄（包煎）10g

14 付，煎服法同前。成药继服。

2012 年 5 月 2 日四诊：复查肿瘤标志物未见异常，CT 示纵隔内多发小淋巴结，生化：Chol6.68mmol/L。刻下：头晕，乏力，反酸，纳可，眠可，二便调，舌胖，苔薄腻，脉沉细结代。

处方：

瓜蒌皮 15g	清半夏 9g	黄连 10g	吴茱萸 5g
生黄芪 30g	何首乌 15g	生苡仁 15g	杏仁 10g
生甘草 10g	滑石 10g	太子参 15g	炒白术 15g
茯苓 15g	天龙 6g	僵蚕 10g	九香虫 6g
代赭石 15g	生麦芽 30g	鸡内金 30g	白薇 10g
龙眼肉 10g	蛇舌草 30g	半枝莲 15g	白蔻仁（包煎）15g

14 付，煎服法同前。成药继服。

（刘声，王逊，周英武，等. 孙桂芝肿瘤病中医临证实录. 中国中医药出版社，2013.）

【诠解】首诊中，患者症见胸骨后发堵，以小陷胸汤宽胸利膈；四君子加女贞子、枸杞子等健脾益肾；威灵仙、石见穿、蛇舌草、草河车、天龙等解毒散结；天麻、葛根息风通络止头晕；代赭石、鸡内金、生麦芽提升胃气；鳖甲软坚散结；当归、生蒲黄活血散结。孙桂芝教授认为食管癌之根本在"脾胃"，二诊时一般情况好，无明显不适，仍当健脾和胃，以固根本。故以黄芪建中汤加四君子健脾养血；威灵仙、莪术、急性子通利开膈；远志安神定志；小胃方祛瘀生新；桑椹、枸杞子、杜仲、桑螵蛸益肾生髓养血；代赭石、鸡内金、生麦芽调和胃气；葛根、天麻通络息风以防治眩晕；炮山甲、鳖甲软坚散结。三诊之时患者病情稳定，舌苔薄腻，属脾虚湿阻，以三仁汤加四君子以健脾祛湿；合二术郁灵汤开膈散结。四诊时纵隔可见多发淋巴结，但肿瘤标志物未见明异常，舌苔仍薄腻，续以三仁汤化湿；四君子汤加黄芪、首乌健脾益肾。反酸属肝胃不和，以小陷胸汤合左金丸疏肝和胃。

　　本案的精要在于，病例记录中患者病史共计 5 年，期间孙桂芝教授所调整主方次少，基本以守方为主，可见固守基本诊治思路，获效守方在恶性肿瘤疾病中的重要性，并不是因患者临证不适改变而大幅变方，仍以关键病因病机为遣方用药之根本方略。

胃　癌

近 50 年来，全球胃癌发病率虽有所下降，但在许多国家仍具有相当高的发病率。据最新数据统计，胃癌在世界范围内最常见的恶性肿瘤中排名第四位，全球胃癌新发病例约为 98.8 万人，死亡病例约为 73.6 万人，其中我国新发病例为 46.3 万，死亡病例 35.2 万，约占全球总新发病例总数的 46% 以上，由此可见我国属于胃恶性肿瘤高发地区。西医学治疗方法以手术联合放化疗及分子靶向治疗为基本治疗方案，临床有效率尚可；但对于晚期胃癌可选择治疗手段有限，生存期不理想。

中医无"胃癌"一词，根据其主要临床表现，归属于"伏梁""反胃""翻胃""积聚"等范畴，现代中医学称其为"胃积"。我国最早的医学专著《黄帝内经》记载："胃病者，腹䐜胀，胃脘当心而痛，上支两胁，甚则呕吐，膈咽不通，食饮不下。"是与胃癌临床表现相符合的最早的记述。对于胃癌发病之病因病机，古今文献对其记述详尽，最早的中医古籍《黄帝内经·灵枢》曰："皮肤薄而不泽，肉不坚而淖泽，如此则肠胃恶，恶则邪气留止，积聚乃伤，脾胃之间，寒温不次，邪气稍至，稸积留止，大聚乃起。"在辨证论治及遣方用药方面，根据其辨证分型而进行诊治。

一、脾胃气虚证

张镜人医案

（培健脾胃增本源，清热解毒抗癌毒）

丁某，男性，68 岁。2001 年 3 月 29 日初诊。

主诉：胃癌术后 1 年余。

病史：患者 1999 年 11 月确诊为胃低分化腺癌。行胃癌根治术，术后病理示：胃窦部低分化腺癌，大弯淋巴结 1/8 转移。术后行化疗 6 个疗程。2000 年 11 复查 CT 示：胃癌术后，胰头前后方均见肿大淋巴结，考虑转移所致。

予静脉化疗 3 个疗程。复查示胰头前后方肿大淋巴结增大，停止化疗，给予放疗 1 次。2001 年 3 月复查 PET/CT 示中上腹部 FDG 代谢异常增高灶，考虑转移。

刻下：精神疲乏，动则气粗，胃纳不馨，头晕腰酸，背脊酸楚，舌苔薄黄腻，脉濡细。

辨证：脾胃气虚，瘀热夹湿。

立法：健脾化湿，兼清瘀热。

处方：

炒白术 15g	炒白芍 10g	炙甘草 3 g	郁金 10 g
黄精 10g	陈皮 5g	灵芝草 10g	香扁豆 10 g
山药 10g	生薏苡仁 12g	炒续断 15g	炒杜仲 15g
丹参 10g	天麻 10g	蜀羊泉 15g	蛇果草 15g
炒谷芽 12g	猪殃殃 30g	白花蛇舌草 30g	

水煎服，日 1 剂。

另配服冬虫夏草 4 只，每日炖服。

患者每 2 周复诊 1 次，随症加减。3 个月后复查 CT 示：较 2001 年 3 月 21 日片比较，胰头后方淋巴结明显缩小。坚持服药，2001 年 12 月 3 日复查未见胰头后方淋巴结，生活起居如常人。

［高尚社．国医大师张镜人教授辨治胃癌验案赏析．中国中医药现代远程教育，2011，13（9）：3-4．］

【诠解】张镜人医师认为胃癌的形成，乃属正气亏虚、瘀毒内结，治疗应以健脾和胃为主，组方上主张宜轻灵平和，不宜用大毒大攻、苦寒败胃及滋腻碍胃之品。本案患者为胃癌术后化疗后病情进展，属疾病晚期，病邪久羁，加之手术、化疗损气伤血，累积五脏亏虚，基本病机以虚为主，兼挟瘀、热、湿，病位在胃，涉及肝、脾、肾。故用药重点在于平补五脏，扶正固本；辅以温肾行淤。张镜人医师认为清热解毒之剂抗癌活性最强，故治疗上一定要佐以清热解毒抗癌之剂。本案中选用蜀羊泉、蛇果草、谷香芽、猪殃殃、白花蛇舌草清热解毒，破结抗癌。另冬虫夏草为珍贵中草药材，除具有补益之效外，虫草菌丝具有一定的抗癌疗效，胃癌患者可考虑于本虚之时进行服用。

张代钊医案

（平补之剂是常法，寒热温凉莫过施）

李某，男性，52 岁。2008 年 5 月 27 日初诊。

主诉：胃癌术后 5 月余。

病史：患者 6 月前出现胃脘部隐痛，经胃镜检查明确诊断为胃癌。2008 年 1 月行胃癌根治术，术后病理示：低分化腺癌，伴周围淋巴结转移。术后予化疗 6 周期。

刻下：体力较差，气短，胃脘部隐痛，纳少，体重下降，二便调，舌淡略暗，苔白，脉沉细。

辨证：脾虚气滞，痰湿内结。

立法：益气调脾，行气散结。

处方：香砂六君子汤化裁。

太子参 10g	焦白术 10g	茯苓 9g	陈皮 9g
广木香 9g	焦神曲 10g	焦麦芽 10g	焦谷芽 10g
鸡内金 20g	生薏苡仁 30g	红枣 7 枚	延胡索 10g
山慈菇 9g	海藻 10g	半枝莲 15g	

水煎服，日 1 剂。

同时配服华蟾素片、消癌平片、益血生胶囊及硒酵母片。

二诊：服药 3 个月余，症见精神好转，体力可，胃脘部隐痛止，手麻不适，纳可，二便调，舌淡略暗，苔薄白，脉沉细。守方，上方去延胡索，加赤芍 15g，川芎 9g。成药同前。

三诊：服药 3 个月余剂，症见精神可，体力可，纳可，无胃脘部不适，偶有食后嗳气，手麻略减，体重增加，二便调，舌淡红，苔薄白。上方去山慈菇。

2009 年 6 月 9 日四诊：坚持服药，症见精神好，体力佳，下肢麻，嗳气消，二便调。舌淡红，薄白苔。仍守法，上方加木瓜 15g。患者坚持以上方加减服用 5 年，至 2012 年 7 月复查未见明显异常，纳寐可，二便调，舌淡红，苔薄白，脉弦。

［容志，花宝金．张代钊教授治疗肿瘤病学术经验．吉林中医药，2012，32（12）：1203-1205.］

【诠解】张代钊医师认为癌症属积聚、性质属阴、属久病，治之宜温，但久用有耗阴伤津之弊，温阳不能妄投，治癌重在调理脾胃。又由于抗癌消瘤周期长，故用药以平为贵，适用滋腻碍胃之品，慎用苦寒败胃之品，精用清热解毒类药。本案为胃癌术后化疗后的患者，手术、化疗均着重杀瘤，大伤人体正气，使患者更虚，忽视了脏腑间平衡，治疗应恢复五脏平和为根本。用药上采用香砂六君子汤加减以益气调脾恢复正气，但肿瘤恶性程度高，易复发或转移，故适当加入山慈菇、海藻、半枝莲等散结抗癌以巩固治疗。

桂梦熊医案

（剑走偏锋或神效，反药并用制糖浆）

黄某，男性，49 岁。1973 年初诊。

主诉：胃癌术后 4 月，转移术后 1 月。

病史：患者既往有胃溃疡病史，1972 年 11 月诊断为胃腺癌，行胃次全切除术。1973 年 1 月复查发现直肠转移，再次行手术治疗。

刻下：精神萎靡，脘腹胀痛，呕恶吐酸，纳呆。

辨证：脾胃亏虚，痰瘀内结。

立法：下气散结，化痰降逆，解毒祛瘀，扶脾和胃。

处方：自制胃积糖浆。

制川乌 3g　　姜半夏 9g　　煅赭石 15g　　枳壳 9g
半枝莲 30g　　红丹参 9g　　白茅根 30g　　鸡内金 12g
党参 9g　　　巴豆霜 0.15g

浓煎取汁，加白糖 60g，制成糖浆 200ml，每日 3 次，每次 20ml。

患者服用胃积糖浆 1 周后，症状明显改善。其后经 20 个月连续服用 100 多瓶，诸症悉平，食增，精神愉快，复查未见异常改变。随访观察服 11 年，一切情况良好。

（桂忆昌．桂梦熊老中医治疗胃癌验案．辽宁中医杂志，1984，8：37．）

【诠解】桂梦熊医师认为胃癌是脾胃功能失常而产生的一种积聚性病变，临证有热毒痰阻，气血瘀滞之标证。治疗时必须细致观察正邪两方的相互消长盛衰情况，区别主次、先后，灵活运用扶正与祛邪。本案为患者病属晚期，且经多次手术，正气大虚，邪气亢盛。桂梦熊用党参、内金补益胃气扶正，又因积瘀块非辛烈峻剂不能散，故而采用乌头伍半夏、巴豆霜等起到破积聚、通经脉、降逆止呕、下气散结的作用。全方寒温配伍，反药同用，攻补兼施。

黄永昌医案

（莫予攻补偏一项，和气治病乃为佳）

黄某，男性，70 岁。1977 年 10 月初诊。

主诉：胃脘部隐痛 3 年，胃癌术后 1 月。

病史：患者胃脘部隐痛不适 3 年，初起时轻时重，后逐渐疼痛不断，纳食呆滞，泛吐清水，大便褐色，肢倦乏力，形体消瘦，精神委顿。1977 年 9 月行胃大部分切除术时发现胃窦部肿瘤，病理示：胃腺癌 I 级，累及全层。

刻下：面色不荣，仅饮少量稀食，腹胀不适，舌苔淡白，脉弦细。

辨证：脾胃亏虚。

立法：益气养胃，和气宽中。

处方：和气养荣汤化裁。

郁金 10g	云茯苓 12g	生党参 10g	生黄芪 10g
生白芍 12g	醋青皮 6g	炒白术 10g	炒当归 10g
莪术 24g	京三棱 10g	绿萼梅 6g	香谷芽 10g

水煎服，日 1 剂。

服药 20 剂，二诊症见肢倦乏力得减，但食欲未增。守方，上方去三棱、青皮，加生麦芽 12g，醋延胡索 6g。继服 12 剂，三诊症见面色转润，肢体活动有力，食量渐增，嘱再服前方以巩固疗效。

（黄永昌．胃癌长期存活案例分析及有关问题探讨．吉林中医药，1993，1：31．）

【诠解】 黄永昌医师认为中晚期胃癌不论手术与否，一般均系正虚邪实之体，即使有些区别，也仅是虚实程度不同而已。治疗上不宜单纯采用攻伐之法，否则会成"虚虚"之状，使体质更虚，病情发展。也不宜一味蛮补气血，从而阻碍气机运行，影响后天之本。本案为患者病久，正气不足，加之手术耗伤正气，故治疗重点在于健脾养胃，同时配用莪术、三棱之类，既不伤正，又可抗癌，可起到相辅相成之效。

段富津医案

（大病术后脾先亏，补中益气固本元）

李某某，女，46 岁。2010 年 11 月 21 日初诊。

病史：患者于2010年8月28日因胃癌行胃部分切除手术，后化疗2个疗程。既往乙肝大三阳病史。

刻下：进食后胃脘痛且胀，嗳气，面色无华，体瘦，乏力，寐差，便秘，月经正常。舌淡苔白，脉沉无力。

治法：健脾补气，培元固本。

处方：补中益气汤加减。

黄芪 30g	人参 15g	炙甘草 15g	焦白术 15g
茯苓 20g	当归 15g	酒白芍 15g	半夏 15g
陈皮 15g	炒酸枣仁 20g	柏子仁 20g	枸杞 20g
炒麦芽 20g	枳壳 15g		

7剂。

2010年11月28日二诊。便不秘，胀大减。上方加熟地黄25g，补精益髓，补先天之本，14剂。

2010年12月12日三诊。略乏力，气色好转。上方加山茱萸15g，山药25g。山茱萸既补益肝肾，又可养血，山药健脾补虚，滋精固肾，二者合用以培补先后天之本，14剂。

2010年12月26日四诊。胀全消，乏力无。继服上方14剂。

[徐慧馨，刘丹丹. 段富津教授运用补中益气汤辨治胃癌术后验案举隅. 中医药信息，2014，31（1）：59.]

【诠解】胃癌术后，元气耗伤太过，脾胃虚弱，健运失职，气机不畅，而生痞满，故胃脘胀痛。脾胃虚弱，腐熟无力，食滞胃中，则嗳气纳呆。脾为气血生化之源，脾虚化源不足，不能充达肢体、肌肉，故形体消瘦；气血不能上荣于面，故面色无华；气血不能上奉于心，心失所养，故寐差难安。段富津教授善用运用补中益气汤治疗胃癌患者出现中气不足证候。补中益气汤出自李东垣，主要有黄芪五分，甘草五分，人参三分，当归二分，橘皮二分或三分，升麻二分或三分，柴胡二分或三分，白术三分。功可补中益气、升阳举陷，治疗中气不足、气虚下陷、气虚发热等证。

刘嘉湘医案

（旋覆代赭降胃气，以毒攻毒走偏锋）

李某，男性，69岁。2002年11月29日初诊。

主诉：确诊胃癌 9 月。

病史：患者 9 月前因吞咽不畅经胃镜及病理检查确诊为贲门癌。家属及患者拒绝手术，2 月前复查时发现肝内多发性转移灶。

刻下：呕吐黏液频繁，仅能慢慢食入流质，大便干结，舌质淡红，少津，苔薄，脉濡滑。

辨证：脾失健运，痰气交阻。

立法：健脾理气降逆，化痰散结。

处方：旋覆代赭汤化裁。

旋覆花（包煎）12g	代赭石（先煎）30g	太子参 15g	生半夏 30g
茯苓 15g	枳实 12g	八月札 30g	枸橘李 30g
藤梨根 30g	野葡萄藤 30g	菝葜 30g	生马钱子（打）3g
川石斛 15g	全瓜蒌 30g	半枝莲 30g	天龙 6g
瓦楞子 30g	制大黄 15g	地龙 30g	

水煎服，日 1 剂。

服药 7 剂，二诊症见呕吐黏液明显减少，仅晨起吐一口，饮食梗阻改善，可食用馄饨、干馒头，大便日行 1 次，自觉咽中干燥，脉滑濡，苔白根腻，舌质暗淡。守方，将生半夏由 30g 改为 50g，加水蛭 6g 频服。

[李和根. 刘嘉湘治疗胃癌经验述要. 辽宁中医杂志，2005，32（7）：642.]

【诠解】刘嘉湘医师在临床诊治中强调治病必求于本，以扶正培本为主。认为胃癌的病机多为忧思过度、情志不遂、饮食不节，损伤脾胃，运化失司，痰湿内生，气结痰凝所致。气滞可出现在胃癌的任何阶段，痰气交阻大多出现在胃癌的中晚期。本案为晚期胃癌伴肝转移患者，病机表现为全身属虚，局部属实的本虚标实之证。治疗以健脾理气降逆为主，又患者突出症状不能进食、呕吐黏液为癌毒阻塞食管所致，治疗当务之急在于化痰散结，使通腑得通，黏液得下，才能存得一份生机。刘嘉湘医师应用水蛭频服之时强调观察大便情况，因水蛭大量应用可致消化道出血，因此应用时首先注意剂量，同时监测大便潜血情况；本案经典之药味亦在于大量使用马钱子、生半夏、水蛭等化痰散结之品，使瘤毒得消，饮食得入；临床中应用马钱子、生半夏等有毒之品，具有以毒攻毒之效，抗癌效果显著，但还应辨识患者体质及具体情况，不得轻易应用。

花宝金医案

（调畅脾胃乃为本，中西结合抗癌毒）

患者男性，72 岁。2009 年 8 月 12 日初诊。

主诉：胃癌术后 1 月，反酸、腹胀 3 月余。

病史：患者 2009 年 7 月因"反酸、腹胀 3 月余"于中国医学科学院肿瘤医院行胃镜，考虑胃癌，随后行胃癌根治术。术后病理示：腺癌，浸透肌层达浆膜，淋巴结 1/10。术后恢复一般。

刻下：乏力，畏寒，背酸，胃部胀满，恶心，反酸，纳少，二便尚调，舌淡、苔薄白，脉弦。

辨证：脾胃气虚，肝胃不和。

立法：健脾益气，疏肝和胃。

处方：旋覆代赭汤化裁。

旋覆花（包煎）15g	煅赭石（先煎）12g	炒白术 15g	云茯苓 20g
姜半夏 10g	黄连 6g	吴茱萸 3g	绿萼梅 12g
酸枣仁 30g	生地黄 20g	肉苁蓉 20g	生姜 5 片
大枣 5 枚			

水煎服，日 1 剂。

患者每月复诊 1 次，处方初期以健脾益气扶正为主，随后逐渐加用抗癌解毒之品。3 月后加用西黄解毒胶囊 0.5g，日 3 次，以增强抗癌解毒之力。患者每 3 月复查 1 次，病情稳定，无复发转移迹象，一般状况良好。

[陈赐慧，花宝金. 花宝金教授治疗胃癌经验探析. 世界中西医结合杂志，2013，8（1）：13-15.]

【诠解】花宝金教授认为胃癌是由于脏腑阴阳失衡，外邪长期作用，引起气滞、痰凝、血瘀、癌毒等系列病理产物，在正气相对不足的情况下，逐渐积聚而成。其中正气不足是根本原因。在辨治过程中主张与西医学相结合，根据西医学治疗阶段患者的不同体制状态及辨证进行遣方用药，本案患者为胃癌术后，对于术后患者主张以扶正培本治疗为主；在立法方面，强调调畅脾胃功能，即脾之健与化，胃之纳与化，并重视肝脏气机调畅，脾胃气机升降有常。结合本案分析，患者年老，加之手术大伤正气，且术后大部分胃体切除，生理功能不足，不能运化精微，从而加重正气亏虚和痰饮水湿的形成，治疗以调理脾胃为核心；待正气逐渐恢复，则辅以中成药西黄解毒胶囊抗癌解毒，防止肿瘤复发转移。在方药之中，以旋覆花、煅赭石助胃之纳与化，以白术、茯苓助脾之健与化，以半夏、黄连一升一降，调畅脾胃气机，黄连、吴茱萸又取左金丸之意，调畅肝脾。因此本案方药精炼，把花宝金医师辨治胃癌术后中医要点尽数点明。

陈光伟医案
（扶正抗癌建中气，诸脏平和平阴阳）

尹某，男性，52岁。2004年4月2日初诊。

主诉：胃癌术后4年，胃脘部疼痛不适1月余。

病史：患者4年前诊断为胃癌，行手术治疗，术后病理示：（胃窦）多灶性溃疡型低分化黏液腺癌及黏液细胞癌浸及全层，小弯淋巴结0/9，大弯淋巴结2/4，幽门旁淋巴结1/2，肝十二指肠韧带淋巴结1/2枚见癌转移，另见肝十二指肠韧带转移性癌结节1枚，大网膜未见癌转移。术后用FOLFOX4方案化疗3个周期，后因体质差，不能耐受消化道反应而中止。

刻下：胃脘部疼痛不适，浑身困乏无力，恶心呕吐，纳差，精神差，骨瘦如柴，双睑结膜苍白，舟状腹，上腹部压痛阳性，舌暗，边有齿痕，苔白厚腻，脉沉细。

辨证：脾气虚弱，痰瘀互结。

立法：健脾益气，化痰散瘀。

处方：

黄芪 15g	灵芝 15g	女贞子 15g	莪术 15g
徐长卿 15g	半夏 15g	薏苡仁 15g	白术 15g
鸡内金 15g	焦三仙（各）15g	元胡 24g	细辛 3g
穿山甲 10g	厚朴 12g		

水煎服，日1剂。

二诊：服药10剂后，症见精神明显好转，恶心、呕吐止，纳食略增，胃脘部仍胀痛不适，食后胀满尤甚。守方加药槟榔、枳壳、莱菔子以行气消胀。

三诊：再服6剂后，症见食后胃脘胀满有所减轻，不思饮食，口干欲饮，舌红少苔。守法，上方去细辛、元胡、鸡内金，加用天花粉、玉竹、麦冬、生地以调整阴阳、气血。

四诊：再服 6 剂，患者胃脘饱胀明显减轻，口干消失，纳食增加。

[孙文清 . 陈光伟治疗中晚期胃癌经验 . 山西中医，2009，25（6）：7-8 .]

【诠解】 陈光伟医师认为恶性肿瘤是本虚标实的疾患，正气先虚，癌毒内盛，乃是胃癌发生发展的关键病机，痰、瘀、湿是其重要的病理产物，故提出中晚期胃癌治疗关键是补益正气，消积散结。创有扶正抗癌汤：黄芪、灵芝、女贞子、莪术，以前三味补益先后天，以莪术破血通经散结。本案为胃癌术后化疗后的患者，根据病理分期属胃癌中晚期，病机为本虚标实，加上化疗药戕伤脾胃，脾胃受损，运化失常，致痰瘀互结，以虚为本。在遣方用药中应用扶正抗癌汤为基本方，辅以健脾和胃、利湿化痰之品，其中元胡、细辛行气温中散寒止痛，培健中焦气机，穿山甲为代表的虫类药物活血通络，软坚散结，具有一定抗癌之效。综观本案可见陈光伟医师治疗中晚期胃癌患者以扶正为法，兼顾肝脾胃等多脏，固护正气以抗癌的诊治思路。

刘沈林医案

（本是扶正健脾胃，抗击癌毒贯始终）

郑某某，女，56 岁，退休，籍贯南京。2011 年 8 月 1 日初诊。

主诉：胃癌术后近 1 年，4 疗程化疗后。

刻下：吐酸，嗳气时作，胃脘不适，有冷痛感，口干，苔薄白，脉细。

辨证：气血亏虚，肝失疏泄。

立法：健脾益气，佐以疏和。

处方：

太子参 15g	炒白术 10g	茯苓 15g	陈皮 6g
木香 5g	当归 10g	白芍 10g	枳壳 10g
紫丹参 15g	枸杞子 15g	北沙参 15g	麦冬 12g
苏梗 10g	干姜 3g	白花蛇舌草 30g	炙甘草 5g
大枣 15g			

14 剂，水煎服，每日 1 剂，早晚各 1 次，饭后 1 小时服。

2007 年 08 月 15 日二诊：近来嗳气频繁，咽部疼痛，食欲减少，脘腹痞胀，苔薄白，脉细。证属脾胃虚弱，胃失和降，治以降逆和胃，健脾益气。

处方：

旋覆花（包煎）10g	代赭石（先煎）15g	炒竹茹 10g	姜半夏 10g

陈皮 6g	枳壳 10g	苏梗 10g	当归 10g
白芍 10g	太子参 15g	炒白术 10g	怀山药 15g
柏子仁 10g	大腹皮 10g	白花蛇舌草 30g	半枝莲 15g
紫丹参 10g	红花 6g	炙甘草 5g	

14 剂，水煎服，每日 1 剂。早晚各 1 次，饭后 1 小时服。

2009 年 3 月 23 日三诊：上腹部无胀痛，苔薄白，脉细，治以健脾益气，化瘀解毒。

处方：

生黄芪 20g	太子参 15g	炒白术 10g	怀山药 15g
土茯苓 15g	陈皮 6g	木香 10g	当归 10g
白芍 10g	三棱 10g	莪术 10g	仙鹤草 15g
白花蛇舌草 15g	炙甘草 5g	大枣 4g	山豆根 6g

14 剂，水煎服，每日 1 剂，早晚各 1 次，饭后 1 小时服。

［叶柏，陈静. 刘沈林教授治疗消化道恶性肿瘤经验. 光明中医，2012，27（9）：1734-1736.］

【诠解】刘沈林医师对于胃癌病因病机的认识以胃气失调为根本，关注胃与肝、脾、肺之间的关系，明辨有无兼夹血瘀、阴虚、痰浊等。遣方用药方面以六君子汤为基本方培健脾胃，辅以随症加减之品；应用抗癌毒之品以在扶正基础上祛邪，胃癌常用蜀羊泉、山慈菇、蛇莓、石见穿、刺猬皮、白花蛇舌草、蒲公英、仙鹤草等；并以虫类药物配合活血化瘀之品以驱除顽疾。本案中以六君子汤为初诊方药，培健脾胃为主，后期逐渐根据正邪相争之势辨证用药，整体诊治过程中始终坚持应用白花蛇舌草、半枝莲、山豆根等药物在扶正基础上抗癌毒。

二、脾肾亏虚证

郁仁存医案

（补益先后天之源，解毒祛瘀保长存）

患者男性，80 岁。2002 年 3 月初诊。

主诉：胃癌术后 1 年余。

病史：患者 2002 年 1 月因进食哽噎感经胃镜及活检诊断为胃贲门腺癌，部分呈印戒细胞癌。予剖腹探查术，术中发现食管变硬长约 3cm，肝左叶可及大小不一圆形结节，0.2cm~0.8cm，术中由于血压下降而停止探查关腹。因患者高龄未行放化疗。

刻下：纳呆，进食哽噎感，食后胸闷不适，眠可，二便调，舌暗红、苔黄，脉细弦。

辨证：脾肾两虚，瘀毒内阻。

立法：健脾益肾，解毒祛瘀。

处方：

小叶金钱草 20g	姜黄 12g	白英 30g	龙葵 15g
土茯苓 15g	草河车 15g	白花蛇舌草 30g	白术 10g
茯苓 10g	太子参 30g	生黄芪 30g	枸杞子 12g
鸡血藤 30g	焦三仙（各）30g	鸡内金 3g	砂仁 10g

水煎服，日 1 剂。

服药后诸症逐渐缓解，每 2~3 个月复诊 1 次，持之以恒，守法治疗 5 年余，多次复查均示肿瘤大小比较稳定，无明显增长，患者也无明显不适症状，进食无哽噎感，饮食如常，精神体力俱佳。

［唐武军．郁仁存老师治疗胃癌经验总结．中国实验方剂学杂志，2007，13（8）：69-70．］

【诠解】郁仁存医师强调在肿瘤的诊治过程中，必须处理好局部与整体对立统一的辨证关系，根据客观实际病情的虚实而定攻补。本案患者年老体衰，属疾病晚期，病机表现为正虚邪盛，治疗需调理脾肾，补气养血，以保先后天之本。但患者肿瘤恶性程度高，且已出现肝转移，病灶发展将造成营养障碍和全身免疫功能下降，使正气大虚，故不能一味补益，应适当配合祛邪药使邪去正安；治疗上扶正祛邪并重，最终实现长期带瘤生存。

钱伯文医案

（培健脾肾疏肝气，痰瘀毒结并重消）

张某，男性，69 岁。1954 年 1 月初诊。

主诉：确诊胃癌 1 周。

病史：患者 1954 年 1 月 12 日经胃镜确诊为胃小弯溃疡型胃癌，因伴有直肠癌转移及身体极度虚弱不耐手术与化疗，要求服中药。

刻下：动辄气短，面浮足肿，恶心呕吐，水谷不思，胃脘痛引项背，时出冷汗，舌淡质胖，苔腻，脉弦滑。

辨证：脾肾亏虚，痰湿内蕴。

立法：健脾益肾，利水消肿，化痰散结。

处方：

党参 12g	炒白术 9g	枳壳 9g	陈皮 6g
云茯苓 30g	生薏米 24g	熟薏米 24g	生鸡内金 9g
天龙 3 条	白花蛇舌草 30g	生莪术 30g	仙鹤草 30g

水煎服，日 1 剂。

服药 7 剂，二诊症见面浮足肿略见消退，恶心呕吐亦见减轻，并能少许进食。治法宗前，方中另加附桂八味丸 12g 分吞，以助肾阳温化之功。三诊症见胃脘疼痛大减，恶心呕吐已止，食量较前又有增加。守方，前方加生黄芪 30 克，加重益气利水之功。并佐以制苍术 6g 和胃化湿。四诊症见面浮足肿消退，惟觉神疲乏力。守法，将生莪术加至 40g。

（王龙宝. 胃癌的辨证施治. 上海中医药杂志, 1987, 10: 6-8.）

【诠解】钱伯文医师强调胃癌中晚期的虚弱主要是脾的运化失司，以脘腹、饮食、大便辨其气、血、虚、实、寒、热，创建治疗胃癌三大法：首重疏肝理气，化痰化瘀并重，消坚散结为治疗原则。本案患者为胃、直肠双原发恶性肿瘤患者，且均属疾病晚期，病机以虚为主，病位在胃、肠，涉及肝、脾、肾三脏，用药重点在于温补脾肾。

孙桂芝医案

（补益脾肾创本源，论持久战抗癌毒）

李某，男性，66 岁。2008 年 6 月 4 日初诊。

主诉：胃癌术后 1 年 8 个月。

病史：患者 20 个月前诊断为胃癌，行胃癌根治术，病理示：黏液腺癌，部分印戒细胞癌。2008 年 6 月复查胃镜示：贲门炎，吻合口炎，残胃炎。B 超示胆囊息肉。肿瘤标志物检测正常。

刻下：烧心，泛酸，肠鸣，纳可，大便日行 2 次，不成形，夜尿频，眠欠佳，舌红胖，苔少，脉沉细。

辨证：脾肾不足，邪毒内结。

立法：健脾益肾，解毒抗癌。

处方：

生黄芪 30g	杭白芍 15g	太子参 15g	炒白术 15g
茯苓 15g	莲子肉 12g	芡实米 10g	肉桂 5g
防风 10g	生蒲黄 10g	白芷 10g	露蜂房 5g
血余炭 10g	水红花子 10g	地龙 6g	炮穿山甲 6g
虎杖 10g	藤梨根 15g	代赭石 15g	鸡内金 30g
生麦芽 30g	蚤休 15g	生甘草 10g	

每剂药煎汁 400 ~ 500ml，每次服用 100 ~ 125ml，早晚各 1 次，2 日 1 剂。

另配服消癌平片，每次 3 片，每日 3 次，餐中嚼服。

服药 4 月余，均在上方基础上随症化裁调治。2011 年 10 月 31 日十四诊症见泛酸，烧心，脐周不适，精神、饮食、睡眠均可，二便调，舌红，苔剥，脉沉细。辩证属胃阴不足，治以益肾养胃，方用玉女煎化裁。成药继服。

处方：

生石膏 30g	知母 10g	麦冬 10g	地黄 12g
牛膝 10g	玉竹 10g	女贞子 10g	瓜蒌皮 15g
清半夏 10g	黄连 10g	吴茱萸 5g	黄芩 10g
生蒲黄 10g	露蜂房 5g	白芷 10g	炮穿山甲 6g
虎杖 15g	藤梨根 15g	代赭石 15g	鸡内金 30g
生麦芽 30g	白花蛇舌草 30g	半枝莲 30g	生甘草 10g

每剂药煎汁 400 ~ 500ml，每次服用 100 ~ 125ml，早晚各 1 次，2 日 1 剂

患者坚持服药 5 年，病情稳定。

[顾恪波，王逊，何立丽，等. 孙桂芝运用"肾为五脏之本"理论治疗恶性肿瘤验案 4 则. 上海中医药杂志，2013，47（7）：32-34.]

【诠解】孙桂芝医师治疗胃癌强调以人为本，以脾肾为中心，兼调身心，协调内外，扶正祛邪，坚持守方，以"持久战"对抗胃癌及其复发转移。本案患者病理性质为黏液腺癌、部分印戒细胞癌，恶性程度高，易复发转移。故治疗上采用健脾益肾为法，顾护"先后天之本"，使脾肾功能旺盛，气血生化有源，则生命存根。患者服药后，病机转为以胃阴不足为主，而胃阴以肾阴为本，故选用玉女煎化裁以清胃泻火，滋阴增液。

李忠医案

（温中健脾解瘀毒，理气和胃顾正气）

曲某某，男，65 岁。2007 年 12 月 12 日初诊。

病史：患者因确诊胃癌后，行根治手术，并完成 3 周期化疗。

刻下：诉疲乏，食欲较差，时有恶心，反酸，睡眠一般，便秘，舌淡暗，舌体胖大，苔薄白，脉濡。

辨证：中焦虚寒。

治法：温中健脾，理气和胃。

处方：附子理中丸加减。

炮附子（先煎）30g	党参 30g	生白术 40g	猪茯苓（各）15g
仙鹤草 30g	砂仁（打碎）10g	干姜 15g	石斛 30g
威灵仙 15g	乌梅 30g	火麻仁 15g	生炙芪（各）30g
肉苁蓉 30g	鸡血藤 30g	莪术 15g	炒枳实 15g
佛手 6g	焦槟榔 10g	蒲公英 30g	炙甘草 15g

水煎服。

患者以后一直在上方基础上随症加减，病情稳定，顺利完成全部化疗周期。

2008 年 10 月 22 日二诊：患者化疗完成后，一般情况可，食欲可，睡眠可，无明显疲乏，大便略溏，舌淡暗苔薄白，脉濡。证属脾胃虚寒，瘀毒未尽。治以温阳健脾，化瘀解毒。

处方：

生黄芪 30g	怀山药 30g	灵芝 20g	砂仁（打碎）6g
炮姜 15g	乌梅 30g	僵蚕 15g	仙鹤草 30g
苍术 15g	香附 12g	丹皮 10g	炮附子（先煎）30g
桂枝 15g	茯苓 30g	莪术 15g	炒枣仁 15g
苏荷梗（各）10g	生牡蛎 30g	白花蛇舌草 15g	白芍 40g
炒白术 15g	枳壳 6g	炮姜 15g	炙甘草 15g

患者坚持服用汤药，一般情况可，定期复查未见肿瘤复发迹象。

（李忠. 李忠肿瘤验案精选. 1 版. 人民军医出版社，2011.）

【诠解】李忠教授认为胃癌的病机特点既反映了痰气交阻，气滞血瘀的实证，又表现了正气衰败的虚象。一般来说，早期多为肝气郁结，或痰凝气滞；中期多为气滞血瘀；晚期则正气衰败，一为脾肾之阳亏虚的阳虚证，一为津液枯竭的阴虚证。本病的病理因素主要是痰、气、瘀，发展规律往往从实证到虚证。根据胃癌的临床特点，用药应注意以下几个环节：①健脾开胃理气应贯胃癌治疗始终。健脾以补脾气、健脾利湿药为主，可选用炒白术、黄芪、党参、太子参、山药、炙甘草、扁豆、生苡仁、茯苓、苍术等。开胃则以消导药为主，可选莱菔子、炒麦芽、神曲、谷芽、焦山楂、鸡内金、砂仁等。理气包括疏肝气，理脾气两类，气行则血行瘀化。气行则水行湿化。用药：橘皮、青皮、枳壳、厚朴、大腹皮、香橼、木香、香附、柴胡等。②辨证用药与辨病用药结合，合理选择对胃癌有效的药物。如：化痰散结类常选半夏、皂角、胆星、贝母、瓦楞子、黄药子、八月札、蛇莓、柘木、牡蛎、全瓜蒌等；化瘀散结类常选急性子、水红花子、三棱、莪术、桃仁、穿山甲、水蛭、夏枯草、丹参、元胡、郁金等；清热解毒类常选半枝莲、藤梨根、菝葜、白屈菜、干蟾皮、野葡萄藤、水杨梅根、丝瓜、苦参、龙葵、半边莲等。③胃癌晚期多脾虚及肾，脾肾乃先天生后天，后天养先天之关系，脾虚久必及肾虚，肾虚命门火衰，则寒湿中生，故对晚期脾胃虚寒证，单用温中健脾法往往不够，需酌加补肾助阳之品，如补骨脂、附子、鹿角胶、冬虫夏草、益智仁、巴戟天、仙茅、仙灵脾、杜仲、山萸肉等。

在多年的临床过程中，一些毒药、反药的运用以及超量用药均收到了很好的疗效。毒药以及一些反畏恶药的药性竣猛，前人早已告诫说"慎用之"或是"不可用"，故而很多医家多此敬而远之。殊不知古人亦有云："大毒之病，必用大毒之药以攻之。"《本草纲目》亦云："坚积之病，非平和药所能捷，必令反夺以攻之。"故治疗胃癌之时，借助其消坚破积，散凝逐湿，以毒攻毒，临床收效颇丰。我们常用的毒性药物，如生半夏、干蟾皮、守宫、硇砂等，若能很好的掌握药物的双重性，权衡利弊，酌情用之，定能收到寻常用药所不能及的疗效。

三、气阴两虚证

潘澄濂医案

（调补气血健正气，中西结合抗癌毒）

陈某，男性，61 岁。1972 年 7 月初诊。
主诉：胃癌术后 3 个月。

病史：患者 3 个月前确诊为胃窦部癌，胃次切除术。术后给予化疗，化疗过程中 WBC 降低为 3.5×10^9/L，Hb 9.6 克，大便隐血试验阳性，故停用化疗。

刻下：面色苍白，体形略瘦，短气乏力，食后脘腹稍觉胀满，嗳气，间有呕吐，舌质淡，苔薄腻，中部有豆大之剥痕，脉细弱。

辨证：气阴两虚，降和失司。

立法：益气调中。

处方：旋覆代赭汤化裁。

旋覆花	代赭石	别直参	焦白术
炒薏仁	姜半夏	茯苓	仙鹤草
女贞子	地榆炭	炙甘草	红枣
陈皮	白花蛇舌草	当归	生白芍

水煎服，日 1 剂。

服药 80 余剂，再接受西药化疗，连续三个疗程。化疗期中配合服用上方加减之剂，顺利完成治疗。

（潘澄濂．中医治疗恶性肿瘤的体会．浙江中医肿瘤通讯，1989，2：1-5.）

【诠解】潘澄濂医师治疗恶性肿瘤大致有"补益"与"消散"两种原则，但两方面的治则不是孤军作战，而应视病情和体质的差异，权衡消补，配合应用，补中寓消，消中兼补。本案为胃癌术后化疗中的患者，因骨髓抑制等反应而不能耐受，治疗上以补中寓消，以防治化疗药物损伤正气，使患者很好的耐受了化疗。

钱伯文医案

（本虚标实需调整，整体辨证助抗癌）

曹某，男性，67 岁。1990 年初诊。

主诉：胃癌术后 2 年。

病史：患者 1988 年因进食哽噎伴大便隐血，诊断为贲门癌浸及食管下段。予胃近端大部分切除、食管下端切除术，术后病理示腺癌Ⅱ级。1990 年患者复发，诊断为残胃癌。

刻下：消瘦，进食有哽阻感，上腹部不适，尤其在进食后须经过半小时后渐缓解，不思饮食，大便不畅，舌净质嫩红，脉弦大。

辨证：气阴两虚，瘀阻中焦。

立法：益气养胃，理气宽中。

处方：

南沙参 24g	北沙参 24g	天花粉 30g	白术 12g
枳壳 12g	佛手 12g	茯苓 24g	玉竹 12g
莪术 24g	仙鹤草 30g	八月札 12g	生薏米 24g
熟薏米 24g	白花蛇舌草 30g		

水煎服，日 1 剂。

服药 3 周后，患者进食哽阻感明显改善，腑行畅通，胃纳稍增。以后随症加减，仍以益气养阴、理气宽中为主。

（钱心兰. 钱伯文运用攻补兼施治疗肿瘤的经验. 上海中医药杂志，1993，6：1-3.）

【诠解】钱伯文医师对于肿瘤的治疗，主张从调整整体着手，充分发挥正气的抗癌作用，善用攻补兼施，扶正祛邪，而攻不伤正，补不碍邪。胃癌的发生以脾胃功能失调为本，实邪（痰湿、瘀血、热毒）留滞为标，治疗时应紧扣"本虚标实"的病机，以攻补兼施为宜。本案为胃癌术后复发的患者，属疾病晚期，邪毒稽留，耗气伤津，用药重点在于益气养胃。因胃属六腑，以通为用，祛邪以理气宽中，化痰化瘀，降逆和胃为主，以达到通调气机、消除壅塞的目的。

吴良村医案

（气阴之虚是常态，内服外敷协抗癌）

患者女性，82 岁。2009 年 2 月 27 日初诊。

主诉：胃癌术后 1 月余。

病史：2008 年 12 月出现上腹部不适并逐渐加重，2009 年 1 月 6 日胃镜检查示：胃中分化腺癌，BorrmanI 型。于 2009 年 1 月 13 日行胃癌根治术（全胃切除），术后予抗感染、止血、补液等对症支持，未行放化疗。

刻下：面色苍白，神疲乏力，口干多汗，纳呆便秘，舌红苔少，脉细。

辨证：气阴不足。

立法：益气养阴，清热解毒。

处方：四君子汤化裁。

太子参 15g	北沙参 15g	山药 20g	鲜石斛 10g
麦芽 30g	白术 12g	茯苓 12g	薏苡仁 30g

| 蒲公英 12g | 六神曲 12g | 八月札 12g | 鸡内金 10g |

甘草 10g

水煎服，日 1 剂。

另配合五倍子粉 3g 每日，神阙穴外敷。

服药 3 剂，二诊症见口干稍减，汗出减少，余症如前。守法，上方去北沙参、鲜石斛，加黄芪 30g、陈皮 10g、藤梨根 30g，继续配合五倍子粉外敷。再服 7 剂。三诊症见口干多汗明显改善，精神好转，胃纳渐佳，大便通畅，舌质稍变淡，脉如前，面色仍显苍白。上方加红枣 30g。服药 7 剂，四诊症见精神明显好转，去蒲公英、黄芪，加鲜石斛 15g、粉葛根 15g，守方服用 1 个月。

[宋巧玲，沈敏鹤，阮善明，等. 吴良村治疗胃癌经验撷菁. 世界中医药，2009，4（6）：315-316.]

【诠解】吴良村医师认为肿瘤之疾，发展过程长期缓慢，暗耗气血津液，又或脾胃虚弱，气血生化乏源，又或伴热毒伤津，又或放化疗之热毒损伤，故而阴虚乃常证，但凡舌苔不厚腻者均可采用养阴为治疗之大法。本案患者年老体衰，先天肾精肾气已亏，癌毒久居体内耗气伤阴，加之手术耗气伤血，致气阴两虚。患者术后脾胃功能虚弱，吴良村采用平补之法，以四君子汤建后天脾胃之气，沙参、山药、鲜石斛等甘养肺胃之阴，少佐清热解毒之品。

四、气血两虚证

张锡君医案

（正虚乃为癌症本，数法并用要灵活）

高某，男性，60 岁。1978 年 2 月 5 日初诊。

主诉：反复胃脘疼痛 40 年，加重 1 月。

病史：患者 20 岁时开始出现胃脘痛，常在稍多食或饥饿时发作，伴嗳腐吞酸。1977 年底病情加重，伴精神萎靡，四肢倦怠，体重下降，且在上腹部摸到一肿物约 3cm×4cm。诊断为溃疡性胃癌。患者拒绝手术，遂求中医治疗。

刻下：精神萎靡，四肢倦怠，形体消瘦，胸脘部及腹部胀痛较甚，时有刺痛，自觉有恶臭液体上冲于喉，其势难忍，纳食呆滞，食后痛甚，大便色黑，量少，舌质紫暗，舌下静脉曲张，舌苔白腻带黄，脉弦细。

辨证：气虚亏虚，气滞血瘀，痰湿凝结。

立法：扶正培本，行气化瘀，活血消癥，软坚散结。

处方：

太子参 30g	大枣 15g	核桃枝 30g	甘草 6g
薏苡仁 30g	白花蛇舌草 30g	半枝莲 30g	石打穿 30g
土茯苓 30g	炒谷芽 10g	炒麦芽 10g	煅瓦楞子 18g
乌贼骨 18g			

水煎服，日 1 剂，共 7 剂。

另配服：①癌痛宁 1 瓶，每次 4 片，每日 3 次。②六神丸 10 盒，每次 15 粒，每日 3 次。③人参针 2 盒，每次 4 毫升，每日 2 次，肌内注射。④阳和膏药加麝香外敷肿块处。

服药 7 剂，二诊症见胃脘痛大减，呕吐消失，易出现恶液上冲。守法，上方去煅瓦楞、乌贼骨、土茯苓，加鱼鳅串 15g、鸡矢藤 30g，续服 24 剂。人参针注射完后改核葵针，量同人参针，癌痛宁服完后改服云南白药，六神丸服完后改服上海肿节风片，外敷药不变。3 月 3 日三诊症见胃脘痛止，纳食增加，但大便黑，包块未变。

处方：

黄药子（先煎）15g	党参 30g	大枣 15g	薏苡仁 30g
龙葵 30g	蛇泡草 30g	排风藤 30g	三棱 9g
莪术 9g	海藻（洗）25g		

水煎服，日 1 剂。

另配服：①上海肿节风注射液 5 盒，每次 4 毫升，每日 2 次，肌内注射。②血见愁 30 克，三七粉 30 克共研细末分成 60 包，每日 3 次，每次 1 包。③夏枯草膏 5 瓶，每次 1 匙，每日 3 次。④阳和膏药加麝香外敷肿块处。

服药 20 剂，四诊症见包块消退一半，大便色转正，但仍觉十分疲乏无力，纳食减少。上方去三棱、莪术、黄药子，加鸡矢藤 30g、隔山撬 30g、地鳖虫 9g，续服 10 剂。同时又开始注射人参针，每日 1 次，每次 4 毫升。血见愁、三七粉服完后又换服云南白药 5 瓶，每瓶分 8 包，每次 1 包，每日 3 次，仍外敷和膏药加麝香。

1978 年 4 月 7 日九诊：症见包块基本消失，但倦怠乏力，纳食较差。处方：①党参 30g，太子参 30g，核桃 10 个，大枣 15g，甘草 6g，海藻 25g，昆布 15g，白花蛇舌草 30g，半枝莲 30g，石打穿 30g。②化瘀回生丹 2 瓶。③夏枯草膏 2 瓶。

1978 年 4 月 27 日十二诊：症见包块全部消失，精神好，胃脘不痛，纳食增加，二便正常。复查病灶消失。守法，处方如下：①太子参 30g，白术 15g，茯苓 15g，甘草 6g，乌贼骨 8g，煅瓦楞 18g，鸡矢藤 50g，鱼鳅串 30g，龙葵 30g。②上海肿节风注射片 5 盒，每次 4 片，每日 3 次。③健脾膏片 5 瓶，每次 4 片，每日 3 次。④蜂乳 2 瓶，每次 5 毫升，每日 2 次。⑤乌梢蛇 60g，僵蚕 60g，共研细加蜂蜜为丸，常含化。以上中成药必服，而中药煎剂 2~3 日服 1 剂。1984 年 3 月 15 日回访时患者自述胃脘痛已愈，于 1978 年 5 月开始上班，多次检查，均未见异常。

（于朋千. 张锡君疑难医案选. 江西中医药，1986，1：13.）

【诠解】张锡君医师治疗胃癌攻补兼施，以补为主，重在益气养血，滋阴育阳，健脾调胃，佐以活血化瘀，软坚散结，具体用药上除常规煎剂外，总配以散剂、丸片剂、针剂及有关的中成药。本案为晚期胃癌患者，用药以扶正调理为主，清热解毒、软坚散结，活血化瘀攻补兼施之法，并灵活运用多剂型，多方法交替配合治疗。

沈舒文医案

（抗癌乃为长久事，顾护胃气乃有生）

杨某，男性，61 岁。2008 年 7 月 21 日初诊。

主诉：贲门癌术后 3 月余。

病史：患者 3 个月前确诊为贲门癌，予手术切除。术后查 CT 示：贲门癌术后并淋巴结、肝转移。胃镜示：贲门癌术后，反流性食管炎，慢性浅表性胃炎伴胆汁反流。血常规示：RBC 3.2×10^{12}/L，Hb 110g/L，WBC 4.5×10^9/L。

刻下：面色萎黄，形体消瘦，胃脘胀痛，泛酸，口干，口淡无味，饥不欲食，头晕，乏力，气短自汗，便溏，每日 2 次，舌质红，苔白厚腻，脉弦细无力。

辨证：气阴两虚，毒瘀交阻，胃失和降。

立法：益气养阴，和胃降逆，化瘀解毒。

处方：

生晒参 10g	黄芪 15g	黄精 15g	鹿角胶（烊化）10g
白术 15g	陈皮 10g	半夏 10g	半枝莲 30g
石见穿 30g	枸橘 15g	守宫（焙研冲服）4g	肉豆蔻 10g
炙甘草 6g			

水煎服，日 1 剂。

服药 10 剂，二诊症见食欲增加，精神好转，但胃脘偶胀满，喜温喜按，泛酸，口淡无味，神疲肢冷，大便不成形，日 1 次，舌质淡苔白，脉沉细无力。证属脾胃虚寒、胃失和降。方药用丁萸理中丸加减。

处方：

生晒参 10g	高良姜 12g	香附 12g	白术 12g
炙甘草 6g	石见穿 30g	半枝莲 30g	丁香 4g
吴茱萸 4g	炙黄芪 10g	法半夏 10g	黄药子 15g
鳖甲 15g	穿山甲 6g	肉豆蔻 10g	补骨脂 10g

水煎服，日 1 剂。

服药 9 剂，三诊症见胃脘胀满、喜温喜按、泛酸消失，有饥饿感，纳食增加，大便成形，日 2 次，仍觉乏力气短，舌质淡苔薄白，脉沉细。患者病情好转，改服丸药。

处方：

生晒参 10g	黄精 15g	灵芝 10g	鹿角胶（烊化）10g
鳖甲 15g	穿山甲 6g	白术 15g	陈皮 6g
半枝莲 30g	石见穿 30g	守宫（焙研冲服）4g	砂仁 5g
炙甘草 6g			

制成丸药，每日服生药 40g。

患者坚持服药 4 月，其后服金果胃康胶囊 3 月，2009 年 4 月 15 日时病情稳定，进食如常人，可下地干农活。

[惠建萍，王捷虹.沈舒文辨治胃癌经验.辽宁中医杂志，2009，36（12）：2043-2044.]

【诠解】 沈舒文医师治疗胃癌时强调本虚标实辨证治疗，主张分期辨证、整体调治，将扶助正气，促进纳食进谷贯穿于治疗始终，认为防止胃气虚败、化源告竭是制止恶化的关键。本案患者胃癌术后，正气大虚，正不胜邪，癌毒传舍于肝，用药重点在于扶助正气，调理脾胃，适当兼以化瘀解毒。

五、肝胃气滞证

孙秉严医案

（大积大聚成癌毒，辨证准确药莫轻）

王某，男性，42 岁。1966 年 4 月 28 日初诊。

主诉：胃癌术后 1 年。

病史：患者素有胃病，1965 年行"胃大部分切除术"，病理示溃疡型腺癌。术后曾行化疗。1966 年复查提示胃癌复发。

刻下：进行性消瘦（体重 48.5kg），胸腹胀痛，不能进食，左腋下及鼠蹊淋巴结肿大，胃脘部板滞而硬，胃脘及脐左旁压痛，舌、腮印（＋），双手十指无甲印（大寒型），舌苔白腻，脉沉细而劲。

辨证：肝胃气滞，寒瘀毒结。

立法：行气消积，散寒逐瘀，通结攻下。

处方：

陈皮 10g	半夏 10g	佛手 10g	枳壳 10g
香附 10g	川厚朴 10g	高良姜 10g	三棱 10g
莪术 10g	菟丝子 15g	牵牛子 15g	槟榔 15g
皂角 6g	干姜 15g	肉桂 15g	附子（先煎）15g

水煎服，日 1 剂。

另配服自制化毒片，每日 2~5 片。

服药 7 剂，二诊症见大便排出大量黏冻状物，胸腹胀痛减轻，食欲好转，但身体无力。守法，原方中加党参、黄芪、茯苓各 15g，白术 10g。服药 2 周，三诊症见饮食增加，面色转红，继服前方。患者坚持服药 5 月，体重增至 142 斤，复查示左腋下及鼠蹊肿大淋巴结皆消失。

[高振华. 孙秉严治疗胃癌经验撷菁. 中医药临床杂志，2009，21（2）：105.]

【诠解】孙秉严认为胃癌由大积大聚，久瘀成毒所致，非毒药攻则不能破，非峻药泻则不能下。用药上应本着攻而无损，下而无伤的原则。本案患者为胃癌术后化疗后病情复发，属疾病晚期，病位在胃，涉及脾胃、大小肠、肝胆等，病机为邪实正虚之证。患者初诊时，孙秉严以攻下为主，使患者大便排出异物，饮食增加，继而加用党参、黄芪、茯苓等益气扶正，使祛邪不伤正。

齐元富医案

（调畅气机助化疗，中西合璧抗肿瘤）

赵某，男性，56 岁。2012 年 5 月 16 日初诊。

主诉：胃癌术后 1 月余。

病史：患者因进食阻滞感，行胃镜示贲门癌。遂于 2012 年 3 月 21 日行手术治疗，术后病理示：贲门部腺癌，浸达外层，周围淋巴结（4/6）查见转移。术后于 2012 年 4 月开始第一周期化疗，因化疗反应较大，患者拒绝继续化疗。

刻下：呕吐少量黏液，纳差，眠可，大便不成形，日行数次，小便调，术后至今体重减轻约 5Kg。

辨证：肝胃不和。

立法：疏肝和胃降逆。

处方：

陈皮 15g	半夏 15g	制南星 15g	郁金 15g
莪术 15g	青皮 15g	槟榔 15g	薏苡仁 30g
莱菔子 30g	苏梗 15g	生甘草 15g	

水煎服，日 1 剂。

患者服药 12 剂，采用中药配合化疗，第 2 周期化疗时化疗反应明显减轻，无呕吐，仅稍恶心。患者坚持服用中药，先后复诊 16 次，顺利完成 6 周期化疗，无明显不适，复查肿瘤标志物降至正常，CT 示疾病无进展。患者状况较前明显好转，十七诊时，加强抗肿瘤药，首诊方去制南星、莪术、槟榔、薏苡仁、莱菔子、苏梗、生甘草，加厚朴 15g、枳壳 12g、白英 15g、白花蛇舌草 15g、半枝莲 12g、藤梨根 30g、佛手 15g、合欢皮 30g、党参 30g。

[郝云云，张康乐，李慧杰，等. 齐元富治疗胃癌经验. 辽宁中医杂志，2013，40（9）：1770-1771.]

【诠解】齐元富认为脾胃是人体气机升降的枢纽，手术及化疗后，人体脾胃更加亏虚，脾不能升清，胃难以降浊，清气不升，浊气不降，此百病由生，故治疗胃癌首重调畅气机。本案为胃癌术后辅助化疗的患者，其本在胃，与肝脾密切相关。首诊时患者处于化疗期间，反酸，呃逆，食不下行，呕吐，腹中胀满，不欲饮食，腹泻等情况，均为"清阳不升，浊阴不降"的结果，故治疗以调理脾胃为主，以减轻化疗毒副作用，使患者能够耐受化疗。化疗完成后，患者身体状况逐步恢复，治疗上则相应的加强抗肿瘤治疗。

乳 腺 癌

乳腺癌是现代最常见恶性肿瘤之一，发病人群主要集中于女性，亦有极少比例男性乳腺癌发生。西医学对于乳腺癌的诊治与研究深入，从目靶、X线至乳腺MRI，检查手段丰富且特异性逐渐升高，使得乳腺癌的早期诊断逐步实现。手术仍然是最佳治疗手段，传统的放化疗、内分泌治疗仍是不可或缺的治疗方法，靶向治疗逐步成为临床治疗及研究焦点。乳腺癌早期患者预后较好，中晚期患者生存期及生活质量亦显著优于其他系统恶性肿瘤。

乳腺癌属中医学"乳岩""乳石痈""翻花奶""乳疳""石奶"等范畴。早在隋代巢元方《诸病源候论》中即有"乳中隐核，不痛不痒，渐渐长大，坚硬者称为石痈"的记载；而对于乳岩一词的最早提出则是宋代陈自明的《妇人良方大全》。对于乳岩病因病机的描述如《医宗金鉴·外科心法要决·乳岩》："乳岩初结核隐痛，肝脾两损气郁凝"。在《薛立斋医案全集》中则是对于其发生发展、临证诊治、转归预后，应用医案的方式详细记录："郭氏妾，乃放出宫女，年四十，左乳内结一核，坚硬，按之微痛，脉弱懒言，此郁结证也，名曰乳岩，须服解郁结益气血药，百帖可保。郭谓不然，别服十宣散流气饮，疮反盛，逾二年，复请余视，其形覆碗，肿硬如石，脓出如泔，余谓脓清脉大，寒热发渴，治之无功，果殁。"

对于少发之男性乳腺癌，在中医学浩瀚典籍中亦有详细医案陈列，如王维德《外科证治全集》曰："又男子患乳癌，先用鲫鱼膏贴上两日，发大如拳，其色亦红，始来就医。令其揭下，与服阳和汤四剂，倘色转白可救，色若仍红无救矣。四日患色仍红，哀恳求治，以犀黄丸、阳和汤轮服，服至十六日，四余皆消，独患顶溃。用蟾拔毒三日，半月收功。"

一、气血瘀滞证

王沛医案

（乳腺方从肝经入，调气莫忘血亦行）

患者女性，77 岁。2009 年 3 月 26 日初诊。

病史：2008 年 7 月发现右乳占位，外上象限，直径 3cm，于医科院肿瘤医院行穿刺，病理显示为腺癌，因患者血压过高、房颤，未行手术治疗。予单药紫杉醇化疗 6 周期，病情进展。口服依西美坦片 2 个月，无效，病情进展。

刻下：乏力，时有咳嗽，右上肢及右乳房时有疼痛，乳头回缩，皮肤无橘皮样改变，舌苔白，脉沉弦细。

辨证：气血瘀滞。

立法：疏肝行气，活血止痛。

处方：

生黄芪 30g	香附 15g	瓜蒌 30g	薤白 10g
夏枯草 15g	炙乳香 10g	炙没药 10g	炮山甲 10g
僵蚕 12g	生杜仲 15g	川芎 8g	蒲公英 15g
生龙骨 30g	生牡蛎 30g	丹参 15g	

每日 1 剂水煎服。

加服小金丸每次 4 袋，每日 2 次。

2009 年 6 月 26 日复诊，乏力、咳嗽略好转，疼痛如前，晨起头晕，足踝微肿，舌暗红，苔白，脉濡细。予上方去薤白、川芎、白芍、蒲公英、僵蚕、生龙骨、生牡蛎，加补骨脂、郁金、猪苓、茯苓各 15g，白芥子 10g，肉桂 8g。该方加减应用，局部病灶稳定，时有疼痛，不用服止痛药。

（何秀兰，胡凯文．王沛肿瘤治验．北京：北京科学技术出版社，2012：178-180.）

【诠解】乳腺癌从脏腑辨证，基本上都存在肝郁、脾虚、肾虚三方面的问题，肝郁所占比例偏大，故治疗偏于从肝经入手，适当健脾补肾。本案中患者乳腺癌未手术，化疗进展，内分泌治疗无效，临床以局部疼痛症状为主，结合舌脉，辨证偏于气血瘀滞，故治以疏肝理气、活血止痛为主，药用香附、夏枯草、炙乳香、炙没药、僵蚕、炮山甲、川芎、丹参，加以瓜蒌、蒲公英、生龙骨、生牡蛎化痰、软坚散结，生黄芪、生杜仲健脾补肾。

焦中华医案

（郁久化热骨病起，气行热消脾肾齐）

患者女性，61 岁。2007 年 11 月 10 日初诊。

主诉：左乳癌术后 4 年，双肺、骨转移 8 个月。

病史：患者 4 年前因左乳包块 3 个月诊为乳癌，予手术切除，术后病理分型不详，未行放疗，化疗 2 周期。8 个月前因咳嗽、右胁痛，复查 CT、ECT 示：双肺多发转移、骨转移。再行化疗 6 周期，疗效不显。左锁骨上可触及 1 个 1 cm×1 cm 淋巴结，质硬。

刻下：咳嗽重，咯痰少，无咯血，右胁痛，情绪起伏大，易生气，舌暗、苔薄黄，脉弦细。

辨证：肝郁气滞，瘀毒阻络。

立法：疏肝理气，活血化瘀，解毒散结。

处方：

柴胡 15g	白芷 15g	郁金 15g	莪术 15g
杭白芍 24g	白术 24g	延胡索 24g	漏芦 30g
蒲公英 30g	清半夏 12g	桔梗 12g	枳壳 12g
云苓 20g	炒杏仁 9g	炙麻黄 9g	生甘草 9g

7 剂，每日 1 剂，水煎服。

二诊：患者仍咳嗽，咯少量白痰，右胁疼痛较前减轻，睡眠稍差。上方加陈皮、前胡各 15g，合欢皮、夜交藤各 30g，连服 14 剂。

三诊：患者咳嗽减轻，痰少，右胁隐痛，舌质偏红、苔少，脉细。上方去蒲公英、白芷，加麦冬 24g，芦根 30g，连服 14 剂。

四诊：近日感乏力，轻咳，右胁、后背疼痛较明显。初诊方加全蝎 10 g，仙灵脾 20g，补骨脂 12g，菟丝子 30g，连服 15 剂。

五诊：患者病情稳定，上方继服。之后一直坚持服中药，期间曾随症加减清热解毒、化痰散结、补益肝肾等药。

［梁丽艳. 焦中华治疗癌症经验拾萃. 山西中医，2011，27（3）：8-9.］

【诠解】乳腺癌好发于忧郁积虑的中年女性，提示肝郁伤脾是乳癌发病的重要内因。本案中肝郁气滞化火则见右胁痛，情绪起伏大，易生气；肝火犯肺则见咳嗽重，咯痰少；术后化疗后正气本虚；双肺多发转移、骨转移为余邪未尽，泛溢他处。治疗时注重补正扶本，配伍清热解毒、化痰散结、活血化瘀之品。方中白术、云苓益气健脾；柴胡、郁金疏肝理气；麻黄、杏仁、桔梗宣肺止咳化痰；元胡理气止痛；漏芦、蒲公英清热解毒；清半夏化痰散结；莪术活血化瘀。全方攻补兼施，标本同治。后期随症加减应用，获得良效。

二、脾肾两虚证

林毅医案

（补益脾肾先后天，中西结合抗癌毒）

患者女性，51 岁。2010 年 5 月初诊。

病史：患者 2004 年 12 月 21 日在当地某三甲西医院行左乳肿物切除术及左乳癌保乳术，术后病理提示"乳腺浸润性导管癌"，免疫组化：ER（－），PR（－），Her2（－），术后完成 6 周期 AC 方案化疗（THP90mg+CTX0.9g）。化疗结束后行放疗 1 个月。2008 年底自觉无明显诱因开始出现声嘶、气短不适。2009 年 1 月某西医院行胸部 CT 检查提示前纵隔淋巴结肿大，左肾上腺结节，可疑转移。2009 年 5 月复查胸部 CT 提示左下肺结节，前纵隔淋巴结肿大，左肾上腺结节大致同前。2009 年 7 月无明显诱因下出现胸痛不适，为陈发性刺痛，尚可忍受，无咳嗽咳痰，无心悸气促。2010 年 4 月开始自觉胸较前加重，声嘶、气短无明显变化。2010 年 5 月胸部 CT 提示双肺多发小结节，纵隔左肺门及右侧锁骨上淋巴结肿大，考虑转移。5 月 14 日某西医院行纵隔镜探查淋巴结活检术，术后病理提示"（升主动脉旁）符合低分化腺癌"。该院医生建议患者进行中医治疗，遂患者为求进一步诊治来我院就诊。

刻下：精神疲倦，畏寒喜暖，双下肢尤甚，胸痛声嘶，气短乏力，易汗出，纳呆，眠差，二便调，舌淡暗、苔薄白腻，脉沉细。

辨证：脾肾两虚夹瘀。

立法：健脾补肾。

处方：金匮肾气丸加减。

桂枝 10g	山药 15g	熟地 15g	山萸肉 15g
菟丝子 15g	牛膝 15g	乌药 15g	熟附子 10g
泽泻 10g	茯苓 15g	羌活 10g	仙茅 8g

淫羊藿 15g　　　川芎 10g

患者服用中药后症状明显缓解，并于 2010 年 8 月 11 日开始至 2011 年 1 月 14 日完成 8 周期 TP 方案化疗且化疗顺利，无明显不良反应。2010 年 10 月 14 日胸部 CT 提示："左乳癌术后，左下肺及胸骨多发转移"，对比 2010 年 8 月 2 日 CT 片，肺内转移瘤较前减少、缩小，胸骨转移瘤并周围软组织肿胀，亦较前缩小；双侧锁骨上下窝彩超提示：右侧锁骨下区实性肿块，较 2010 年 7 月 30 日有所减小，左侧锁骨上窝淋巴结稍大，性质待定，右侧锁骨上窝及左侧锁骨下区未见明显肿大淋巴结回声，评价为 CR。电话随访，患者一般情况良好。

[钟少文．林毅辨治乳腺癌围化疗期并发症的经验体会．中国中医基础医学杂志，2012，18（8）：860-861．]

【诠解】在乳腺癌的中医辨证治疗中，重视辨病，重视以病限证、从病辨证，辨病与辨证相结合的整体治疗。本案中患者年迈，脾肾本虚，加之手术、放化疗，正气更虚。正气虚弱，故可见精神疲倦，气短乏力；放化疗伤津耗气，气虚不固则见易汗出；脾虚健运失调，心失所养，则见纳呆，眠差；肾虚失于温煦则见畏寒喜暖，双下肢尤甚；舌淡暗、苔薄白腻，脉沉细为脾肾两虚夹瘀之象。方用金匮肾气丸加减温肾健脾，佐以乌药、川芎、羌活行气活血祛瘀，切中病机。加减应用，患者顺利完成后期化疗，说明对于中、晚期乳腺癌患者不宜直接手术或乳腺癌术后复发和转移者，更显示出中西医结合治疗的优越性。

三、气阴两虚证

吴良村医案

（手术伤身气血亏，中药平补显效珍）

患者女性，62 岁。2010 年 10 月 11 日初诊。

病史：患者因体检发现左乳有一大小约 2cm×1.5cm 肿块，后于 2010 年 8 月 3 日至当地医院行左乳肿块切除术，术后病理示:（左）乳腺浸润性导管癌，后行左乳腺癌改良根治术，术后行 CEF 方案化疗 4 次，化疗期间曾出现 II 度血液毒性，末次化疗时间为 2010 年 10 月 2 日。

刻下：神疲乏力明显，面色萎黄，语声低微，不欲饮食，大便偏干，舌淡红苔薄燥，脉沉细。

辨证：气血亏虚。

立法：益气养血，健脾和胃，佐以养阴生津。

处方：

北沙参 9g	石斛 12g	白术 15g	怀山药 15g
茯苓 15g	米仁 30g	枸杞子 15g	生地 15g
炒谷芽 15g	炒麦芽 15g	制首乌 15g	红枣 15g
姜竹茹 12g	陈皮 12g	益元散 15g	

服药 14 剂，水煎服，每日 1 剂。

2010 年 11 月 3 日二诊：乏力症状较前明显改善，胃纳渐佳，余症如前。上方减炒谷芽，加当归 10g，菟丝子 12g，14 剂，水煎服，日 1 剂。

2010 年 11 月 24 日三诊：大便始调，便质可，但偶感食后胃脘胀满，食滞不消，故予减当归、菟丝子，加广木香 12g，阳春砂 10g，续服 14 剂。

2010 年 12 月 18 日四诊：偶有大便次数多日行 3 次，便质偏稀，故守方加炒黄连 6g，半夏 10g，再服半月，后诸症改善，显效。

［郑丽萍，等. 吴良村临证治疗乳腺癌经验. 四川中医，2011，29（8）：12-13.］

【诠解】乳腺癌病程日久暗耗气血津液，术后更易伤气血，本案中患者神疲乏力明显，面色萎黄，语声低微，不欲饮食，均为气血亏虚的表现。放化疗热毒之邪损伤使津伤正虚更加明显，故可见大便偏干，舌淡红苔薄燥。治疗上注重益气养血、养阴生津。方中白术、茯苓、米仁、红枣等健脾和胃以充生化之源，北沙参、石斛、生地等滋养肺胃以改善津伤阴虚。后期谨守此方随症加减，收效明显。

张代钊医案

（补益调和五脏平，中西结合疗效佳）

患者女性，40 岁。

病史：患者无意中发现左乳房蚕豆大肿物，质硬，活动差，针吸活检找到癌细胞，遂行左乳腺癌根治术，术后病理为"左乳腺浸润性导管癌，部分硬癌结构，腋下淋巴结转移 2/10"。术后行化疗，药用 CTX，5-Fu，E-ADM。

刻下：化疗过程中出现恶心呕吐，纳差食少，疲乏无力，舌尖红，苔薄黄，脉细。

辨证：气阴两虚。

立法：健脾和胃，补心养血，滋补肝肾。

处方：

生黄芪 30g	生地 30g	沙参 20g	白术 10g
薏苡仁 30g	竹茹 20g	半夏 10g	旋覆花（包煎）10g
黄精 20g	鸡血藤 30g	女贞子 15g	枸杞子 15g
炒栀子 15g			

化疗过程中服用上方，化疗顺利完成。

术后 1 年半，发现右乳外上象限小结节多个，大小不一，质韧，无压痛，闭经 5 个月，时有小腹胀，舌尖红，苔薄，脉弦。治以疏肝理气，化瘀散结。

处方：

蒲公英 20g	香附 10g	郁金 10g	川芎 10g
地龙 15g	元胡 10g	益母草 30g	牛膝 15g
莪术 10g	山慈菇 15g	土贝母 20g	海藻 15g
鳖甲 20g	生甘草 6g		

同时服用加味逍遥丸、丹参片等。药后月经已来，但量少色暗，血块较多，且点滴不净，右乳结节考虑增生。原方加用葛根、当归、牡蛎、黄芪、丹参等，症见平稳。以后长期服用中药，定期复查，病人健康生存已 6 年余。

（贾立群，朱世杰．现代名中医肿瘤内科绝技．1 版．北京：科学技术文献出版社，2007：155.）

【诠解】乳腺癌是全身疾病的局部表现，综合治疗是目前的主要途径，分期辨证论治是中医治疗的特色。本案中患者经历手术和化疗，气阴严重耗伤，出现恶心呕吐，纳差食少，疲乏无力，舌尖红，苔薄黄，脉细等症状。根据"虚则补之""损者益之"的原则健脾和胃、补心养血、滋补肝肾，以调补气阴，辅助正气，辅助化疗的顺利进行。术后发现右乳外上象限小结节，脉证分析为气滞血瘀实证，予疏肝理气、活血化瘀治之，取得长期良效。

四、虚实夹杂证

余桂清医案

（攻补兼施效本佳，切莫忘记保胃气）

患者女性，50 岁。1982 年 3 月 23 日初诊。

主诉：左乳癌根治术后 1 个月。

病史：1982 年行左乳癌根治术，术后发现丙型肝炎，肝功能差，因不能行化疗故来门诊求治。

刻下：面色萎黄，纳少，肝区隐痛，舌淡苔黄略厚，脉沉细。

辨证：脾虚，湿热内蕴。

立法：益气健脾，清热解毒。

处方：六君子汤、当归补血汤加减。

太子参	炒白术	茯苓	法半夏
陈皮	黄芪	当归	白芍
茵陈	败酱草	白花蛇舌草	半枝莲

服药 14 剂，每日 1 剂，患者精神明显好转，ALT、AST 均下降至正常，劝其化疗，但患者拒绝，坚持服中药，故以逍遥散加山慈菇、浙贝母等治疗，随访 10 年患者良好。

［卢雯平，闫洪飞，董海涛，等. 余桂清治疗乳腺癌经验. 中医杂志，2003，44（4）：253-255.］

【诠解】乳腺癌临证，在辨证论治中应分清虚实之主次，辨别邪正盛衰，认真权衡后立足于扶正祛邪并施，力争以扶正来祛邪，以祛邪来扶正。本案中患者乳腺癌术后，脾虚气弱，肝脏又受病毒侵袭，不能耐受化疗，余邪仍在，治宜扶正祛邪。方中太子参、炒白术、茯苓、黄芪等益气健脾，败酱草、白花蛇舌草、半枝莲等清热解毒，补中有攻，攻而不伐，处方精专。方中清热之药均为易耗气败胃之品，在应用时一定要注意顾护胃气，防止苦寒之品败胃。掌握好清热解毒药味与药量。

朴炳奎医案

（一补一消一调畅，经方组合攻补平）

患者女性，55 岁。2011 年 12 月 21 日初诊。

主诉：左乳癌术后 10 月余，放化疗后、内分泌治疗中。

病史：患者 2011 年 1 月 12 日于北京 301 医院行左乳癌改良根治术，术后病理提示：左乳浸润性导管癌，大小约为 1.0cm×0.6cm×0.5cm，左前哨淋巴结 1/3，腋窝淋巴结 0/21。免疫组化：ER：47%（＋），PR：56%（＋），Her-2（＋）。术后行 AC-T 方案化疗 8 周期，放疗 16 次。2011 年 8 月 6 日开始服用阿那曲唑，现为求进一步中西医结合治疗前来就诊。

刻下：心烦易怒，潮热汗出，手足麻木，乏力，纳可，眠差，大便偏稀，舌淡红，苔薄白，脉缓。

辨证：肝郁脾虚，气不摄津，血失润养。

立法：疏肝健脾，补气养血，解毒抗癌。

处方：四逆六君调冲汤加减。

柴胡 10g	白芍 12g	枳壳 10g	紫草 15g
土茯苓 20g	生薏苡仁 20g	夏枯草 15g	山慈菇 15g
陈皮 10g	炒三仙（各）10g	生黄芪 30g	炒白术 15g
益智仁 20g	五味子 10g	蒲公英 15g	枸杞子 15g
甘草 6g			

服药 30 剂，每日 1 剂，水煎服。配合口服生血丸。

2012 年 2 月 2 日二诊：手足麻木好转，潮热汗出减轻，偶有烦躁，纳可，眠差，大便稍干，舌淡红，苔薄，脉略弦。上方去夏枯草、山慈菇、五味子、蒲公英，加龙葵 15g、白花蛇舌草 15g、女贞子 15g、肉苁蓉 20g。30 剂，每日 1 剂，水煎服。之后继续以疏肝健脾，益气养血，解毒抗癌为主调治，并根据患者症状随症加减，病情稳定。

2012 年 11 月 14 日复诊：患者于北京 301 医院复查 CT，未见明显异常。血清肿瘤标志物、肝肾功能也皆正常。目前一般状况良好，继续维持治疗中。

[王兵 . 朴炳奎教授辨治乳腺癌临床经验探析 . 环球中医药，2013，6（8）：627-629 .]

【诠解】中医药治疗肿瘤的特色并不在于直接攻伐，而在于扶正与抗肿瘤并举。临证中，审观病因，重视内虚。本案中患者术后，正气必虚，加之术后放化疗耗气伤阴，体虚更甚。故可见手足麻木，乏力，纳可，眠差，大便偏稀等症；内分泌药物阻断雌激素的作用，干扰了人体正常的内分泌功能，不可避免的会出现副作用，故可见心烦易怒，潮热汗出等症。乳腺癌经手术、放化疗，邪气虽减，但仍有极少癌毒蛰伏体内，故治以疏肝健脾，补气养血，解毒抗癌。四逆六君调冲汤是朴教授多年临床实践形成的经验方，主要由四逆散和六君子汤加益肾调补冲任以及抗癌之药组成，全方合用，共奏疏肝健脾，益肾调补冲任，抗癌解毒之功。

李佩文医案

（临症舌脉辨虚实，真假阴阳辨别清）

患者女性，62 岁。2006 年 5 月 14 日初诊。

病史：2005 年 12 月经手术病理诊为右乳浸润性导管癌，术后应用紫杉醇加阿霉素方案化疗 6 周期，化疗结束后肝功能持续异常。2006 年 5 月 14 日来诊时测 AST 98IU/L，ALT 129IU/L。

刻下：乏力、纳呆、恶心、咽干不欲饮水。

辨证：肝经湿热，脾失健运。

立法：清肝利湿，健脾助运。

处方：

大生地 20g	醋柴胡 10g	五味子 10g	玫瑰花 10g
青皮 10g	陈皮 10g	木香 10g	鸡内金 20g
菊花 10g	生薏苡仁 20g	白花蛇舌草 20g	焦三仙（各）10g

服药 14 剂，每日 1 剂，2 周后复查 AST94IU/L，ALT50IU/L，自觉症状明显改善，上方去玫瑰花，加诃子 10g、荷叶 10g。三诊复查肝功恢复正常，AST24IU/L，ALT32IU/L。继用调肝补肾中药治疗，至今未见肿瘤复发。

［朱世杰. 李佩文治疗乳腺癌经验撷英. 北京中医药，2008，27（3）：173-175.］

【诠解】乳腺癌的中医治疗应注重整体治疗，根据不同的病程阶段及患者的不同情况辨证论治。化疗后出现肝功能异常，尤其是出现纳呆、腹胀、乏力、纳呆、恶心等症状，严重影响生活质量时，辨证运用中药，可帮助患者缓解症状，继而坚持完成化疗等西医治疗。本案中结合患者症状及舌脉辨证，证属肝经湿热、脾失健运。方中青皮、陈皮、鸡内金、焦三仙等健脾助运，在健脾和胃的同时，给予疏肝利湿热中药醋柴胡、玫瑰花、生薏仁等，能有效改善患者症状。纵观本案，关键点在于紧抓水湿不得气化，而非真阴亏虚之象，药证相符，故收效明显。

陆德铭医案

（扶正祛邪散结痛，补肾壮骨抗转移）

患者女性，45 岁。1994 年 6 月 8 日初诊。

病史：1993年患者行右乳癌根治术后，7月肋骨锁骨肿大，经同位素扫描诊断为"骨转移"，不耐放、化疗。检查见有锁骨肿大和压痛明显，锁骨上窝未触及肿大淋巴结。

刻下：食欲一般，面色萎黄，脉濡细，苔薄舌红边有瘀紫。

辨证：气阴两虚，余毒入骨。

立法：益气养阴，清热解毒，佐以补肾壮骨。

处方：乳癌散结汤加减。

生黄芪 30g	女贞子 15g	南沙参 15g	枸杞子 12g
仙灵脾 30g	肉苁蓉 12g	山萸肉 9g	莪术 30g
山慈菇 15g	海藻 30g	蛇舌草 30g	蛇莓 30g
蛇六谷 30g	石见穿 30g	露蜂房 12g	龙葵 30g
石上柏 30g	半枝莲 30g		

上方加减治疗月余后，再次同位素扫描复查示原放射异常浓聚灶的放射分布基本同于对侧；右锁骨肿胀、压痛基本消失。服药半年来，病情稳定。

（唐先平，桑志成．肿瘤古今名家验案全析．北京：科学技术文献出版社，2007：311.）

【诠解】中医理论认为"肾主骨生髓"，乳腺癌骨转移的病因主要是肾虚，肾精不充，骨髓失养，癌瘤乘虚循径入骨，而形成骨转移癌。故治疗中辨证的基础上，佐以补肾壮骨。乳癌散结汤是陆德铭医师经验方，方中黄芪益气健脾；仙灵脾、肉苁蓉、山萸肉等温补肾阳；女贞子、枸杞子、南沙参等滋阴润燥；上药合用，气阴双补，脾肾兼顾。蛇舌草、蛇六谷、石上柏、石见穿、龙葵、蛇莓、半枝莲等清热解毒抗癌消癥；莪术、露蜂房、山慈菇、海藻等活血化瘀、化痰散结。全方扶正祛邪，攻补兼施，切合病机，故取得较好疗效。

郁仁存医案

（莫怕三阴无明法，经方辨证既效佳）

患者女性，39岁。2003年8月18日初诊。

病史：患者2002年3月行左乳癌改良根治手术，病理结果：乳腺浸润性导管癌Ⅱ级，肿瘤大小 3cm×2cm，淋巴结转移（2/15），免疫组化：ER（－），PR（－），p53（＋），C-erbB-2（＋），fish检查（－）。以环磷酰胺＋阿霉素＋5-氟尿嘧啶（CAF）方案化疗6周期。2003年5月发现第3、4腰椎转移，随后行腰椎放射治疗，并帕米膦酸二钠（博宁）治疗。8月初复查血象、肝肾功正常，癌抗原153（Ca153）28.6U/ml。

刻下：时有腰部酸痛，情绪欠佳，纳食不馨，夜寐尚可，无汗出、烦躁等，二便调。舌暗有瘀点、苔白，脉弦滑。

辨证：肝郁脾虚，肾虚骨弱，瘀毒内结。

立法：疏肝健脾，补肾健骨，化瘀解毒。

处方：逍遥散加减。

柴胡 10g	黄芩 10g	茯苓 10g	白术 10g
鸡血藤 30g	莪术 10g	赤芍 10g	白花蛇舌草 30g
白英 15g	龙葵 15g	山萸肉 10g	透骨草 15g
补骨脂 15g	骨碎补 10g	焦山楂 30g	焦神曲 30g
焦麦芽 30g	砂仁 6g		

服药14剂，每日1剂，二诊患者腰部疼痛减轻，情绪尚可，但口干口苦，胸胁不适，舌暗、苔白厚。患者有肝胆湿热征象，在上方基础上加用龙胆10g、泽泻10g，以清肝泄热。2003年10月8日三诊：患者情绪尚可，口干口苦，胸胁不适等症状明显好转。查血常规、肝肾功能正常，Ca153：20.4U/ml。2003年11月6日四诊：骨核磁提示骨肿瘤无进展，肿瘤无进展情况。继以此方加减服用5年，追访至2012年8月，患者一般情况良好，能够正常生活和工作。

[张青．郁仁存治疗三阴性乳腺癌经验．中医杂志，2013，54（9）：737-739．]

【诠解】无论是肿瘤本身，还是抗肿瘤治疗，都会给患者带来损伤。在治疗上注重固本原则，即先天之本肾，后天之本脾胃。晚期乳腺癌，尤其是三阴性乳腺癌到目前为止认为是不可根治的，化疗是转移性乳腺癌的主要治疗方法，辨证应用中药治疗，配合西医治疗，能延长患者生存期，缓解症状，提高生活质量。本案中患者乳腺癌术后化疗后脾胃虚弱，加之骨转移，肾虚邪聚，已属晚期，治以扶正祛邪，扶正者，多健脾补肾，方中茯苓、白术、山萸肉、补骨脂等为此用；祛邪者，多活血化痰、抗癌解毒，方中莪术、白英、白花蛇舌草、赤芍等为此用。后期辨证加减应用中药抗癌，获得了长期的疗效。

章永红医案

（健脾疏肝调平和，茶饮消癌亦效珍）

患者女性，56岁。2008年8月20日初诊。

主诉：乳腺癌术后化疗 3 周期。

病史：患者于 2007 年 8 月 10 日在外院行"右乳癌根治术"，病理结果示浸润性导管癌，腋下淋巴结 1/12（＋）、ER（＋）、PR（＋），术后予以 TAC 方案化疗 3 次及三苯氧胺等治疗，用量不详。后患者拒绝再次化疗，要求中医治疗来诊。

刻下：形体消瘦，面色欠华，神疲懒言，肢体倦怠，头晕，口唇干燥，牙龈肿胀，心悸失眠，自汗、盗汗皆作，时而胸闷易烦，食欲不振，大便不畅，舌质淡红，苔白微腻，脉细弦。

辨证：气血亏虚，土虚木郁，余毒内结。

立法：益气养血，健脾和胃疏肝，解毒散结。

处方：

党参 30g	白术 15 g	茯苓 20g	百合 20g
知母 12g	天冬 12g	枸杞 10 g	生薏苡仁 30 g
黄芪 40g	当归 6g	白芍 15g	夜交藤 30g
浮小麦 30g	绿梅花 10g	佛手 10g	山慈菇 15g
石榴皮 5g	神曲 10g	麦芽 10g	白花蛇舌草 30g

并嘱患者间歇性以虎眼万年青（5~20g 每日）水煎代茶饮以吞服灵芝孢子粉（3~5g 每日）配合汤药服用，服药 14 剂后，患者全身症状明显改善，纳食转增，大便渐通畅。后以此方随症加减，血小板低加用花生衣、阿胶、仙鹤草养血止血；白细胞低加用黄精、鹿角胶、补骨脂等补肾生髓；胃胀、嗳气加用陈皮、九香虫、枳壳理气和胃；眠差加用合欢皮、酸枣仁、夜交藤养血宁心安神；上肢肿胀疼痛加用鸡血藤、地龙、全蝎等行血活血、舒经通络止痛。在门诊坚持用中药调理至今，定期复查未见复发和转移。

［刘旭 . 章永红治疗乳腺癌术后经验探要 . 辽宁中医杂志，2011，38（6）：1063-1065 .］

【诠解】乳腺癌的发生、发展往往呈正气不足，邪毒留滞的态势，治疗应权衡轻重，扶正祛邪并施，扶正是基础，祛邪是重点。本案中患者乳腺癌术后加化疗，气血俱损，故可见形体消瘦，面色欠华，神疲懒言，肢体倦怠，头晕，自汗、心悸失眠、舌淡等；化疗致脾胃功能受损，故可见食欲不振、大便不畅；气机郁结而见胸闷易烦；苔白微腻为余毒内结。证属于正虚邪实，治以扶正与祛邪相结合，方中以党参、茯苓、白术、百合、当归、黄芪、枸杞等健脾养血和胃；绿梅花、佛手疏肝理气通络；白花蛇舌草、山慈菇、石榴皮、虎眼万年青抗癌解毒散结。全方标本兼顾，有的放矢，坚持中药调理，病情趋于稳定向愈。

花宝金医案

（扶正健脾身可保，抗癌还看散痰结）

患者女性，75 岁。2005 年 6 月 16 日初诊。

主诉：确诊乳腺癌术 5 年余。

病史：患者于 2000 年 4 月无意间触及左侧乳房肿块，就诊于北京某医院。穿刺病理为浸润性导管癌。完善检查未见远处转移。2000 年 4 月 27 日行左乳腺癌改良根治术。术后病理结果显示为：左乳浸润性导管癌，大小 2.0cm×2.5cm×1.5cm，淋巴结转移 12/26，ER（++），PR（+）。术后辅助化疗 6 个周期，并行放疗。后口服枸橼酸他莫昔芬片治疗。规律复查，2005年 5 月复查，肝左叶转移瘤 2.0cm×3.1cm，考虑乳腺癌肝转移。患者因年龄大，放弃化疗，就诊我处。

刻下：乏力，头晕，纳食一般，偶有腹胀，二便调。舌质淡，苔腻，脉弦。

辨证：脾虚痰凝。

立法：益气健脾，化痰散结。

处方：

党参 15g	白术 12g	茯苓 20g	陈皮 6g
天麻 12g	石菖蒲 12g	炮穿山甲 12g	浙贝母 12g
水蛭粉 6g	牡丹皮 12g	生地黄 15g	山慈菇 10g
蒲公英 20g	生姜 5 片	大枣 5 枚	白花蛇舌草 30g

2005 年 8 月 10 日二诊：复查肝转移灶未见明显变化，头晕减轻，纳食、体力改善，腰酸、怕冷。舌质淡，苔白，脉滑。上方加山茱萸 15g，枸杞子 12g。患者随诊至今已有 7 年余，虽转移灶缓慢增大，但是无任何症状，生存状况良好。

［秦英刚．花宝金教授以调肝健脾法治疗乳腺癌经验．2013，28（176）：6-7．］

【诠解】乳癌的治疗必须重视“本虚”的内因作用。或因脾胃不足，或因肾精亏虚，或因冲任失调、气血不畅，或因肝阴不足而气机逆乱等等不一而足。本案中患者术后、化疗后，脾虚气弱，加之肝脏又受邪毒侵扰，不能耐受化疗。

乏力，头晕，腹胀，舌质淡，苔腻，此虚为脾虚，治疗上应以补脾为要。方中党参、白术、茯苓、陈皮、大枣等皆为益气健脾之品。积之已成，非单用扶正可散之，且余邪仍在。因此，治疗辅以炮山甲、浙贝母、水蛭等化痰解毒散结，以抗肿瘤。后期根据患者症状随症加减，收效颇佳。

孙桂芝医案

（大方治癌药不繁，消补通化在其中）

患者女性，49 岁。2008 年 3 月初诊。

主诉：左侧乳腺癌术后化疗 2 周期。

病史：患者 2008 年 1 月确诊左侧乳腺癌，行手术治疗，病理诊断为浸润性导管癌，腋下淋巴 2/6，雌激素受体（＋）、孕激素受体（＋），Her-B2 阴性。化疗 2 周期后，拟下一周再行化疗。

刻下：恶心、纳差，神疲乏力，面色萎黄，睡眠差，易烦躁、出汗，舌淡胖，苔薄白，脉弦细。

辅助检查：血常规：WBC 4.0×10^9/L，N 65%，Hb 102g/L。便潜血试验（－）。生化检查正常。腹部超声未见异常。

辨证：心脾两虚，肝胃失和，余毒内结。

立法：健脾和胃，益气养血，宁心安神，疏肝理气，解毒散结。

处方：橘皮竹茹汤合黄芪建中汤合甘麦大枣汤加减。

橘皮 10g	竹茹 10g	清半夏 9g	枇杷叶 10g
生黄芪 30g	杭白芍 15g	太子参 15g	炒白术 15g
土茯苓 30g	生蒲黄 10g	露蜂房 5g	炮山甲 6g
炙鳖甲 10g	生龙牡各 15g	山慈菇 10g	五味子 5g
绿萼梅 10g	佛手 10g	鸡血藤 15g	补骨脂 10g
草河车 15g	浮小麦 30g	大枣 20g	白花蛇舌草 30g
炙甘草 10g			

服药 14 剂，每日 1 剂，每天分 2 次早、晚服 100mL。以后随症加减。

经治 4 年余，症状明显缓解，精神转好，胃纳、夜寐改善，大便通畅，情绪稳定，血常规及肿瘤标志物多次复查均在正常范围，淋巴结未触及肿大，目前仍在坚持治疗中。

［顾恪波. 孙桂芝教授诊疗乳腺癌经验探析. 辽宁中医药大学学报，2013，

15（5）：153-155.]

【诠解】治疗乳腺癌的优势在于整体施治，扶正祛邪。本案中患者术后化疗2周期后，心脾两虚为本，肝胃瘀热为标。恶心、纳差为化疗副作用，神疲乏力，面色萎黄，睡眠差皆为心脾两虚的表现。乳腺癌为激素依赖性肿瘤，与内分泌功能有着密切的关系，在辨证给予橘皮竹茹汤、黄芪建中汤，同时针对易烦躁、出汗等症状，予甘麦大枣汤加减，辅以疏肝理气、疏通乳络的药物，攻补结合，标本兼治。

陈光伟医案

（扶正抗癌补正气，疏肝健脾调气机）

孟某某，女，28岁。2008年9月16日就诊。

主诉：右乳癌术后1年余，放化疗、内分泌治疗后1月。

病史：患者一年半前无意中发现右乳内一约枣核大小包块，质硬活动度差，无压痛，后包块渐增大如桃核大小。遂就诊于交大一附院，病理示"右乳浸润性微乳头癌"。后在该院肿外科行TA方案化疗1周期，一年前行右侧乳腺癌改良根治术。术后病理"右乳腺浸润性微乳头状癌伴血管内癌栓形成"。右腋窝淋巴结20/23个癌转移，乳头基底部未见癌组织，周围乳腺呈增生性改变。免疫组化：ER（＋），PR（＋＋），C-erbB-2（＋＋＋）。术后行TEC方案化疗5周期，用量不详。并加用赫赛汀2周期，后加用放射治疗，剂量不详。又给戈舍瑞林治疗，耐受尚可。现为求中医治疗来诊。

刻下：情绪抑郁，胸闷，时太息，两胁胀痛，面色萎黄，纳差，夜休差，二便调。舌淡嫩，苔白腻，脉弦细。

辨证：肝郁脾弱，痰瘀互结。

立法：疏肝解郁，软坚散结，益气健脾。

处方：扶正抗癌汤加减。

黄芪 15g	女贞子 15g	灵芝 15g	藤梨根 15g
牛蒡根 15g	浙贝母 12g	翻白草 15g	党参 12g
白术 12g	云苓 12g	柴胡 12g	郁金 12g
香附 12g	细辛 3g	元胡 24g	焦三仙（各）12g
白芍 15g	甘草 3g		

服药12剂，每日1剂，二诊患者两胁胀痛症状减轻，食量增加，出现心烦，

易怒。继用上方随症加丹皮 12g，栀子 12g，去细辛、党参，服用 12 剂。三诊：心烦，易怒消失，亦无两胁胀痛，去柴胡、郁金，加用陈皮 12g，法半夏 12g，服用 12 剂。后一直服用扶正抗癌汤至今，期间随症加减，病情平稳。

［庞乐. 陈光伟教授治疗中晚期乳腺癌经验. 现代中医药，2009，29（6）：2-3.］

【诠解】乳腺癌是一个全身性疾病，而非仅仅是局部的病变，重视整体观察。其基本病机为正虚邪实，正气不足是疾病形成和发展的根本条件。治疗上分期论治，权衡扶正与祛邪的力度。本案中患者情绪抑郁，胸闷，时太息，两胁胀痛，面色萎黄，纳差，夜休差为肝郁脾弱，痰瘀互结之象。扶正抗癌汤是陈光伟医师经验方，方中黄芪、灵芝、女贞子、党参、白术、云苓益气健脾；藤梨根、牛蒡根、翻白草、浙贝母等清热解毒散结抗癌；柴胡、郁金、香附、白芍疏肝解郁；全方以扶正为主，立法严谨，攻补兼施，切中病机。

肝 癌

我国早已成为肝癌的高发区。原发性肝癌根据临床病理学分为原发性肝细胞癌及肝内胆管癌。西医学对于原发性肝癌的诊治手段极其有限，除手术切除、TACE（介入治疗）外，对于放化疗均不敏感。

原发性肝癌根据其特征属于中医"积证""痞满""黄疸""胁痛"等范畴。历代医家肝癌的论述如下，《灵枢·邪气脏腑病形》记载："肝脉微急为肥气，在胁下，若覆杯""伏梁，在心下"；《难经》记载："肝之积名曰肥气，在左胁下如覆杯"；《济生方·瘤瘕积聚门》："肥气之状，在左胁下，覆大如杯，肥大而似有头足，是为肝积"；《圣济总录》论述："积气在腹中，久不瘥，牢固推之不移者，脏也，饮食不节，致脏腑气虚弱，饮食不消，按之其状如杯盘牢结，久不已，令人身瘦而腹大，至死不消"；《诸病源候论·积聚病诸候》记载："积聚者，由阴阳不和，脏腑虚弱，受于风邪，搏于脏腑之气所为也"；《医宗必读》则述之："积之成也，正气不足，而后邪气踞之"。中医认为本病的发生多由饮食内伤，情志失调，或外邪侵袭，致肝脾受损，气机阻滞，瘀血内停，湿热火毒蕴结，日久渐积而成。本病病位以肝脾为主，涉及肾，病属虚实夹杂，虚以脾气虚、肝肾阴虚为主，实以气滞、血瘀、痰湿、热毒为患。

一、肝郁脾虚证

钱伯文医案

（疏肝健脾调气血，扶正祛邪消癥积）

朱某，男性，62 岁。1989 年 3 月 3 日初诊。

主诉：肝癌肝动脉结扎术后 1 年余。

病史：患者于 1988 年在某医院剖腹探查发现肝癌浸及肝门，行右肝动脉结扎术。1989 年 2 月 B 超探测及 CT 扫描提示肝右叶占位 7.8cm × 6.6cm。

刻下：肝区隐痛，低热（37.8℃），口苦，食欲不振，舌苔白，脉细弦。

辨证：脾虚湿困，气滞血瘀。

立法：益气健脾，化瘀消癥。

处方：六君子汤化裁。

党参 12g	白术 12g	茯苓 30g	陈皮 6g
黄芪 30g	赤芍 30g	丹参 24g	合欢皮 24g
生薏米 24g	熟薏米 24g	败酱草 30g	土茯苓 24g
壁虎 2 条			

水煎服，日 1 剂。

二诊：服药 30 剂，症见低热已退，肝区疼痛减轻，食欲增进。守方加强化瘀消癥积，上方去陈皮、赤芍、丹参、合欢皮、生熟薏米、败酱草，加枳壳 9g、仙鹤草 30g、南北沙参各 30g、大腹皮 12g、浙贝母 3g、昆布 30g、三棱 30g、莪术 30g，壁虎加至 4 条。

三诊：继服 14 剂，复查示肝右叶占位 1cm×1cm。仍守法随症加减：低热加银柴胡 12g，地骨皮 12g；汗多加糯稻根 30g，浮小麦 30g，肝功能不良，白球倒置，加生黄芪 50g。

1993 年 9 月四诊：症见烦热口干，舌苔黄腻，脉弦，B 超示肝脏肿块 1.2cm×1.8cm。辨证属肝郁脾虚、热毒内蕴，治以清热解毒、化瘀软坚、健脾益胃。

处方：

田基黄 20g	垂盆草 20g	茯苓 24g	薏苡仁 30g
枳壳 10g	土茯苓 30g	蒲公英 20g	白花蛇舌草 30g
牡蛎（先煎）30g	三棱 30g	莪术 30g	山楂 24g
赤芍 30g	白芍 30g	鸡内金 20g	

水煎服，日 1 剂。

1994 年 9 月 20 日五诊：复查 B 超肿块消失。

1996 年 7 月 30 日六诊：B 超检查肿瘤复发（3.3cm×4cm），续用前方治疗。

1997 年 5 月七诊：症见潮热盗汗，咽干口燥，舌苔黄腻，辨为热毒久蕴、耗伤气阴，治以育阴清热、软坚散结。

处方：

仙茅 6g	淫羊藿 10g	知母 6g	当归 6g
巴戟天 10g	制龟甲（先煎）10g	地骨皮 20g	蒲公英 30g
田基黄 20g	垂盆草 20g	苦参 10g	土茯苓 30g

煅牡蛎（先煎）30g　白花蛇舌草 20g　　　茯苓 30g　　　壁虎 4 条
枸杞子 15g

水煎服，日 1 剂。

[王昌俊，陈伟. 钱伯文治疗原发性肝癌经验. 中医杂志，1999，40（8）：460-461．]

【诠解】钱伯文教授认为肝癌的发生与肝气抑郁，气血瘀滞，脾虚湿聚，热毒内蕴等有关。肝主情志，喜条达，性主疏泄。情志不随，肝气抑郁，则气机不畅，血气受阻，日久而成积聚。故临床常以疏肝解郁，益气健脾宽中等法为主治疗，用逍遥散、异功散、参苓白术散、香砂六君子汤等加减治之；如见气血瘀滞，经络阻滞，瘀积不散，形成积聚肿块，临床佐以活血化瘀，理气散结等法，用血府逐瘀汤、桂枝茯苓丸、越鞠丸等加减治之；如嗜酒过度或邪毒外侵，湿热郁蒸而致肝癌黄疸臌胀等症，以清热解毒，利湿消肿等法，用黄连解毒汤、龙胆泻肝汤、当归龙荟丸、五苓散、五皮饮等加减治之；如肝癌患者正气虚弱，气阴两虚，全身抗病力减弱，免疫机能低下，则以益气养阴补肾等法，用一贯煎、大补阴丸、生脉散、六味地黄丸、加减复脉汤等加减治之。此外，随症加减，如湿热较盛，黄疸加深，可加茵陈、山栀、郁金等药；大便秘结，腹部胀满，可加厚朴、大黄、大腹皮等；肝区疼痛，可加川楝子、鸡矢藤、延胡索等；恶心呕吐，可加姜竹茹、姜半夏、陈皮等；便血可加血余炭、仙鹤草、墨旱莲等。同时还可应用人参鳖甲煎丸、斑蝥素片等药物。

钱氏在临床施治中尤其注重以下几点：①辨证用药时首先分清正与邪的主次关系，中医认为"积聚"之形成与体内的"正气不足"和外来的"邪气滞留"有关。即使是热毒壅盛或湿浊内聚而应用清热解毒或化湿利湿等法时，也不能忽视扶正的一面。反过来如在气阴两虚，正气不足，在应用益气养阴药的同时，也要考虑邪毒滞留，而适当地选用一些祛除病邪的药物。②在准确辨证基础上，据病情而选用疏肝解郁、理气散结、清热利湿、益气养阴等不同治疗方法和不同方药，均能取得症状改善、生命延长、甲胎蛋白下降等效果。常用药物有八月札、合欢皮、郁金、香附、枸橘李等。③谨慎合理使用活血化瘀之剂，有些肝癌患者虽有明显的瘀象，但也不宜多用久用活血化瘀之品，以免引起出血倾向。④遣方用药中应酌加一些归经或引经药，如柴胡、橘叶等，有利于整方药效的发挥。⑤鳖甲煎丸临床应用对治疗肝区疼痛、改善症状确有一定作用，且对部分肝脏肿大者可起到控制和缩小作用，长期服药也未见明显不良反应，但对已出现腹水的晚期肝癌，则无效。

本案中，钱伯文医师在病情的不同阶段，治疗大法各有侧重，初起以脾虚瘀滞为主，治疗重在健脾化瘀，随着病情变化，热毒雍盛的表现逐渐突出，治疗上则重用清热解毒，而后病久正气不足，邪毒留滞时又着重育阴清热，把握了中医辨证治疗的精髓，各阶段中合理的掌握了扶正与祛邪之间的关系，在治疗的全程中始终顾及疏肝健脾。

本案方药中，田基黄一味非为临床常用药味，其性味甘、苦、凉，归于肺、肝、胃经，功善清热利湿、解毒、消肿散瘀。本案中应用此药于症见烦热、舌苔黄腻之时，与垂盆草相合共行清热解毒利湿之效。

陈可冀医案

（疏肝健脾畅情志，清热利湿解癌毒）

于某，男性，48岁，美籍华人。2004年5月25日初诊。

主诉：肝癌放化疗后4个月。

病史：患者既往有乙肝小三阳病史17年，2年前开始出现进行性消瘦，4月前因上消化道出血经CT、B超诊断为肝癌、肝硬化腹水。行放化疗治疗。

刻下：消瘦，乏力，黑便，腹胀，脐下腹痛，舌暗，苔黄厚腻，脉弦。

辨证：肝郁脾虚，湿热内停。

立法：疏肝健脾，清热利湿。

处方：

生黄芪30g	西洋参10g	茯苓30g	炒白术12g
半枝莲15g	虎杖15g	茵陈15g	金钱草20g
柴胡12g	白芍10g	白花蛇舌草15g	泽泻12g
车前草30g	王不留行30g		

水煎服，日1剂。

同时嘱患者心情平和，高营养饮食，半流质或流质饮食。服药2月，二诊见腹胀减轻，腹水减少，精神好转。继服上方。

（张京春. 陈可冀学术思想及医案实录. 北京大学医学出版社.）

【诠解】陈可冀医师认为肝癌患者多因情志不舒，肝之疏泄功能失职而致血脉瘀滞，湿邪内停，治疗时多以调理气机、扶助正气、兼顾气阴为主；同时，血脉瘀阻病机的认识为陈可冀医师在临证之中的关键点。本案为在慢乙肝基础上发展而来的肝癌，首发症状即为消化道出血，无手术机会，病情重，病机以虚为主，病位在肝，涉及脾肾；加上放化疗后损伤正气大虚，用药在治肝的同时着重补气健脾。方药中除以益气行气、疏肝健脾等药味组成之外，尚有王不留行一味，此药临床最常用于耳穴埋豆，具有非常好的活血通经之效，在本方中加用本药味通经之余，并未拘泥于西医消化道出血之症。因此于肝癌而致出血之时，当需辨别临证，而非拒用活血通经之品，离经之血即为瘀血！

李佩文医案

（扶正祛邪消癌毒，辨证论治是关键）

曹某，男性，54 岁。2004 年初初诊。

主诉：原发性肝癌介入治疗后 1 年。

病史：患者既往乙肝小三阳病史 30 余年。1 年前经 CT、B 超及 AFP 等检查明确诊断为原发性肝癌。肝右叶肿瘤 2.9cm×2.5cm，门静脉癌栓 1.0cm×0.8cm，腹水中等量，脾大。行介入治疗 2 次。

刻下：消瘦，全身乏力，口干，皮疹，腹胀，关节疼痛，纳呆，腹泻，尿黄，舌质红、苔黄，脉沉。

辨证：肝郁脾虚，湿热内蕴。

立法：健脾疏肝，清热利湿。

处方：

柴胡 8g	生地黄 15g	白鲜皮 10g	猪苓 10g
茯苓 10g	地肤子 10g	牡丹皮 10g	墨旱莲 10g
凌霄花 10g	葶苈子 10g	仙鹤草 15g	蒲公英 10g
百合 20g	石见穿 10g	石榴皮 15g	半枝莲 10g

水煎服，日 1 剂。

另配服：痛块灵口服液，每次 10ml，每日 3 次。

二诊：服药后皮疹很快消退，口不干，腹泻止。2004 年 8 月复查见肝右叶占位缩小至 1.5cm×1.2cm，腹水减少，门静脉癌栓消失。上方去葶苈子、猪苓、白鲜皮，加秦艽 10g、菊花 10g、五味子 10g、党参 10g、土贝母 10g。到 2005 年 11 月复查，仅见肝硬化，肝内占位消失，腹水消失，甲胎蛋白正常。调整药物如下。

处方：

柴胡 10g	五味子 10g	知母 10g	牡丹皮 10g

枸杞子 15g	沙苑子 10g	牛膝 10g	青皮 10g
陈皮 10g	桑寄生 10g	秦艽 10g	莪术 10g
薏苡仁 30g	凌霄花 10g	白花蛇舌草 15g	

水煎服，日1剂。

患者间断服用上方，一直病情稳定。

[李园．李佩文治疗原发性肝癌经验．中医杂志，2009，50（7）：594-595．]

【诠解】李佩文医师认为肝癌的发生始于肝气郁结，终于脾虚、肝肾阴虚，通常肝脾肾三脏同病，肝郁血瘀为肝癌发病的主导因素，贯穿于肝癌病证的始终。在遣方用药方面，首先，根据五行之肝木的特点，当注意肝脾之间的关系，所谓"见肝之病，知肝传脾，当先实脾……"；其次，注意肝胃之间的关系，百病皆生于气，早期为肝气不舒而致病，久则可见肝气克胃，有胃气则生，因此在保护疏肝行气之时亦可酌加养胃护胃之品；第三，气为血之帅，肝气郁结久则必成血瘀，往往已经为晚期，晚期多见消化道出血、肝脏破裂出血，因此李佩文医师主张活血之法中病即止，不可不用，亦不可过用。本案中患者初诊时正邪交争，治疗以祛邪为主，佐以扶正，后期癌毒既消，病机属虚，治疗侧重于补益肝肾，调理气血。

孙桂芝医案

（攻补兼施抗肿瘤，复方大剂获奇效）

王某，男性，68岁。2002年4月5日初诊。

主诉：肝癌门静脉栓塞术后4月。

病史：患者既往慢性乙型病毒性肝炎病史20余年，肝硬化病史5年。4月前经检查临床诊断为原发性肝癌。肝右叶内肿瘤6.0cm×5.5cm，肝左叶肿瘤2.5cm×3.0cm，AFP>1000μg/L。予肝动脉化疗栓塞治疗。

刻下：肝区疼痛，腹胀，面色晦暗，神疲乏力，气短懒言，眼睑色淡，纳少恶心，大便溏，每日2-3次，舌暗淡，苔白腻，脉沉细。

辨证：脾胃亏虚。

立法：健脾和胃，健中消导，解毒抗癌。

处方：黄芪建中汤化裁。

| 生黄芪 30g | 白芍 15g | 太子参 15g | 炒白术 15g |
| 土茯苓 15g | 砂仁 10g | 木香 10g | 桂枝尖 3g |

白芷 10g	露蜂房 5g	血余炭 10g	生蒲黄 10g
地龙 6g	桃仁 6g	水红花子 10g	炮穿山甲 15g
龟甲 15g	生麦芽 30g	代赭石 15g	鸡内金 30g
香橼 10g	草河车 15g	藤梨根 30g	生甘草 10g

水煎服，每 2 日 1 剂。

二诊：服药 3 个月，症见偶觉肝区胀痛，进食后稍明显，面色较前转润，活动后仍乏力，眼睑色淡，食欲改善，无明显恶心呕吐，大便黄软，每日 1~2 次，舌暗淡，苔薄白腻，脉沉细。复查 AFP<500μg/L，B 超较前无明显变化，守方上方去桂枝尖、土茯苓，加茯苓 15g、莪术 10g、九香虫 5g、凌霄花 15g、八月札 15g。患者治疗 6 年余，症状明显缓解，无肝区疼痛，食欲改善，精神转好，大便正常，情绪稳定，肝脏病灶经多次腹部超声检查均基本稳定。

[何立丽．孙桂芝治疗原发性肝癌经验．上海中医药杂志，2009，43（8）：3-4．]

【诠解】孙桂芝医师认为肿瘤作为一类错综复杂、顽固凶险的疾病，其病机可盘根错节、千头万绪，故遣方用药擅用复方大剂以全面地兼顾病情。本案中为晚期病人，病性本虚标实，本虚在于脾虚、肝郁，标实在于湿聚、气滞、血瘀、毒蕴，用药上寒热并用、气血并调、数脏兼顾，集众味于一方，融数法为一炉。

刘嘉湘医案

（健脾理气护肝脾，扶正抗癌为根本）

苏某，男性，54 岁。2005 年 1 月 12 日初诊。

主诉：原发性肝癌术后 1 年余，复发介入治疗后 6 月。

病史：患者 2003 年 11 月确诊为原发性肝癌，予手术治疗。病理示胆管细胞癌。2004 年 7 月复发，行介入治疗。2005 年 1 月 4 日发现左肺转移，行 γ 刀治疗。

刻下：畏寒，消瘦，腹胀气，大便不实，神惫乏力，舌质淡红、苔薄白，脉细弦。

辨证：脾虚气滞，邪毒内结。

立法：健脾理气解毒。

处方：六君子汤化裁。

怀山药 30g	石见穿 30g	白花蛇舌草 30g	八月札 15g
菟丝子 15g	红藤 15g	太子参 12g	补骨脂 12g
鸡内金 12g	炒白术 9g	茯苓 9g	陈皮 9g
半夏 9g	煨木香 9g	枳实 9g	焦山楂 9g
焦神曲 9g			

水煎服，日1剂。

二诊：服药15剂，症见畏寒消失，大便正常，仍腹胀，纳少，肝区痛，脉弦细，舌质红，苔薄白。辨证属肝阴亏虚，治拟养阴柔肝，益气健脾。处方四君子汤合一贯煎加减。

处方：

石见穿 30g	半枝莲 30g	白花蛇舌草 30g	生牡蛎 30g
谷麦芽（各）30g	茯苓 15g	北沙参 15g	天冬 15g
枸杞子 15g	大腹皮 15g	八月札 15g	夏枯草 12g
海藻 12g	太子参 12g	枳实 12g	鸡内金 12g
炒白术 9g	生山楂 9g	青皮 9g	陈皮 9g

水煎服，日1剂。

该方随症加减服药至今，至2009年3月CT复查胸腹部未见复发和转移征象。

[李朝军. 刘嘉湘教授治疗肝癌经验. 山西中医，2009，25（12）：9-10.]

【诠解】刘嘉湘医师倡导扶正法抗肿瘤，主张"扶正之中寓于祛邪"，扶正是根本，祛邪是目的。治疗肝癌首重顾护脾胃，并以疏肝理气为要，养阴柔肝为用，祛邪软坚为辅。本案为晚期肝癌多程治疗后，仍复发转移的患者，基本病机为虚。刘嘉湘医师紧抓正虚这一本质，谨守病机，用药重点在于健脾理气，从而使补而不腻，补而不滞。

裴正学医案

（标本同治攻兼补，中西医结合抗肿瘤）

患者男性，44岁。

主诉：肝区疼痛1月。

病史：患者2009年确诊原发性肝癌，行动脉介入治疗。

刻下：肝区疼痛，腹胀，纳差，乏力，消瘦，少量腹水，舌红苔腻，脉弦滑。

　　辨证：气滞血瘀，脾虚失运。

　　立法：活血化瘀，行气健脾。

　　处方：香砂六君子汤化裁。

木香 6g	砂仁 6g	陈皮 6g	半夏 6g
黄芩 10g	黄连 6g	干姜 6g	枳实 10g
白芍 10g	生龙骨 15g	生牡蛎 15g	乌贼骨 15g
大黄 6g	厚朴 10g		

　　水煎服，日1剂。

　　二诊：服药15剂，症见食欲好转，但右上腹疼痛，后背胀，辨证属气滞血瘀，调整处方为胆胰合症方加味。

　　处方：

柴胡 10g	枳实 10g	白芍 10g	炙甘草 6g
木香 6g	丹参 10g	草蔻 6g	大黄 10g
黄芩 10g	黄连 6g	元胡 10g	川楝子 20g
制乳香 6g	制没药 6g	干姜 6g	蒲公英 15g
败酱草 15g	三棱 10g	莪术 10g	海藻 10g
昆布 10g	黄芪 30g	丹参 30g	

　　水煎服，日1剂。

　　三诊：服药半年，症状明显好转，精神渐佳，肝区疼痛减轻，舌红苔黄，证属肝郁气滞、湿热蕴结，于上方加兰州方（自拟扶正固本方）、生薏米60g、鸡内金15g长期服用，巩固疗效。2012年11月26日复查AFP阴性，CT未见肝脏明显占位性改变，全身情况良好。

　　［陈光艳，赵孝鹏，王鑫. 裴正学教授中西医结合治疗原发性肝癌的经验. 中医中药，2013，11（18）：300-301.］

　　【诠解】裴正学医师治疗肿瘤以西医诊断、中医辨证、中药为主、西药为辅作为指导思想。在治疗原发性肝癌时使用中西医相结合，辨病与辨证相结合，扶正与祛邪兼顾，重视调理肝脾等综合治疗手段。本案患者先予西医介入治疗抑制肿瘤，随后配以中药固护脾胃，减轻化疗反应。二诊时脾胃功能既健，气滞血瘀标实征象明显，治疗大法亦改为活血理气，以增加疗效。三诊时病邪已祛，调整大法为扶正固本、以巩固疗效。

刘沈林医案

（益气健脾养后天，祛邪抗癌需有度）

杨某，女性，57岁。2008年10月12日初诊。

主诉：确诊原发性肝癌1月。

病史：患者既往慢性肝炎病史20余年。1月前确诊为原发性肝癌。CT示肿瘤位于肝右叶，大小4.2cm×3.8cm，脾脏肿大；AFP＞3000ng/L。2008年9月29日行TACE术1次。

刻下：低热，乏力，食欲下降，右胁不隐痛，如针刺感，尿量减少，大便溏薄，每日2~3次，舌淡红，苔薄，脉弦滑。

辨证：脾胃亏虚，癌毒内留。

立法：益气健脾，解毒清肝。

处方：健脾解毒汤化裁。

太子参 10g	鸡内金 10g	白术 10g	三棱 10g
莪术 10g	茯苓 15g	炒扁豆 15g	炒薏苡仁 15g
益智仁 15g	山药 15g	半枝莲 15g	白花蛇舌草 15g
石见穿 15g	土鳖虫 5g	炙甘草 5g	神曲 12g

水煎服，日1剂。

二诊：服药14剂，症见大便转实，食欲增进，体力有所恢复，唯有腹胀时作。故守法，上方去炒扁豆、益智仁、炒薏苡仁，加法半夏10g、厚朴10g、陈皮6g。服药1月半，三诊将半枝莲、石见穿、白花蛇舌草加至30g。患者症状平稳，肝功基本正常，AFP16~22ng/L，守方不变。1年后患者复查未见转移征象。

［陆原．刘沈林教授运用健脾益肾法治疗原发性肝癌经验介绍．新中医，2011，43（3）：159-160．］

【诠解】刘沈林医师认为肝癌虽然病位在肝，但最易损伤脾胃，手术、放化疗、介入等治疗方法均会重伤脾胃，故肝癌扶正治疗应注重健脾益气，调节运化功能。本案患者首诊时为介入术后，正气耗损，脾胃大伤，症见乏力、纳差、便溏等。治疗重点在于补中焦脾土，调节运化功能。三诊时脾胃功能恢复，脾胃健旺，故加大攻伐力度。治疗全程清热解毒之品均适时适度，防治苦寒败胃。

吴良村医案

（数法并用全面调，攻补兼施抗癌毒）

徐某，男性，61 岁。2008 年 10 月 12 日初诊。

主诉：确诊原发性肝癌 2 月。

病史：患者发现肝癌 2 月余，CT 示肝内多发癌结节，最大肿块为 12cm×13.5cm，伴门脉癌栓 0.9cm×2.1cm。

刻下：黄疸、腹水、消瘦乏力，舌红绛有裂纹、苔薄黄，脉细数。

辨证：肝郁脾虚，津亏热结。

立法：疏肝健脾，养阴清热，利尿退黄，解毒散结。

处方：

枸杞子 15g	北沙参 15g	山药 20g	猪苓 15g
茯苓 15g	炒薏米 30g	黄芩 20g	青蒿 15g
茵陈 15g	金银花 15g	柴胡 10g	八月札 12g
三叶青 15g	猫爪草 15g	山慈菇 15g	白花蛇舌草 15g
金钱草 15g	焦栀子 15g	五味子 15g	车前子（包煎）30g
龙葵 30g	全蝎 6g	干蟾皮 12g	莱菔子 12g
炒谷芽 15g	炒麦芽 15g	六一散 15g	

水煎服，日 1 剂。

二诊：服药半月，症见黄疸、腹水减退，胃纳增加。继服前方，2 个月后，症状、体征及辅助检查均明显好转。

[金萍，沈敏鹤. 吴良村诊治原发性肝癌经验. 中医杂志，2005，46（9）：660-661.]

【诠解】吴良村教授认为肝郁失疏、脾气不足、肝肾阴亏、热毒内蕴是肝癌的基本特点，肝郁脾虚、阴虚热毒是其最重要的病机。本案患者为巨块型肝癌，出现恶病质变现，病情重，病机属本虚标实，本虚以肝郁、脾虚、肝肾阴伤为主，标实有湿热、毒蕴、瘀血，其病因病机复杂，用药时需全面周到。吴良村医师本案中数法并用，攻补兼施，用药重点在于疏肝健脾、清热利湿。

吴良村教授强调肝癌的治疗要靠综合治疗。临床上，小肝癌或能手术者，手术切除是首选。但肝癌多数早期症状不明显，待发现已属中晚期，或由于术后复发，失去手术指征，故需要根据病人的各项检查结果、体征和症状，权衡利弊，制定治疗原则。能以介入治疗或放射治疗的，则积极对症处理，最大限度地减少肿瘤负荷，抑制其生长发展。在手术或化疗或放疗为主的综合治疗中，宜中医积极配合，减轻并发症和副反应，提高病人免疫功能，促进恢复，预防复发和转移，增进远期疗效，主要目的是延长生存期。吴氏在长期临证中总结出肝癌病人手术后一般表现为气血不足，功能紊乱，中药宜补气养血、调整脾胃功能为主；放疗后常多见肝肾阴亏，则益滋补肝肾、养阴清热；化疗后常见功能不调，脾肾两亏，气血不足，治宜健脾补肾、助运解毒。在我国，大部分肝癌病人是由长期肝硬化演变而来，以致身体素质差，有的肝功能已失代偿，也有的或黄疸，或远处转移，或门静脉主干癌栓，或兼而有之。这时应以中医治疗为主，目的是减轻痛苦，改善症状，提高生存质量。

罗凌介医案

（谨守病机把重点，宜补兼攻调阴阳）

吴某，男性，58 岁。2009 年 7 月 30 日初诊。

主诉：确诊原发性肝癌 4 月，反复右胁隐痛 4 月，加重 3 天。

病史：患者既往有慢乙肝病史 5 年。4 月前确诊为原发性肝癌。CT 示：肝右叶巨块型肝癌，并多发子灶形成，门脉右支癌栓形成。AFP：2911.716ng/mL，CA199：291.20U/mL。肝功能：AST 159U/L，ALT 86U/L。

刻下：右胁部隐痛，伴腹胀，乏力，时有恶心欲呕，纳眠欠佳，小便黄，大便稀黄，3~4 次每日。舌暗红，苔薄黄，脉弦。

辨证：肝郁脾虚。

立法：健脾祛湿，疏肝理气。

处方：参苓白术散化裁。

党参 30g	薏苡仁 30g	白术 15g	茯苓 15g
怀山药 15g	川厚朴 15g	防风 15g	白芍 15g
柴胡 10g	木香 10g	砂仁（后下）10g	枳壳 10g
甘草 5g	陈皮 5g		

水煎服，日 1 剂。

二诊：服药 5 剂，症见右胁部隐痛、腹胀较前稍减，时有乏力，纳眠一般，小便黄，大便日 2 次，便稀黄。仍以原法，加以升阳益气，处方补中益气汤化裁。

处方：

黄芪 20g	茯苓 20g	党参 15g	白术 15g
法半夏 15g	泽泻 15g	白花蛇舌草 15g	陈皮 10g
炙甘草 10g	三棱 10g	莪术 10g	当归 10g
半边莲 10g	藿香 10g	薏苡仁 30g	升麻 5g
柴胡 5g			

水煎服，日 1 剂。

三诊：续服 5 剂，症状较前好转，守方继续服用 10 剂。

四诊：症见精神明显好转，偶感右胁部疼痛，偶觉腹胀，少许乏力，纳眠一般，小便调，大便日 1 次，质稀色黄。复查 AFP 900.182ng/mL，AST 51U/L。仍守法，上方去法半夏、泽泻、陈皮、三棱、莪术、半边莲、藿香、薏苡仁、升麻，加枳壳 10g、沙参 15g、枸杞子 15g、麦冬 15g，黄芪、党参加至 30g，当归加至 15g，柴胡加至 10g，改茯苓为云苓 15g。

五诊：服药 10 余剂，患者症状基本消失，AFP 301.113ng/mL，肝功能正常。续服原方 60 剂，后患者腹水胸水均消退，AFP 转阴。

［杨永和，程亚伟，蔡媛媛，等 . 罗凌介治疗原发性肝癌经验 . 辽宁中医杂志，2010，37（11）：2108-2109．］

【诠解】罗凌介医师治疗原发性肝癌始终遵守"谨守病机，分期论治，辨证辨病合参"的原则，坚持"疏泄不可太过，补脾不可太壅，祛湿不可太燥，清热不可太寒，祛瘀不可太破，养阴不可太腻"的用药原则。本案为晚期肝癌患者，表现为正气不足、阴阳失调，治疗重点在于扶正气、调阴阳，适当佐以抗癌之品，做到宜补兼攻，综合调理。

李忠医案

（见肝实脾是古训，散结消导理气机）

张某某，男，73 岁。2009 年 7 月 16 日初诊。

病史：2008 年 11 月 24 日体检发现肝内占位，12 月 12 日手术切除，病理明确。

刻下：时有疲乏，脘腹胀满，嗳气反酸、口苦，恶心纳呆，腹泻，约 4~5 次每日，大便不成形，小便调。舌淡暗、苔白腻，脉弦细。

辨证：肝郁脾虚，瘀毒内结。

治法：疏肝健脾，散结消导，解毒。

处方：小柴胡汤加减。

鳖甲 30g	鸡血藤 30g	柴胡 15g	黄芩 12g
太子参 15g	清半夏 10g	生炙芪（各）30g	砂仁 6g
苏荷梗（各）10g	制首乌 15g	白芍 40g	神曲 30g
连翘 10g	灵芝 20g	生甘草 15g	炒白术 15g
枳壳 6g	茯苓 30g	佛手 6g	焦槟榔 10g

水煎服。

2009 年 7 月 30 日二诊：患者服用上方 2 周，脘腹胀满、腹泻均有好转。症见偶感疲乏，脘腹胀满，纳食增加，口干，大便次数减少，成形便，小便正常，夜寐可。舌淡暗，苔白腻，脉弦细。证属肝郁脾虚，瘀毒内结。治以疏肝健脾，散结消导，解毒之法。

处方：

鳖甲 30g	鸡血藤 30g	柴胡 15g	黄芩 12g
党参 20g	清半夏 10g	生炙芪（各）30g	砂仁 10g
苏荷梗（各）10g	炮姜 15g	白芍 40g	炒白术 15g
枳壳 6g	淫羊藿 30g	乌梅 30g	神曲 30g
徐长卿 15g	僵蚕 15g	桂枝 15g	茯苓 30g
炒枣仁 10g	焦山楂 15g	连翘 10g	生甘草 15g

水煎服。

患者在以后治疗中一直沿用疏肝健脾治疗大法，根据症状稍有加减，一直坚持服中药，症状明显改善，目前，一般情况良好，定期复查血常规、肝肾功能、肿瘤标记物（CEA、AFP、CA125、CA199）、影像等，结果均示正常，未见肿瘤复发迹象。

（李忠. 李忠肿瘤验案精选. 1 版. 人民军医出版社，2011.）

【诠解】肝癌是各种实体肿瘤中预后最差的恶性肿瘤之一，手术为其治疗的主要手段，术后治疗主要为防止复发，应主要从增强机体免疫功能与改善肝脏内环境两方面入手，故治疗上常采用健脾消导为大法，常用方有鳖甲煎丸、小柴胡汤等。小柴胡汤是《伤寒论》的经典名方，和解第一方。方由柴胡、人参、黄芩、大枣、半夏、生姜、甘草七味药组成，具有疏畅气机、调和胃肠、和解表里之功效。近年来，国内外学者研究证明，小柴胡汤对拮抗肝癌、肺癌、结肠癌等肿瘤，预防其恶性转化具有一定作用。国内外许多学者研究证明，小柴胡汤能防止肝硬化向肝癌转化，特别是对非乙型肝炎肝硬化的肝癌发生率有明显影响。

李忠教授根据肝脏本身的病理生理特点，认为临证用药必须特别注重以下几个方面：①健脾开胃应贯穿始终。"见肝实脾"乃中医古训，在肝癌治疗中尤其重要，不可仅见邪实之象而过于攻伐。脾气虚，轻则加炒白术、茯苓、生薏苡仁，重则加人参、党参、黄芪、太子参、山药等。胃纳差以消导为主，加山楂、神曲、麦芽、鸡内金、砂仁等。②调理气机为先。肝主疏泄，具有调节人体气机的作用，脾乃中土，为气机升降之枢纽，故治肝癌以调理气机为先，气行则血行瘀化，气行则水行湿化，用药当选香附、柴胡、川芎、郁金、陈皮、木香、枳实、厚朴、沉香、大腹皮等。③清热解毒用之适量。肝癌中期，多见化热之象，且病情发展较速，加之"癌"及"毒"的认识，故清热解毒法为多数医家所采用，选药栀子、半边莲、蔂头回、鸦胆子、半支莲、龙葵、白花蛇舌草、苦参、大黄、石见穿、黄柏、八角莲、杠板归、茵陈、蟾皮等。但用之要适时适量。不可过于苦寒，反败其胃，加速病情。④注重佐以消导。临床中肝癌患者往往表现出脾虚食滞的病理变化，配合消食导滞，胃口得开，乃进一步治疗的前提。⑤晚期慎用活血逐瘀药。多数医家均主张晚期肝癌不宜用活血重剂，如三棱、水蛭、穿山甲、皂角刺等，用之则易造成消化道出血或肿瘤破裂出血。

二、肝肾阴虚证

刘嘉湘医案

（补虚泄实调体用，疏通气血畅肝气）

梁某，女性，47 岁。1972 年 2 月 1 日初诊。

主诉：肝区隐痛 11 年，进行性加重 1 月半。

病史：患者既往慢性肝炎病史 11 年，1 月前检查肝肋下 5.5cm，剑突下 6cm，质硬、有结节感。经同位素扫描、B 超、AFP 检查诊断为原发性肝癌。未行任何西医治疗。

刻下：肝区胀痛、腰痛、口干、舌暗红、脉细弦。

辨证：肝肾阴虚，气滞血瘀。

立法：滋阴柔肝，理气化瘀，软坚散结。

处方：

生地 30g	太子参 30g	麦冬 9g	生鳖甲 12g
八月札 15g	川郁金 15g	川楝子 12g	莪术 15g
赤芍 30g	白芍 30g	夏枯草 12g	生牡蛎 30g
西洋参 9g			

水煎服，日 1 剂。

1972 年 4 月复查肝脏缩小至肋下刚触及，剑突下 4.5cm，AFP 阴性，同位素及 B 超检查均未见明显占位性病变，肝区胀痛逐渐减轻，口干明显减轻，全身情况良好。以后多次检查，均未发现肝癌复发和转移征象。1975 年免疫检测示巨噬细胞吞噬率由 28% 升高至 43%，患者目前以生存 20 余年。

［高虹．刘嘉湘教授辨治肝癌经验．辽宁中医杂志，1997，24（6）：248-249．］

【诠解】刘嘉湘教授认为肝癌发生之实质，在于肝之阴阳失去平衡，或肝气郁滞，化火伤阴，或气滞血瘀，瘀毒蕴结，或气郁湿阻，湿毒内蕴，著而不去，日久导致肝癌的形成。因此，肝癌的基本病理特点在于肝之体用失调，以及瘀、湿、邪毒的蕴结。据此刘氏提出肝癌治疗的三个主要原则。

①疏通气血，条达为要。肝喜疏泄条达而恶抑郁，郁则气滞、气逆，久则血瘀，因此，刘氏在治疗肝癌时，不管病处于什么阶段，始终贯彻疏通气血的基本法则。遣方用药，喜用柴胡、青皮、八月札、绿萼梅之类，辛开理气，不损胃、不耗气、不伤阴。柴胡，味微苦，微辛，性微寒，辛能散，苦能降，解肝气之郁结尤佳；青皮，苦辛温，长于疏肝理气止痛；八月札，味苦，性平，有疏肝理气之功效；绿萼梅，味酸涩，性平，能疏肝解郁，并有开胃生津之功。若肝气郁久而气滞血瘀，治应疏肝理气，活血化瘀，但也有轻重之分，轻则疏气养血活血合用，配伍郁金、丹参、当归等，丹参一味"功同四物"，其味苦能降泄，微寒以清热，入肝养血活血，并以活血为专，以通为补；当归，甘温而润，辛香善于行走，与理气药配合，而起活血化瘀之功效；重则理气活血化瘀同用，用药则以疏肝理气之类，配以赤芍、泽兰叶、莪术之类。赤芍，味苦微寒，苦入肝经血分，活血之中兼有凉血散瘀之能，肝火旺而兼有血瘀者，每多用之；泽兰，味苦辛而气香，性温通达，善入肝有活血行瘀消肿之功，善入脾而理滞，刘氏常用于肝癌气血郁滞、脾失健运、水湿不化者；莪术，甘微苦，性温，其功用长于止血化瘀，多用于肝癌瘀血积久坚硬者。若瘀阻脉络，则宜和肝通络，宣通而不辛窜，化瘀而不峻猛。总之，以疏畅条达之法以复肝之正

常生理之态，诚如《素问·至真要大论》所云："疏其气血，令其条达，而致和平。"

②体用结合，补泻适宜。补虚泻实是中医治则中的核心，刘氏运用这一原则治疗肝癌，主要体现在补肝体之不足，泻肝用之有余。刘师认为，在原发性肝癌发病过程中，肝体不足，主要表现为肝气虚衰、脾失健运和脾阴不足、肝肾阴虚。补肝体常用二法：一为补肝益气、健脾理气法。用甘缓辛补之品，以助肝气及建立中气。如黄芪、太子参、白术、茯苓、薏苡仁、山药、陈皮等。二为养阴柔肝法。"肝欲酸，急食酸以补之"，用酸性药物补益肝体。如白芍、乌梅、山茱萸等。同时，配以甘寒生津之品，如生地、北沙参、天冬、女贞子、川石斛。刘氏临床辨治肝癌时，既强调补肝体之不足又注意泻肝用之有余。肝用之有余，主要是指因外邪侵袭，或饮食不节，或情志抑郁，导致肝气郁滞，气血瘀阻，或湿毒内蕴，气机不畅，致邪毒、湿热、瘀血等病理产物并胶结于内，气血失调是其主要病理表现，湿、毒、瘀是其进一步变化的病理产物。对热毒较甚者，常用七叶一枝花、半枝莲、石燕、漏芦、龙葵等，对湿热较甚者，加茵陈、金钱草、山栀子、车前草、生苡仁、黄柏等，并同时加用生鳖甲、生牡蛎、夏枯草、山慈姑、海藻的软坚散结之品。针对肝癌的病机变化，补虚与泻实，刘氏在治疗中兼而用之，肝癌初期，以疏肝理气、解毒散结为主，后期正气亏损愈渐，治以扶正为主，兼以解毒利湿、化瘀散结，达到攻补兼施，补泻适宜的目的。

③明辨标本，缓急有度。总的来讲病因为本，证候为标，但在肝癌的发生、发展过程中，在疾病的不同阶段，表现出不同的病症，因而标本可以互相转化。治疗时多为标本兼顾，但要注意主次有序，缓急分明。本案患者久病伤阴，致瘀毒胶结于内，病位在肝肾，病机乃属肝肾阴虚，用药重点在于滋阴柔肝，佐以软坚散结之品。

三、肝胆湿热证

闫绍华医案

（扶正配合祛邪，全方位整体抗癌）

张某，男性，48岁。2004年初诊。

主诉：原发性肝癌术后，化疗后，乏力半年。

病史：患者 2003 年确诊为原发性肝癌，行手术切除及化疗治疗。术后半年乏力渐进加重，肝功：ALT210U/L、TBIL120μmol/L，AFP 阳性。

刻下：乏力，纳差，腹胀，尿黄，黄疸，舌质红，苔黄腻，脉弦大无力。

辨证：肝胆湿热，肝郁脾虚。

立法：清肝利胆，疏肝健脾。

处方：和肝饮化裁。

黄芪 15g	人参 10g	当归 10g	白芍 10g
生地 10g	川芎 10g	鳖甲 10g	香附 10g
郁金 10g	茵陈 20g	栀子 15g	厚朴 15g
茯苓 15g			

水煎服，日 1 剂。

服药 2 月，二诊症状明显减轻，食欲增加，体力恢复。患者坚持服药半年，化验肝功正常，AFP 转阴。

[李研，张明香，闫绍华，等. 闫绍华老中医治疗原发性肝癌经验. 中国医学创新，2013，10（7）：118-120.]

【诠解】闫绍华医师治疗原发性肝癌以"其病位在肝、其本在肾、其标在瘀"为原则，强调辨证施治多途径、多靶点、全方位的整体调解，忌滥用峻猛之剂，任意攻伐。本案患者为肝癌术后放疗后，病情进展，病久正虚，加之手术、化疗大伤正气，致邪盛于内，正脱于外。治疗上应用参芪等品固正防脱，同时配合利湿化瘀、软坚散结，加强肝之疏泄、条达的生理功能。

吕继端医案

（清热化痰散瘀结，扶助正气消积聚）

郭某，女性，42 岁。1989 年 5 月 30 日初诊。

主诉：肝区刺痛半年。

病史：患者肝区刺痛半年，CT、B 超提示肝右叶占位（4cm×5cm），AFP＞1000ng/L，AKP400U/L，临床诊断为原发性肝癌。

刻下：肝区针尖样刺痛，胃脘胀，上引右胸膈下，下连右少腹，口干口苦，恶心未吐，食欲不振，每餐约 30g，形体消瘦，大便秘结，小便色黄欠利，月经量中等，色紫黑红不等，经行不畅，5-7 天干净，舌质紫暗，苔腻微黄，脉细滑。

辨证：痰热瘀滞。

立法：清热化痰，消瘀散结。

处方：

金刚藤 30g	八月札 24g	浙贝母 24g	射干 12g
丹参 24g	炒全瓜蒌 12g	法半夏 10g	黄芩 10g
白芍 15g	枳实 10g	香附 12g	茜草 10g
旋覆花（包煎）10g	元胡 10g	茯苓 15g	白茅根 30g

水煎服，日 1 剂。

另配服：鳖甲煎丸 10g，每日 2 次。

二诊：服药 3 个月余，复诊无明显不适，精神焕发，每日进食 500g 左右，已能上班任教，舌淡红边微紫，苔薄白，脉软和。转予疏肝扶脾，散结解毒。

醋炒鳖甲 120g	射干 90g	白花蛇舌草 120g	八月札 120g
丹参 120g	黄芪 60g	白芍 80g	白术 60g
北柴胡 40g	鸡内金 40g	香附 60g	郁金 60g
泽兰 60g	枳实 60g	佛手 90g	黄芩 90g
蚤休 60g	玫瑰花 90g	茜草 90g	

上药共煎制膏，每次 30ml，日 3 次。

三诊：复查 AFP 阴性，B 超未见明显占位，此后续以上方服 2 料。

［张赤志. 吕继端治疗肝癌经验. 中医杂志，1995，36（9）：531-532.］

【诠解】吕继端医师认为肝癌可分两阶段辨治，一是痰热瘀滞，积聚为瘤，治宜化痰清热，消瘀散结；二是肝肾阴虚，瘀阻血络，治宜滋补肝肾，化瘀通络。

本案中基本病机表现为本虚标实，因虚致病，因邪致实，初诊时邪实征象突出，痰瘀并重，立法处方重在清热化痰消瘀。二诊时邪实已去，基本病机以虚为主，用药重点在于调理肝脾，清除余邪。

王三虎医案

（攻补兼施抗癌毒，谨守病机是根本）

患者男性，52 岁。2004 年 11 月 18 日初诊。

主诉：肝癌左右肝管引流术后 3 个月。

病史：患者既往有慢乙肝病史，3 个月前确诊为原发性肝癌。拟行肝癌切除术，术中因发现肿瘤太大，无法切除，乃行肝门部胆管取癌栓术、左右肝管引流术。

刻下：形体消瘦，带胆汁引流管，声低气怯，两目微黄，食欲尚可，口酸，小便时黄，大便稀，舌红，苔薄黄，脉弦。

辨证：湿热成毒，壅结肝胆，邪胜正衰。

立法：清利肝胆湿热，解毒抗癌，软坚散结，扶正祛邪。

处方：自拟方（软肝利胆汤）。

柴胡 12g	黄芩 12g	半夏 12g	红参 12g
田基黄 30g	垂盆草 30g	鳖甲 20g	丹参 20g
夏枯草 20g	生牡蛎 30g	山慈菇 12g	土贝母 12g
延胡索 12g	姜黄 12g	甘草 6g	

水煎服，日 1 剂。

服药 7 剂，二诊症见病情平稳，嘱原方坚持服用。服药 7 月，2005 年 6 月 17 日三诊症见精神气色几如常人，舌红，苔薄，脉弦。曾于 2005 年 5 月复查 B 超和 CT 均示未见异常，乃取出胆汁引流管。仍用原方 7 剂，巩固疗效。2006 年 7 月 9 日四诊时患者无明显不适，舌红，苔薄，脉弦。仍守法，上方去垂盆草、丹参、夏枯草、生牡蛎、山慈菇、土贝母、延胡索，加莪术 12g，继服 5 剂。其后连续来诊，以上方为主，每次 7 剂左右，偶以叶下珠、厚朴、大腹皮、白术、茯苓、薏苡仁酌情加一二味。2006 年 10 月 24 日三十诊：患者健康如常，仍用上方。2007 年 11 月 29 日五十一诊：患者无明显不适，能正常工作，每月 2 次定时来诊，保持治疗，预防复发。

[范先基，杨子玉. 王三虎治疗肝癌经验. Chinese Journal of Information on TCM, 2009, 16（8）：86-87.]

【诠解】王三虎医师治肿瘤强调"谨守病机，各司其属"，基本病机常常是贯穿疾病始终的主要矛盾，治疗时需抓住根本。肝郁脾虚，湿热蕴毒，枢机不利是肝癌的基本病机。本案为晚期患者，无手术机会，病程日久，邪气嚣张，正气亏虚已甚，虽临床表现为毒结肝胆，但不能过于攻伐，用药重在扶正祛邪，在柴胡、红参疏肝健脾的基础上配以清利肝胆湿热、解毒抗癌、软坚散结，寒热并用，攻补兼施，主次分明，进退有度。

四、肝热血瘀证

周岱翰医案

（清肝解毒抗肿瘤，辨证配膳固本元）

何某某，男性，49 岁。1986 年 2 月初诊。

主诉：确诊原发性肝癌 1 月，右胁肋部疼痛 1 月。

病史：患者 1 月前经 CT、B 超及 AFP 等检查明确诊断为原发性肝癌。肝右叶肿瘤大小 3cm×4cm，肝左叶肿瘤 5cm×6.3cm×3cm，AFP：3900ng/L。未予手术及放化疗治疗。

刻下：右胁肋部疼痛，纳呆眠差，潮热口干，尿黄便结，形体消瘦，面如蒙尘，舌质绛紫，苔薄黄，脉弦数。

辨证：肝热血瘀。

立法：清肝解毒，祛瘀消癥。

处方：

仙鹤草 30g	半枝莲 30g	徐长卿 30g	七叶一枝花 30g
茵陈 24g	山栀 15g	大黄 12g	白芍 15g
丹参 15g	山楂 15g	田七 3g	土鳖 10g
蜈蚣 4 条	人工牛黄（冲服）2g		

水煎服，日 1 剂。

另配服：①莲花片每次 5 片，每日 3 次。②西洋参 15～20g，每日早上煎服。③冬虫草 15g、水鸭适量炖服，每周 3～4 次。

二诊：症见胁痛减，胃纳增，喜形于色。

三诊：症状明显好转，口干减，舌质暗红，脉弦略数，仍守前法加减治疗。

八诊：症见面色红润，体重增加无胁痛，胃纳佳，进食后胀感，大便溏，有夜尿，舌苔白，有瘀斑，脉弦细。复查肝右叶病灶缩小至 2cm×3cm，肝左叶病灶液化，见 6cm×4cm 液平面，AFP 下降至 1300ng/L。守前法，加强健脾消癥。前方去七叶一枝花、茵陈、山栀、大黄，加党参 20g、云苓 20g、五味子 10g、女贞子 20g、旱莲草 20g，另加服西黄丸每次 3g，每日 3 次。

十诊：症见时有口干，眠差，胃纳二便调，舌苔薄黄，脉弦细。复查 B 超、CT 等均未见占位性病变，AFP 转阴。后患者坚持连续服用莲花片和西黄丸，间断服用清肝利胆解毒类中药，配合虫草炖水鸭、团鱼薏米汤滋肾健脾、扶正补虚。

（邱德文，沙凤桐，熊兴平．中国名老中医药专家学术经验集．贵州科技出版社．）

【诠解】周岱翰医师认为肝癌病机有三大特点，一是肝阴亏，二是脾气虚，三是肾水竭，其发病与肝脾肾三脏密切相关。临证强调以清肝利胆、健脾益气为要，同时特别强调饮食营养对癌瘤治疗的重要意义。本案中周岱翰医师在辨证的基础上，结合膳食调理，独辟治癌新径。

五、气阴两虚证

何任医案

（标本同治顾脾胃，扶正抗癌用专药）

某某，男，69 岁。2005 年 11 月 7 日初诊。

病史：患者 2002 年 11 月体检发现生化指标异常（CEA56.6ug/L），同年 12 月 ECT 示肝脏恶性病灶，临床诊断为肝转移癌，随即住院治疗，一直间断经行多次介入化疗，诺力刀治疗，口服化疗药及其他相应对症治疗。2005 年 10 月 ECT 检查示肝脏、肺多处恶性病灶，生化检查示肝功能异常，肿瘤治标物异常（AFP 23.42ug/L，EA791.88ug/L，CA199220.30u/ml）。

刻下：来诊时精神萎靡，面色灰暗，语声低微，形体瘦削，舌裂苔薄，脉濡。

辨证：正虚邪实。

立法：扶正祛邪。

处方：自拟参芪苓蛇汤加味，并以薏苡仁单独煎煮当早饭空腹服用来治疗。

生晒参 6g	黄芪 30g	女贞子 15g	猪苓 30g
茯苓 30g	枸杞子 20g	猫人参 30g	白花蛇舌草 30g
焦麦芽 10g	焦山楂 10g	焦神曲 10g	薏苡仁（包煎）60g
蟾皮 10g	绞股蓝 20g		

7 剂，水煎，日 1 剂。

复诊：服药 7 剂后，精神、舌裂较前好转，苔薄脉濡。效不更方，原方略性加减。此后不间断服药，病情稳定。

［高尚社．国医大师何任教授治疗原发性肝癌验案赏析．中国中医药现代远

程教育，2011，20（9）：2-4.]

【诠解】从验案脉证可知，本病乃癌毒久羁，热毒内蕴，气阴两伤之证。因此治宜扶正祛邪，标本同治。所以何任教授在方中用生晒参、黄芪、枸杞子、女贞子健脾补肾，益气养阴为君药；茯苓、猪苓、薏苡仁健脾祛湿，助气华源为臣药；白花蛇舌草、干蟾皮、绞股蓝、猫人参清热解毒，散结抗癌为佐药；焦山楂、焦麦芽、焦神曲消导和中，顾护胃气为使药。诸药合用，共奏益气养阴，清热解毒，散结抗癌之功。何任教授临床辨证精心，细方严谨，用药缜密。在扶正固本的基础上，重点配伍选用了白花蛇舌草、干蟾皮、猫人参、绞股蓝这几味药专效宏、清热解毒、散结抗癌之品，体现了辨证与辨病用药的结合。何任教授认为在治疗疾病的过程中、尤其是疑难重症，顾护胃气就成了贯穿治疗过程中的一条重要法则。所以在扶正抗癌的同时，又配用了焦三仙这三味药，以消导和中、顾护胃气，使祛邪而不伤正。这些用药的思想，值得临床好好体会。

邓中甲医案

（益气养阴健脾胃，扶正培本治肿瘤）

患者，女性，57 岁。2011 年 4 月 13 日初诊。

主诉：确诊肝癌晚期半年。

病史：患者确诊肝癌晚期半年，未行治疗。

刻下：无力，纳差，腹水严重，肝区痛，脚肿，头晕，舌质淡胖有裂纹、苔白，脉沉细。

辨证：气阴两虚，水停湿阻。

立法：益气养阴，健脾利湿。

处方：柴芍六君子汤合生脉饮化裁。

柴胡 12g	白芍 10g	法半夏 10g	陈皮 10g
党参 10g	茯苓 10g	白术 3g	甘草 3g
麦冬 12g	五味子 6g	黄芪 12g	淫羊藿 12g
怀山药 12g	车前子 20g	薏苡仁 20g	炒莱菔子 15g
大腹皮 15g	佛手 15g	厚朴 12g	建曲 12g
炒谷芽 15g			

水煎服，日 1 剂。

[周滢，周萍．邓中甲教授治疗肝癌经验分析．中国实验方剂学杂志，2012，18（2）：260-261．]

【诠解】邓中甲医师认为晚期肝癌癌毒扩散，正虚邪盛，治疗当以扶正缓治为主，祛邪为辅，以减少患者疾病痛苦，延长病人寿命。本案中患者病属晚期，病势沉疴，晚期精气血虚极，肝脾肾同病，故用药重点在于扶正抗癌。又因"得水谷者昌，失水谷者亡"，又"存得一分津液，便有一分生机"故扶正培本重在益气健脾，养阴生津。

六、肝郁肾虚证

陈光伟医案

（补肾健脾益精血，扶正固本抗癌毒）

石某某，男性，65 岁。2009 年 11 月 20 日初诊。

主诉：原发性肝癌栓塞术后 1 月余。

病史：患者既往乙肝病史 20 年，3 月前确诊为原发性肝癌并门静脉癌栓伴动脉瘘形成。先后行肝癌栓塞化疗手术 2 次。术后复查示 2 肝右叶病灶内的少许碘油沉积较前吸收减少，肝硬化、脾大、门静脉主干及左右支癌栓形成较前加重，食管胃底静脉曲张。

刻下：腹部包块，腹胀，腹痛，黄疸，神疲乏力，腰膝酸软，纳差，便溏，腹水（++），舌淡边有齿痕、苔黄腻，脉沉。

辨证：肝瘀肾虚，脾失健运，湿热壅盛证。

立法：补肾健脾，清热活血利湿。

处方：

黄芪 15g	灵芝 15g	女贞子 15g	莪术 15g
藤梨根 15g	薏仁 30g	茯苓 15g	大腹皮 12g
法半夏 12g	白术 12g	泽泻 12g	䗪虫 6g
徐长卿 12g	鸡内金 12g	焦三仙（各）15g	

水煎服，日 1 剂。

二诊：服药 10 剂，症见精神好转，腹胀腹痛减轻，纳食略增，仍可见颜面皮肤轻度黄染，腹水（+），舌淡有齿痕，苔黄腻，脉沉细。守法去大腹皮、法半夏加金钱草、丹参。

三诊：再服 10 剂，症见精神较前明显好转，腹胀腹痛轻，纳食可，黄疸消退，舌淡，苔白腻，脉缓。仍守法去茵陈、金钱草加陈皮、麦芽。

［董媛．陈光伟教授治疗中晚期肝癌经验．现代中医药，2011，31（1）：1-2.］

【诠解】陈光伟医师认为肝癌的发生其主要病机为正气不足，邪气盘踞，中晚期肝癌绝大部分为肝瘀血聚，脾肾亏虚，正虚邪盛，治疗时注重健脾益肾。本案为典型晚期肝癌，病位在肝脾肾，病性属本虚标实、以虚为主，加之化疗耗损精血，患者呈现一派虚像，不耐攻伐，故用药以调理脾肾、扶正固本为主，佐以清热利湿活血消散之品，以达到扶正祛邪的目的。

七、气滞血瘀证

段凤舞医案

（数法集中抗肿瘤，灵活变通出妙招）

冯某，男性，65 岁。1983 年 2 月 18 日初诊。

主诉：确诊原发性肝癌 1 月余。

病史：患者 1 月前觉右上腹不适，腹胀、纳呆、消瘦、尿如浓茶汁色等，查肝大右肋下 5cm，剑突下 10cm，腹水（＋），肝同位素扫描为右叶巨大占位病变，诊为原发性肝癌。给予保肝、口服 FT-207 治疗 1 月，病情日渐加重，肿物发展迅速。

刻下：腹胀，恶心呕吐，面色灰暗，形体消瘦，腹壁静脉曲张，肝右肋下 10cm，剑下平脐，质硬，腹水征（＋＋＋），双下肢凹陷性水肿，脉细弦，苔黄腻。

辨证：气血瘀滞，湿热中阻。

立法：化瘀降逆，健脾利水，益气养血。

处方：参赭培气汤化裁。

生赭石 15g	太子参 15g	麦冬 15g	生山药 12g
仙灵脾 10g	猪苓片 30g	龙葵 30g	八月札 10g
生鳖甲 15g	紫丹参 15g	杭白芍 10g	焦三仙（各）10g
蒲公英 15g	白茅根 30g	炒白术 10g	三七粉（冲）3g

水煎服，日 1 剂。

服药 14 剂，二诊症见腹胀减轻，腹水见退，食欲增加，腹部肿块未再继续增大。守方，上方加葶苈子、大枣、桑白皮、路路通等以利气化。继续服药 7 月余，至 1983 年 10 月 25 日三诊症见腹水基本消失，肝大剑突下 6.5cm，质较前软。仍守方加生黄芪 30g，夏枯草 15g 继服。患者坚持服药，至 1985 年 12 月 20 日四诊症见胸憋咳嗽，痰色白，拍片示右侧胸腔积液，诊为肝癌肺转移。遂改以泻肺逐水。

处方：

全瓜蒌 15g	清半夏 10g	鱼腥草 30g	车前草 15g
葶苈子 30g	大枣 5 枚	白通草 10g	北沙参 15g
苦杏仁 10g	玉桔梗 10g	浙贝母 10g	百部 10g
五味子 10g	生黄芪 30g	焦三仙（各）10g	三七粉（冲）3g

水煎服，日 1 剂。

该方与上方交替服用。至 1986 年 7 月 4 日复查 B 超示：肝肋下 5cm，肝右叶内可见一圆形较强回声团块，大小约 8.0×8.5cm。右胸腔内可见无回声暗区，平卧时于第 8~9 肋间前后径约 4.1cm。患者仍气短咳嗽，痰多色白，睡眠梦多，肝区不痛，纳食尚可，生活自理。

（张新华．段凤舞老师运用参赭培气逐瘀汤治疗原发性肝癌的经验．黑龙江中医药，1988，1：7-8．）

【诠解】段氏认为肝癌既有毒瘀之实，又有气血亏损之虚，因而临证施治，应辨明虚实，补虚攻邪，慎重权衡。常以参赭培气汤及逍遥散二方，辨虚实缓急，加减应用，每多验效。参赭培气汤由党参、生赭石、天冬、肉苁蓉、当归、知母、半夏等组成，原是张锡纯治疗膈食之方，段氏伍用丹参、赤芍、莪术、八月札等理气活血，逐瘀攻邪，并随症加减。常用于肝癌中晚期，症见肝胁隐痛不舒，癥瘕包块，纳少消瘦，神疲乏力，腹胀呃逆，或周身发黄，或呕血衄血，舌淡脉濡等。若患者体质较强，以肝脾失调，气滞血瘀为主，则用逍遥散加桃红四物汤加减。此外，随症选用活血化瘀和解毒抗癌之品是必要的，如八月札、元胡、郁金、丹参、龙葵、蛇莓、半枝莲、白英、白花蛇舌草等，这是辨证与辨病相结合。若肿块明显而体质较强者，多加用三棱、莪术；偏阴虚者则用鳖甲；痛甚则加川椒、细辛，或选用敷贴止痛外用药；有黄疸者加茵陈、金钱草、虎杖等；有腹水者则伍用五苓散；有衄血、呕血者加茅根、仙鹤草、三七粉；有消化不良者加焦三仙等；肝肾两亏，重用枸杞子、女贞子；肝癌发热，辨明上中下三焦，分别用黄芩、黄连、黄柏，热甚者，可用白虎汤。本案患者属疾病晚期，无手术机会，肝病及脾，正虚邪实，治疗以化瘀降逆、健脾利水、益气养血为主，佐以解毒抗癌疾病后期，患者出现大量胸水，段凤舞治病求本，利水使瘀去，水湿利而气调积消，将两方轮换应用，使祛邪不伤正。

周岱翰医案

（气滞血瘀方是邪，破血逐瘀寻生机）

李某，男性，74 岁。2005 年 8 月 3 日初诊。

主诉：肝癌术后 8 月余，酒精注入治疗后 2 月余。

病史：患者既往乙肝病史。2004 年 12 月确诊为原发性肝癌，行手术治疗。2005 年 7 月 28 日复查 CT 示肝右叶第 6 段类圆形低密度影。

刻下：面色发暗，纳、眠可，肝区胀痛，二便尚调，舌暗红，苔黄，脉弦。

辨证：气滞血瘀。

立法：理气破血逐瘀。

处方：下瘀血汤化裁。

土鳖 6g	桃仁 15g	莪术 15g	三棱 15g
柴胡 15g	白芍 15g	半枝莲 30g	八月札 30g
党参 30g			

水煎服，日 1 剂。

患者首诊之后行经导管动脉栓塞术 2 次，二诊症见纳、眠可，上腹胀痛，二便正常，舌暗红，苔黄腻，脉弦滑。守法上方去莪术、三棱、八月札，加徐长卿 30g、茵陈 20g、栀子 15g、木香 15g，白芍加至 20g。三诊症见肝区无明显不适，偶有泛酸，矢气多，纳可，大便调，舌苔白厚，脉濡滑。仍守法，二诊方去徐长卿、茵陈、栀子、柴胡，加瓦楞子 15g、茯苓 15g、厚朴 15g、槟榔 15g。四诊时患者无明显不适，治疗仍以下瘀血汤为主，配合疏肝清肝、健脾益气培土抑肝，茵陈、溪黄草等清肝利湿，酌加女贞子等养阴之品滋肝肾之阴，以熄肝火于未然。患者从发病至今 3 年，一直服中药治疗，病灶稳定，生活自理。

[倪育淳，赵红艳．周岱翰教授运用下瘀血汤加味治疗肝癌的临床经验介绍．现代中医药，2009，41（5）：8-10．]

【诠解】周岱翰教授认为肝癌病机不离气滞血瘀，但在病机转化中，与脾、胃、肾、胆密切相关，常伴有气滞、水停、湿阻中焦、郁热毒结、耗伤阴液、脾气虚弱、肝阳内亢等证。下瘀血汤能破血逐瘀，结合现代病理研究，周岱翰认为其可为治疗肝癌之首选良方，但其中大黄苦寒，易伤胃气，而肝癌患者本已脾胃虚弱，故常去大黄。本案患者肝癌术后复发，虽病属晚期，但就诊时以肝郁气滞，瘀血内阻为主要病机，且并未出现正气大虚之象，故以下瘀血汤为主荡涤瘀滞，配合疏肝扶正。

胰　腺　癌

胰腺癌被称为癌症之王，是目前死亡率最高的恶性肿瘤，临床治疗疗效不理想，患者生存期短，生活质量严重受到疾病影响。

中医典籍对胰腺癌无专门描述，主要集中于"淬积""脘痛""膈痛""痞气""积聚""伏梁""黄疸"等范畴。现代医家对于胰腺癌的病因病机认识不尽相同，或有气滞、血瘀、痰阻、毒邪，或有脾胃亏虚、中焦不顾、虚寒等；在立法辨证方面多因个人认识而不同。

一、湿热蕴毒证

徐景藩医案
（化湿解毒消癌痛、轻重缓急要分清）

康某，男，59岁，干部。2004年4月15日初诊。

病史：患者2002年2月因上腹胀、隐痛就诊，胃镜提示浅表萎缩性胃炎。在门诊服药治疗，疗效欠佳，于2003年4月经检查确诊为胰腺癌，行胰腺癌根治术（胰尾、脾切除）。术后化疗8次，出现肝功能损害（γ-GT127U/L），AFP 7.7U/L。患者平素属过敏体质，手掌皮肤易起水泡，不嗜烟酒。

刻下：上腹痞胀不适，时有隐痛。今春以来上腹胀痛又作，痛无规律，畏寒肢冷，午后低热，大便溏泄，日行1~2次，神倦乏力，食欲不振，夜寐欠佳。面部色素沉着，舌质暗红，舌苔薄腻、黄白相兼，脉小弦而数，腹平软，上腹轻压痛，无反跳痛，后腰无叩击痛，肝肋下未及，无移动性浊音。

辨证：湿热内蕴，肝脾失调，气滞血瘀。

立法：清化湿热，抑肝扶脾，理气和中。

处方：

黄连 2g	厚朴 10g	藿香 10g	焦白术 10g
山药 15g	蝉衣 3g	炒防风 6g	陈皮 6g

陈香橼 10g	五灵脂 6g	龙葵 10g	益智仁 10g
高良姜 3g	白芍 15g	白花蛇舌草 15g	炙甘草 5g

水煎，每日 1 剂分 2 次服。

另：三七粉 1g，每日 2 次冲服。

2004 年 4 月 22 日二诊：午后低热已退，便泄未作，脘腹痞胀隐痛未除，畏寒神倦，时有嗳气，苔脉如前。胃镜示：反流性食管炎，浅表性胃炎。治以原方加刀豆壳 20g、木蝴蝶 6g、佩兰 10g、青蒿 10g，常法煎服。

2004 年 5 月 10 日三诊：发热未见，畏寒好转，上腹偏左痞胀隐痛，神倦乏力，大便成形，日行 1 次，舌质微红、边有齿印、苔薄白，脉小弦而数。辨证属术后正虚邪恋。

处方：

黄连 2g	厚朴 10g	藿香 10g	焦白术 10g
炒防风 6g	青蒿 10g	白芍 15g	炙甘草 3g
陈香橼 10g	益智仁 10g	建曲 15g	白花蛇舌草 15g
海金沙 12g	谷麦芽（各）15g		

水煎，每日 1 剂，分 2 次服。

另：三七粉 1g，每日 2 次冲服；六神丸 10 粒，每日 2 次口服。

2004 年 6 月 3 日四诊：脘腹疼痛缓解，唯神倦乏力，易汗，大便偏干，舌红、苔薄黄，脉小数。因胰属脾，行胰全切术后，脾气脾阴不足，郁热未清，气血不畅。故治拟健脾养阴，清热和中。

处方：

太子参 12g	山药 15g	黄精 10g	五味子 3g
白芍 15g	炙甘草 5g	黄连 1.5g	鸡内金 10g
半枝莲 15g	蚤休 10g	野料豆 15g	谷芽 30g
百合 20g			

常法煎服。

另：三七粉原法继服，六神丸改为每日服用 1 次。

［周晓虹，徐丹华．徐景藩教授临证治验举隅．2007，39（3）：35-36．］

【诠解】患者为胰腺癌术后化疗后，以"上腹痞胀不适，时有隐痛"为主要表现，病在中焦脾胃。癌毒伤人正气而易致虚、瘀、毒，加上手术及放化疗更进一步戕害正气，脾气虚运化无力，湿气内停，郁而化热，久之而影响肝之气机，肝脾互不调和而为本病之病机。徐老紧抓病机，治以调和肝脾，清化湿热，理气活血之方药。黄连苦寒泄降除热，高良姜辛温除寒，二药合用共奏调和肝脾之功；白术、山药同用补气健脾；厚朴、藿香理气燥湿醒脾；五灵脂、三七活血散瘀；龙葵、白花蛇舌草抗癌解毒；白芍、甘草抑肝和中，缓急止痛。本案中徐老标本兼顾，随病证变化而果断更改治法取得良效；另用药方面药味相对较轻以防过重而伤脾胃。以上均在临床实践中有较高的借鉴意义。

周仲瑛医案

医案 1（祛邪有路方是好，调平阴阳才是本）

罗某，男，56 岁。1995 年 4 月 14 日初诊。

主诉：两胁疼痛 1 年余。

病史：胰腺癌初诊。

刻下：两胁疼痛，连及胸背，食后两胁胀痛加剧，纳差，口干苦，大便不畅，舌苔薄黄腻，舌质暗红，脉小弦滑数。

辨证：湿热瘀毒互结，肝脾两伤。

立法：活血清热，疏肝理气。

处方：

制大黄 6g	桃仁 6g	土鳖 6g	九香虫 5g
延胡索 10g	川楝子 10g	醋柴胡 5g	赤芍 15g
天花粉 15g	八月札 10g	草河车 15g	炙蟾皮 5g
白花蛇舌草 25g			

水煎服，每日 1 剂。

该患者服用药物后，获得较长时间病情稳定。

（马纯政，杨亚琴. 肿瘤辨证施治策略与案例. 河南：郑州大学出版社，2012：91.）

【诠解】患者两胁疼痛，连及胸背，食后两胁胀痛加剧，纳差，证属肝气郁结，肝木乘土，脾气虚弱，脾虚则生痰湿，痰湿郁久化热，瘀热与癌毒互结为患，导致机体阴阳失调。治疗上注重辨证与辨病相结合，中医辨证治疗重在调整阴阳，西医辨病治疗重在驱除癌毒。结合参考现代中药药理研究，知方中制大黄、土鳖、天花粉、八月札、炙蟾皮、白花蛇舌草等中药均具有较好的抗癌作用。

医案2（湿热蕴毒聚胰腺，苦辛酸法解中机）

曹某某，男，69岁。1996年1月31日初诊。

主诉：腹痛10月，胰腺癌灌注化疗后。

病史：患者嗜酒数十年，1995年3月突发满腹剧烈疼痛，经作腹部CT检查示：胰腺癌，肝右叶有低密度影。在某医院行胰腺动脉灌注化疗，疼痛一度减轻、消失，但1个月后腹痛又起，位在右胁及剑突下，初为隐痛，后转为阵发性剧痛，并放射到背部腰肾区。曾用多种中西医疗法，效果不著。1995年12月8日作腹部CT检查示：胰腺癌动脉灌注化疗后改变，胰头、肝右后叶占位（3.0cm×2.4cm）。

诊断：胰腺癌肝转移。

刻下：形体消瘦，面色萎黄，疲劳乏力，须家属扶持方能来诊。腹部及右腰肾区时痛，口干，舌苔右部有块状黄腻，舌质偏红，脉弦兼滑。

辨证：肝胃湿热郁毒。

立法：清化热毒，祛瘀散结。

处方：

黄连 3g	吴茱萸 2g	乌梅肉 5g	川椒壳 2g
延胡索 10g	川楝子 10g	失笑散（包煎）10g	莪术 10g
赤芍 12g	白芍 12g	白花蛇舌草 20g	石见穿 20g
炙僵蚕 10g	生甘草 3g		

14剂，常法煎服。

1996年2月14日二诊：前投苦辛酸复法，理气化瘀活络，腰痛显减，发作亦少，右侧腹背疼痛基本控制，但有紧缩感，大便正常，口干较甚，舌苔黄腻、中部剥脱。舌质暗红，脉弦缓滑。湿热瘀阻，肝胃不和。原方去甘草，加片姜黄10g、川石斛10g，14剂，以活血行气，滋阴养胃。

1996年3月16日三诊：前次诊后，曾外出办事疲劳，右上腹疼痛一度发作，前来咨询。考虑病机同前，遂嘱原方加白花蛇舌草20g，继服。现上腹已半月未痛，背后留有紫绀，脉小弦滑。治宜击鼓再进。

处方：

黄连 3g	吴茱萸 2g	乌梅 5g	延胡索 10g
川楝子 10g	失笑散（包煎）10g	莪术 10g	片姜黄 10g
石见穿 20g	白花蛇舌草 20g	炙僵蚕 10g	川石斛 10g
天花粉 10g			

14剂，水煎服，日1剂。

1996年4月24日四诊：因腹痛大减，平时一般已不发作，遂思想麻痹，活动过多，近2日症情小有反复，腹痛隐隐，矢气频频，舌质偏暗、苔黄薄腻，脉来弦缓。肝脾不和，湿热内郁，瘀阻气滞，腑气不调。上方去川石斛，改川楝子15g，以加强行气活血之力。

迨后一直服用上方，胁、腹、腰背疼痛完全缓解，精神振作。生活自理，无明显不适。1996年7月3日CT复查提示：胰头、肝右叶占位，腹腔后未见淋巴结肿大，病情无进展。继以苦辛酸法，间断服用。

2004年3月15日随访，病情仍稳定，病灶未见复发。

［陈四清．周仲瑛医案·苦辛酸法治疗胰腺癌肝转移．江苏中医药，2007，39（5）：43-44．］

【诠解】周仲瑛教授对于胰腺癌的认识从经络循行为起点，认为足厥阴肝经布于两胁；足太阴脾经，入腹属脾络胃；木盛则乘土，土壅亦可致木郁。因此，胰腺癌腹痛辨证当为湿热毒瘀内郁，厥阴木土不调，不通则痛。近代著名老中医蒲辅周曾云："外邪陷入厥阴，七情伤及厥阴，虽临床表现不一，遵守病机，皆可用乌梅丸或循其法而达到异病同治。"因此可仿《伤寒论》中乌梅丸苦辛酸法治疗胰腺癌引起的腹痛。本案中以味酸之乌梅、白芍为君药柔肝敛肝；以味辛之吴萸、川椒壳温阳理气，疏木达郁，正合了《内经》"肝欲散，急食辛以散之，用辛补之，酸泻之"的治疗主旨。以味苦之黄连清热利湿而实中焦脾土，再配合金铃子散（延胡索、川楝子）、失笑散及莪术、姜黄、赤芍、石见穿等药行气活血止痛，僵蚕化痰散结，白花蛇舌草清热解毒，石斛、天花粉滋阴养胃，生甘草调和诸药。诸药合用，共奏调和肝脾、清热化湿、消肿散结、理气活血止痛之功。

余桂清医案

（邪阻中焦癌毒盛，话语抗癌后调补）

陈某，男，60岁。

主诉：胰腺癌术后1年余。

病史：患者于1988年6月开始出现左上腹疼痛，纳差，消瘦。于医院做B超及CT扫描检查，发现胰尾部占位性病变，考虑为胰腺癌。1988年8月6日做手术切除，术后病理证实为高分化腺癌，腹腔淋巴结转移。1988年9月、11

月分别做化疗。1989 年 7 月又出现上腹部、腰部疼痛，伴腹胀，再次做 B 超及腹部 CT 扫描检查发现胰体部肿物 4.9cm×3.6cm，诊为胰腺癌复发。

刻下：上腹部、腰部疼痛，伴腹胀，舌质暗淡，苔白腻，脉弦滑。

辨证：痰湿瘀阻。

立法：化瘀抗癌。

处方：

茵陈 30g	栀子 15g	龙葵 15g	白英 15g
蛇莓 15g	白花蛇舌草 15g	桃仁 15g	延胡索 10g
赤芍 15g	八月札 10g	凌霄花 10g	焦山楂 15g
焦神曲 15g	焦麦芽 15g	厚朴 10g	大腹皮 10g

水煎服，每日 1 剂。服药 1 个月。

二诊：疼痛消失，上方再加党参 30g，生地 15g，生黄芪 30g，连服三月。

三诊：复查 B 超及 CT，胰体部肿物消失，后予以扶正培本、健脾益肾中药。

处方：

党参 30g	枸杞子 15g	女贞子 15g	菟丝子 15g
补骨脂 15g	生黄芪 15g	玉竹 15g	郁金 15g
白扁豆 15g	山药 15g	茯苓 15g	白术 15g
阿胶 15g	夏枯草 15g	金樱子 15g	

水煎服，日 1 剂，连服 3 个月。

1991 年 12 月门诊复查未见肿物，腹腔淋巴结不大，后予以西黄解毒胶囊定期服用。

（张文康. 中国百年百名中医临床家丛书·余桂清. 北京：中国中医药出版社，2006：166-167.）

【诠解】本案为胰腺癌腹腔淋巴结转移术后复发的患者，属癌症晚期，病情复杂。首诊患者胰腺癌复发，腹腔肿物，以邪实突出，余老以抗癌解毒散结为主，扶正健脾为辅。方中茵陈、栀子清热利湿退黄，龙葵、白英、白花蛇舌草抗癌解毒，桃仁、延胡索、赤芍、八月札、凌霄花活血散瘀止痛散结，焦三仙健脾和胃，厚朴、大腹皮行气除湿。全方合用，充分体现辨病与辨证相结合，同时注重顾护后天脾胃。后患者复查，胰体部肿物、腹腔淋巴结均已消失，此时患者转为以正虚为主要矛盾，余老用药则以补虚为主方，用右归丸加减，方中枸杞子、女贞子、菟丝子等药培补先天，黄芪、白术、山药等药益养后天，玉竹、郁金养阴生津，夏枯草、金樱子行气散结以防肿物再生。余老治疗思路清晰，早起邪实以攻伐消肿为主，后期肿消则以扶正培本为主。此案之辨证辨病相结合、对疾病不同阶段而治法不同的处理为余老之用药亮点。

孙桂芝医案

医案 1（扶正培本不可少，补散兼施妙抗癌）

花某，男，50 岁。2007 年 6 月 12 日初诊。

病史：2007 年 3 月起消瘦、腹胀、纳差、呕血、黄疸，遂去当地医院就诊，经 B 超、CT 诊断为胰腺占位性病变（5.1cm×4.2cm），查 CA 199U，CEA 12.48U，经北京某医院诊断为胰腺癌，行手术治疗，未能切除，放支架和伽马刀治疗。TBIL 21.4μmol/L。

刻下：胃呆厌食，消化不良，上腹胀满，体倦乏力，恶心呕吐，口渴心烦，便溏，舌质暗赤，舌苔黄腻，脉弦滑。

辨证：湿热阻滞。

立法：清热利湿，化浊散结。

处方：茵陈五苓散合春泽汤加味。

茵陈 30g	桂枝 6g	茯苓 12g	白术 12g
泽泻 15g	栀子 15g	生黄芪 30g	太子参 15g
龙葵 30g	蛇莓 15g	龙胆草 10g	穿山甲 10g
水蛭 3g	焦山楂 15g	鳖甲 30g	代赭石 30g
草豆蔻 10g			

水煎 2 次，分 4 份，每日 2 份，早晚各 1 次。

2007 年 9 月 20 日二诊：上腹胀满、体倦乏力、恶心呕吐、口渴心烦减轻，大便仍溏泄，腹痛，舌质暗，苔薄黄。TBIL 16.2μmol/L。辨证属气虚血瘀。

处方：

太子参 15g	炒白术 15g	土茯苓 30g	莲子肉 10g
莲须 20g	龙葵 30g	炮山甲 10g	水蛭 3g
凌霄花 15g	生蒲黄（包煎）10g	白芷 10g	蜂房 5g
血余炭 10g	代赭石 15g	香附 10g	八月札 15g
柴胡 10g	延胡索 10g	白芍 20g	生麦芽 30g
炙甘草 10g			

日 1 剂，水煎服，嘱患者连服 3 个月。

2008年8月30日三诊：大部分症状已消失，刻下腹胀，纳后腹痛，脉沉细，苔薄。B超检查肿块约4.1cm×3.6cm。

处方：

太子参 15g	炒白术 15g	土茯苓 30g	莲子肉 10g
莲须 20g	炮山甲 10g	水蛭 3g	莱菔子 15g
生蒲黄（包煎）10g	白芷 10g	蜂房 5g	血余炭 10g
代赭石 15g	香附 10g	柴胡 10g	延胡索 10g
白芍 20g	川朴 10g	凌霄花 15g	八月札 15g
郁金 12g	川楝子 10g		

嘱患者感觉好可连续服用3~4个月。

（孙桂芝．孙桂芝实用中医肿瘤学．北京：中国中医药出版社，2009：271－272．）

【诠解】患者胰腺癌行伽马刀治疗后，表现为消瘦、腹胀、纳差、呕血、黄疸等湿热中阻的症状。首诊孙老给予茵陈五苓散合春泽汤加减清热利湿，化浊散结，同时配合抗癌解毒的中药。方中茵陈、栀子、龙胆草清热退黄，五苓散化湿利气，同时重用鳖甲软坚散结。服后症状逐渐好转，肿块减小而逐渐加重太子参、白术等健脾扶正中药的用量，治疗重心转向扶正辅以驱邪。

医案2（湿热中阻疼痛盛，清利湿热瘀痛消）

朴某，男，59岁。1987年11月2日初诊。

主诉：左上腹持续性疼痛，陈发性加重2个月。

病史：1987年7月初开始，患者左上腹疼痛，纳差，消瘦。行B型超声波检查，发现胰尾实性占位病变，考虑为胰腺癌。1987年9月15日行手术治疗，切除胰尾部肿瘤及脾脏。术后病理诊断为高分化腺癌，腹腔淋巴结转移。10月初，又感上腹部疼痛，以左上腹为重，持续性疼痛，阵发性加重，伴有恶心，不思饮食，溲黄便结。B超及CT检查发现胰体部肿物，约4.9cm×3.6cm大小，诊为胰腺癌术后复发。

刻下：左上腹持续性疼痛，陈发性加剧，伴有恶心，不思饮食，溲黄便结，舌质暗红，苔黄腻，脉象弦滑。诊查：腹痛如引，巩膜黄染。

辨证：脾胃湿热，瘀毒内阻。

立法：清胃健脾，祛瘀止痛，清热解毒。

处方：

茵陈 30g	栀子 15g	龙胆草 10g	茯苓 12g
白术 12g	泽泻 15g	莪术 10g	桃仁 10g
元胡 10g	龙葵 12g	蛇莓 15g	草河车 15g

焦曲楂各 15g

水煎服，每日 1 剂。

西黄胶囊，每次 2 粒，每日 3 次，饭后服。

1987 年 11 月 22 日二诊：患者症状明显缓解，黄疸基本消退。治以前方化裁，加生黄芪 30g，生薏苡仁 30g，当归 10g。水煎服，每日 1 剂。服用 3 月余，并合用化疗丝裂霉素＋氟尿嘧啶方案 3 个周期。经 B 超、CT 检查胰体肿物明显缩小。继续中药治疗，配合成药加味西黄胶囊，每次 2 粒，每日 3 次，饭后服。

1988 年 9 月 6 日三诊：门诊复查，患者肝肾功能、血象、二便均正常。腹部 B 超检查未发现胰腺肿物，腹腔淋巴结不大，肝脾无异常。给予征癌片合加味西黄胶囊，带药回当地继续巩固治疗，未见复发，身体状况一直良好。

（唐先平，桑志成，张凤娟．肿瘤古今名家验案全析．北京：科学技术文献出版社，2007：439-440．）

【诠解】该患者为胰腺癌术后，胰腺体部再次出现肿物，疾病复发，无法行二次手术。这种情况在临床上十分常见和棘手。临证时，患者左上腹持续性疼痛，伴有恶心，不思饮食，巩膜黄染，证属湿热内结肝胆，方用茵陈五苓散加减以清热利湿退黄。方中加用龙葵、蛇莓、蜀羊泉清热抗癌解毒。患者坚持用药半年而肿物消除，可见中医中药在治疗晚期恶性肿瘤的重要作用和优势，临证时需给患者以信心，长期坚持服药方可取得良效。

杨炳奎医案

（湿热内蕴癌毒聚，攻邪之力不可缓）

蔡某，男，42 岁。1993 年 2 月 25 日初诊。

主诉：反复黄染 1 年余，确诊胰腺癌 3 月余。

病史：患者于 1992 年 1 月起出现巩膜、皮肤反复黄染，在某医院治疗无效，1992 年 11 月做 CT 扫描检查提示胰腺癌，1993 年 1 月做手术治疗，因胰头肿块与肠系膜血管粘连，未能切除。肿块穿刺做病理检查示胰头癌胆总管转移。

刻下：巩膜、皮肤黄染，精神委顿，形体消瘦，中上腹隐痛不适，疼痛引及右肩、背部，入夜痛甚，胃纳不馨，大便次数增多。舌质暗，苔黄腻，脉弦细。查体：中上腹压痛明显，肝肋下1cm，剑突下3cm，质地中等，边缘光滑，扪及肿大胰头5cm，表面有大小不等结节。

辨证：湿毒内蕴，瘀毒互结。

立法：清热利湿，活血消肿。

处方：

白花蛇舌草30g	土茯苓30g	茯苓30g	蒲公英30g
薏苡仁30g	三棱30g	莪术30g	茵陈30g
柴胡6g	制大黄6g	郁金12g	焦栀子12g
焦山楂12g	焦神曲12g	丹参24g	天龙5条

水煎服，日1剂。

配服牛黄醒消丸3g每日。

服用14剂，黄疸及中上腹疼痛明显减轻，大便次数减少，黄腻苔渐化，但觉口干、溲黄、乏力，续用前法，再加太子参20g，另以西洋参煎汤代饮。治疗2个月，疼痛未作，黄疸消退，胃纳尚可，大便正常，小便稍黄，舌胖有齿印，舌质红，脉弦细，肝功能检查正常，B超复查胰头部肿块明显缩小。再拟养阴生津、清热利湿、活血消肿5个多月，CT复查胰头部肿块继续缩小，又坚持治疗11个月，CT扫描、B超复查胰头部肿块消失，此后缓和坚持服用中药。

（徐振晔.中医治疗恶性肿瘤.1版.北京：人民卫生出版社，2007.）

【诠解】杨炳奎教授认为胰腺癌的病因病机以湿热毒邪与瘀滞互结，正气亏虚，应抓紧时机，"急则治标"，祛邪为主，直挫病势，待邪毒势减，正虚显露，调整治则，扶正为主，从而达到扶正祛邪的目的。

本案中患者以湿热毒瘀为主证，脉虽为虚，但为邪毒所为先，故急则治标以攻邪，方药不仅一派清利湿热、解毒散结之品，辅以牛黄醒消丸加大攻邪之力，同时以方中药味剂量较大为特点，若攻则不留邪，势大力强而击之，待邪渐趋弱之时辅以参类煎汤代茶饮，此点优异之处在于既通过煎煮使药力得现，又通过茶饮频服的特点绵缓入内，扶助正气。对于原方药中药物应用及临证变化加减：黄疸明显，焦栀子、茵陈剂量增大；发热加黄芩、知母；疼痛明显加五灵脂、蒲黄、延胡索；腹胀加鸡内金、大腹皮、木香；大便不成形可加白扁豆。

二、肝脾失和证

徐景藩医案

（中焦亏虚湿热盛，扶正抗邪虚实清）

鲍某，男，67 岁。2006 年 1 月 5 日初诊。

主诉：左侧腰背痛 1 年，伴皮肤黄染半月余。

病史：2005 年初前无明显原因出现左侧腰背部疼痛，未予重视。2005 年 9 月加重，经 CT 扫描、磁共振等检查，确诊为胰头癌。因肿块浸润浸犯血管等原因，无手术适应症，于 2005 年 9 月 24 日及 10 月 18 日两次介入化疗，10 月 26 日又行伽马刀治疗，每日 1 次，连续做 12 次。2005 年 12 月 29 日又因"消瘦乏力 4 个月伴皮肤黄染 10 天"住院治疗，查 CT 扫描示：胰头 4.2cm×3.1cm，主胰管不规则扩张，诊为胰头癌伴胆总管下段阻塞，于 12 月 29 日行经内镜逆行胰胆管造影术，术中见肝内胆管及胆总管明显扩张，胆总管下段狭窄，行 EST1.5cm，狭窄行气囊扩张后，置入金属支架引流。治疗后皮肤黄染减而未除，神倦明显，血糖偏高。既往常饮酒。

刻下：神倦乏力，常欲卧床，夜中不适则汗出，饮食不多，皮肤巩膜轻度黄染，周身肤痒，大便日行。舌质淡红而紫，舌苔薄白，微腻，诊脉细数，重取无力。

辨证：脾胃亏虚，肝胆湿热。

立法：培补脾胃，疏利肝胆。

处方：归脾汤、二金汤加减。

炒党参 10g	当归 10g	怀山药 15g	鸡内金 10g
海金沙 20g	厚朴 10g	通草 5g	猪苓 20g
茯苓 20g	白鲜皮 10g	莪术 10g	败酱草 15g
薏苡仁 30g	谷芽 30g	麦芽 30g	山茱萸 10g

水煎服，每日 1 剂。

服药 7 剂后，巩膜黄染减轻，肤痒、疼痛改善，加秦艽、茵陈清利肝胆湿热，加半枝莲抗肿瘤，药后黄疸明显减退。以后因胸胁右上腹隐痛未除，加乳香、路路通、丝瓜络行气活血通络，治疗 5 月余，病情稳定。

（陈孟溪，张红，等．癌症专科专病名医临证实录丛书．湖南：湖南科学技术出版社，2011：259-260.）

【诠解】患者常年嗜酒，伤肝损脾，肝失疏泄，气滞血瘀则胁痛；脾失健运，生湿蕴热，熏蒸肝胆，胆汁不循常道，外溢肌肤则身黄目黄，下趋膀胱则尿黄。复加术后气血不足，中焦气滞血瘀。治疗上尤应注意顾护后天脾胃，以养气血，兼以疏肝利胆、利湿退黄、活血化瘀等药缓以祛邪。经治疗5个月，病情稳定，体现辨证立法之准确。

余桂清医案

（肝脾不调邪毒生，扶正渐强邪自消）

朱某，男，49岁。1992年4月初诊。

主诉：胰腺癌姑息切除术后1月。

病史：患者于1992年2月上腹部出现一肿物，疲乏，恶性，腹胀，1992年3月于北京某医院做CT扫描及B超发现胰体部一肿物5cm×6cm，3月于该院手术，术中发现肿物浸犯胃后壁，做姑息切除。

刻下：身体疲乏，消瘦，纳食少，大便溏，面色㿠白。查体：皮肤巩膜均黄染，浅表淋巴结未触及，双肺正常，心律齐，80次/分，上腹胀，压痛，可触及包块3cm×4cm，边界不清，舌淡暗，苔白，脉细数。

辨证：肝郁脾虚。

立法：健脾疏肝。

处方：

柴胡 15g	郁金 15g	夏枯草 10g	赤芍 15g
太子参 15g	白术 15g	茯苓 15g	怀山药 15g
扁豆 15g	白花蛇舌草 15g	鸡内金 9g	焦山楂 15g
焦神曲 15g	焦麦芽 15g	龙葵 15g	黄芪 30g
干姜 5g			

水煎，每日1剂。

二诊：服上方1个月后。精神好，面色红润，饮食增加，体重增加，腹胀减轻，无压痛，包块缩小，约2cm×3cm，舌质淡暗，苔薄白，脉弦。证属脾胃气虚夹瘀。予扶正培本抗癌。

处方：

太子参 30g	白术 15g	茯苓 15g	黄芪 30g

枸杞子 20g	女贞子 15g	补骨脂 15g	阿胶 15g
焦楂曲（各）15g	川芎 10g	桃仁 15g	半枝莲 15g
菟丝子 15g	淫羊藿 5g	桑椹子 15g	

水煎，每日 1 剂，服 2 月。

三诊：3 个月后，精神如常人，无明显不适，可参加一般劳动，能坚持上半日班，查上腹部肿物约 1cm 大小，无疼痛，舌质红，苔白，脉弦。予扶正培本、健脾益肾抗癌中药。

处方：

太子参 30g	白术 15g	茯苓 15g	陈皮 6g
姜半夏 10g	怀山药 15g	枸杞子 30g	女贞子 20g
黄芪 15g	金樱子 15g	仙茅 6g	白花蛇舌草 20g
杜仲 10g	焦山楂 30g	焦麦芽 30g	焦神曲 30g

水煎，每日 1 剂，服 3 个月。

四诊：1997 年再来门诊复查时，精神好，面色红润，体重增加，饮食正常、大小便正常，B 超显示胰体部肿物 1cm×2cm。

（张文康.中国百年百名中医临床家丛书·余桂清.北京：中国中医药出版社，2006：167-168.）

【诠解】本案患者为胰腺癌浸犯胃壁，属疾病晚期，仅做姑息手术，而癌灶仍有残留。患者由于癌毒及手术损伤，而致正气耗伤明显，另加术中切除不尽而正虚与邪实同存。首诊患者身体疲乏，食少，便溏，皮肤巩膜均黄染，上腹胀，压痛，可触及包块。辨证属肝郁脾虚、湿热瘀滞。治以健脾疏肝，清热利湿散结，标本兼顾，抗邪扶正并用。方中太子参、白术、山药等健脾益气化湿以扶正，龙葵、白花蛇舌草抗癌清热解毒以祛邪，柴胡、郁金疏肝解郁，夏枯草、赤芍活血化瘀理气散结，焦三仙健脾和胃。全方攻补并重，至二诊肿物减小，精神转好，治法转而以扶正为主兼以抗癌。三、四诊肿物逐渐缩小，余老坚持以扶正为主控制疾病发展，提高生活质量，数年后复查患者一般情况良好，肿物缩小，生活质量高，充分体现了余老此诊思路的疗效。

刘嘉湘医案

（木郁克土瘀毒聚，调补兼施不忘攻）

施某，男，65 岁。2003 年 5 月初诊。

主诉：中上腹饱胀不适感 3 个月。

病史：患者 3 个月前出现中上腹饱胀不适感，在外院做 B 超、上腹部 CT 检查发现胰尾部占位性病灶，查 CA19-9（癌抗原 19-9）＞300 单位/升，诊断为胰腺癌，曾行介入化疗 1 个疗程，肿块无缩小，B 超检查发现肝脏多发转移灶，为进一步中西医结合治疗而收治入院。

刻下：中上腹作胀，胃纳欠佳，大便溏薄，日行一二次，舌质淡红，苔薄，脉弦。

辨证：肝郁脾虚，气滞毒聚。

立法：健脾理气，化瘀解毒。

处方：

太子参 12g	白术 15g	茯苓 15g	八月札 24g
绿萼梅 12g	青陈皮（各）9g	半夏 9g	红藤 15g
菝葜 30g	野葡萄藤 30g	炮山甲 12g	煨木香 9g
怀山药 30g	木馒头 15g	葫芦巴 15g	鸡内金 12g
谷麦芽（各）30g			

软化汤口服，每日 3 次，每次 25ml。

服上药 7 贴，腹胀、便溏均有好转，觉右胁下隐痛，治守原方，原方加柴胡 9g，又服 14 贴，症状改善明显，精神也较前稍振作。随访半年，病情稳定。

（刘嘉湘．刘嘉湘谈肿瘤．上海：上海科技教育出版社，2004：98-99．）

【诠解】刘嘉湘教授主张"因虚致癌，扶正治癌"的基本诊治恶性肿瘤思路。在胰腺癌方面：胰腺为脾经所辖，从属消化系统，病变责之肝、脾功能失调，主要是由于肝郁气滞，饮食不节，运化失司，湿毒内生，邪凝毒结。形成肿块。属难治性病证，其病机变化多端，病情复杂，进展迅速，预后较差。

刘嘉湘教授根据临证经验将胰腺癌分为三大临床常见证型。①肝郁气滞型：主要证候：上腹部作胀或隐痛，食后尤甚，胃纳不佳，疲倦乏力，恶心或呕吐，舌苔白腻，脉细弦。治则：解郁理气，疏肝散结。处方：柴胡疏肝散加减，常用药物：柴胡、茯苓、八月札、赤芍、白芍、当归、郁金、木香，川楝子、玄胡、莪术、山慈菇、蛇六谷、白花蛇舌草、红藤、野葡萄藤、菝葜、藤梨根。胃纳欠佳、脘闷腹胀者加焦查曲、鸡内金、谷麦芽等理气健脾消食，暖气呕吐者加旋覆花、代赭石降逆止呕。②湿热内蕴型：中上腹部胀痛或刺痛，疼痛固定不移，发热烦渴，巩膜及全身皮肤黏膜黄染、大便秘结，小便短赤，齿龈出血，紫斑，甚则呕血黑便，舌苔黄腻而干，脉弦数。治则：清胆利湿，活血消结。处方：龙胆泻肝汤加减，常用药物：龙胆草、蒲公英、山栀、黄连、黄芩、柴胡、赤芍、丹参，夏枯草、生牡蛎、白花蛇舌草、半枝莲、红藤、野葡萄藤、菝葜、藤梨根、碧玉散。胁肋刺痛明显者金铃子、延胡索、厚朴、水红花子行气止痛。③肝肾阴虚型：形体消瘦，神疲乏力，面色无华，头晕耳鸣、眼花腰酸，低热、纳少腹胀，大便干结，小便短赤，口干舌燥，皮下瘀斑，舌红绛，舌体干瘪，脉细数。治则：养血柔肝，滋补肾阴。处方：一贯煎合大补阴丸加减。常用药物：南沙参、北沙参、生地、麦冬、枸杞、当归、炙鳖甲、炙龟甲、川楝子、丹皮、赤芍、白花蛇舌草、女贞子、瓜蒌仁、红藤、野葡萄藤、菝葜、藤梨根。呕血黑便者加白茅根、侧柏叶凉血止血，口干咽燥；阴津亏损加西洋参、石斛养阴补虚。

　　本案中患者腹胀、便溏，右胁肋痛，证属肝郁脾虚，治疗以柴胡疏肝解郁，太子参、白术、茯苓、山药健脾养胃；脾虚日久，必损肾阳，故以葫芦巴温肾助阳以助脾气之健运；同时应用八月札、绿萼梅、青陈皮、木香等理气散结，红藤、野葡萄藤等清热解毒抗癌，以及活血破瘀之山甲、木馒头等。应注意，对于性味峻烈或大苦大寒之品应慎用，以防戕伤脾胃正气。全方标本兼顾，体现了辨证与辨病的密切结合。

三、脾气亏虚证

余桂清医案

（术后疼痛症难消，调理气血荣痛解）

　　李某，男，52 岁。1965 年 3 月初诊。

　　主诉：胰腺癌术后 1 年。

　　病史：患者因上腹部疼痛伴恶心，痛甚时大汗出，于 1964 年 3 月于北京某医院就诊，经消化道钡餐诊为胰腺癌，即住院并手术切除，术后病理证实为胰头癌。术后患者体质差。

　　刻下：上腹部疼痛、恶心。

　　辨证：脾气亏虚。

　　立法：健脾益气。

　　处方：

太子参 12g　　　　　黄芪 30g　　　　　当归 6g　　　　　白术 12g

茯苓 12g	枸杞子 15g	菟丝子 15g	郁金 10g
香附 10g	延胡索 10g	薏苡仁 15g	女贞子 15g
桑椹子 15g	熟地黄 20g	焦山楂 15g	焦神曲 15g
焦麦芽 15g	白花蛇舌草 15g		

每日 1 剂。

3 个月后病情好转，疼痛缓解，食欲增加，存活 7 年后因肝转移死亡。

（陈孟溪，张红，等. 癌症专科专病名医临证实录丛书. 湖南：湖南科学技术出版社，2011：166.）

【诠解】本案为胰腺癌术后，体虚伴腹痛，这种情况是胰腺癌术后患者最为多见的就诊原因之一。本案中医者就患者具体情况，术后以扶正为主，理气活血缓急止痛为辅，兼用白花蛇舌草等药物抗癌解毒。方中太子参较人参功效更为缓和，与黄芪、当归、白术合用健脾益气，枸杞子、菟丝子、女贞子、桑椹子、熟地黄滋阴益肾培补后天，香附、元胡理气止痛，焦三仙健脾和胃帮助消化。诸药合用，先后天共养，标本兼治，患者诸症悉有缓解。本案病史描述相对简单，但重点突出，思路清晰，充分体现胰腺癌术后患者以扶正培本为主，兼以对症辨病用药的治癌思路，适用于多数癌症。本案可以看出，术后扶正多可缓解患者不适症状，提高患者生存质量，值得借鉴运用。

赵景芳医案

（癌毒之聚脾湿证，调脾抑胰加减治）

陈某，男，73 岁。1993 年 10 月初诊。

主诉：上腹部胀满 2 个月余。

病史：患者因上腹部胀满 2 个月就诊，B 超提示：胰头癌（5.9cm×4.8cm），浸及至胰体尾部，胆总管扩张，腹膜后、腹主动脉旁淋巴结广泛转移。

刻下：腹部胀满，上腹部可扪及 6.5cm 肿块，质硬、固定，全身黄染，形体消瘦，45kg，舌质淡、苔白腻，脉细。

辨证：脾虚湿盛。

立法：健脾利湿，消积退黄。

处方：调脾抑胰基本方。

| 党参 30g | 炒白术 10g | 紫苏梗 10g | 枳实 10g |
| 全瓜蒌 10g | 茯苓 12g | 姜半夏 12g | 陈皮 6g |

怀山药 15g	薏苡仁 20g	炒谷芽 20g	猪苓 30g
徐长卿 30g	八月札 30g	茵陈 30g	延胡索 20g
佛手 10g	大腹皮 10g		

水煎服，日 1 剂。

同时配服青黛、野菊花、山慈菇、三七粉按 1∶3∶2∶2 比例配置而成散剂，每次 1g，每日 2 次。

服药 3 个月后逐渐好转，黄疸消退，腹胀消失，食欲正常，腹部已摸不到肿块。后一直服用调脾抑胰方。1 年后复查 CT、B 超，胰头部肿块 3.0cm×1.8cm，胰体尾部正常，肿大的淋巴结亦已消失。多次复查各项肿瘤放免检测指标，全部恢复正常，患者体重增加到 52kg，生活如常人。

（赵景芳 . 中医微调治癌法 . 人民卫生出版社，2004 .）

【诠解】赵景芳教授在恶性肿瘤的诊治中，创立"微调平衡抗癌法"，对于胰腺癌的认识围绕中焦脾胃功能，以调理脾胃功能为主导，配合理气、化湿、消积之法，对控制胰腺癌的发展、减轻腹胀、腹痛、食欲不振发挥标本兼治的作用。

四、寒热错杂证

李忠医案

（寒热错杂在厥阴，顺接阴阳化癥瘕）

李某，男，53 岁。2008 年 12 月 18 日初诊。

病史：2008 年初患者因饮食不当后出现恶心呕吐、腹痛、腹泻就诊于北京空军总医院经抗炎对症治疗后腹泻缓解，但间断上腹部疼痛不适，于 2008 年 3 月于北京人民医院查腹部 CT 提示胰头占位浸犯脾门。后于肿瘤医院行胰体尾癌切除并脾切除术，术后病理示：胰腺中低分化腺癌，可见黏液分泌，淋巴结转移癌 8/10，肝组织中间腺癌浸润。术后行 GEM+Xeloda 化疗 1 周期，出现严重皮疹不能耐受而拒绝治疗。明确诊断为胰体尾中低分化腺癌Ⅳ期（pT4N1M1）。

刻下：持续性腹痛，尤以左腹为甚，黄疸，怕冷乏力，下利不止，8~10 次每日，少腹不温，手足厥冷，口干口苦，又见胸中烦热，呕恶时作，眠差，纳差。舌红，苔薄黄中剥，脉弦滑。

辨证：寒热错杂。

立法：顺接阴阳，寒热平调。

处方：乌梅丸加减。

乌梅 30g	炮附子（先煎）15g	细辛 3g	川椒 10g
桂枝 15g	党参 15g	当归 15g	黄连 10g
黄柏 15g	苏荷梗（各）10g	干姜 15g	鸡血藤 30g
砂仁 6g	生黄芪 30g	延胡索 10g	莪术 15g
茵陈 30g	石斛 30g		

水煎服。

患者服用 2 周，期间根据病情药物稍做调整。腹泻停止，疼痛症状有所缓解，守方继续服用。

（李忠. 李忠肿瘤验案精选. 1 版. 人民军医出版社，2011.）

【诠解】临床研究显示本病为本虚标实之证，胰腺癌临床表现复杂，往往体现为寒热错杂，虚实并见之征象，所以，寒温并用、攻补兼施为治疗胰腺癌的原则，围绕这一特征和治法，李忠教授临床用药常以乌梅丸为基础方加减。乌梅丸一方，集酸苦辛甘、大寒大热之药，以杂治杂。方以乌梅三百枚为君，更以苦酒浸渍一宿，重加其酸，以酸收敛肝息风。因酸属木味，其先入肝；酸属阴味，其性收敛，正与风属阳邪而疏散动摇相对。臣以附子、干姜、椒目、桂枝、细辛之辛热以助其阳，温以祛寒；黄连、黄柏之苦寒以坚其阴，清以泻热，佐以人参、当归之甘味温益脾胃，调和气血，培土升木。使以蜂蜜甘缓和中，调和诸药。全方酸收息风，辛热助阳，酸苦坚阴，寒热温凉，温清补益，攻补兼施，诸药配伍，并行不悖，燮理厥阴阴阳寒热虚实，使之归复于平和。盖治风之法，外风宜祛，内风宜熄，寒风温散，热风清泄，实风制掣，虚风填固。厥阴阴阳寒热虚实错杂，攻则太过，补则有余；温散则助热上逆，清泄则助寒下陷。唯有酸收敛肝，护体制用；辛热苦寒，温清并行；收中有散，虚实兼顾，既无攻补之过，又无寒热升降之偏。

191 |

大 肠 癌

　　大肠癌是结肠癌与直肠癌的总称，为消化道常见的恶性肿瘤，其发病率仅次于胃癌与食管癌。据有关资料表明，目前大肠癌的发病率呈逐年上升的趋势。在欧美经济发达国家，居内脏恶性肿瘤的第一、二位，年发病率高达（35～50）/10万人；在我国，其发病率与死亡率约占常见恶性肿瘤的第六位。本病的发病年龄以40～60岁居多，但21～40岁的中青年患者亦占相当比例，约40%。男性较女性多，男女之比为2:1。好发部位为直肠，其次为乙状结肠，向上则逐段减少，至盲肠又渐增多。基本病理形态可分为肿块型、溃疡型与浸润型。组织学分型为腺癌、黏液癌、未分化癌和鳞状上皮细胞癌，其中以腺癌最多，约占80%。该病以排便习惯改变以及腹部肿块、腹胀、腹痛、脓血便为特征。钡灌肠X线摄片、纤维结肠镜检与病理组织活检是本病确诊与分型的最主要依据。

　　中医学将大肠癌归属于"肠覃""脏毒"等范畴。古籍中记载详尽，如《灵枢·百病始生》："风雨寒热，不得虚，邪不能独伤人……必因虚邪之风，与其身形，两虚相得……是故虚邪之中人也……留而不去，传舍于肠胃之外，募原之间，留着于脉，稽留而不去，息而成积。"《灵枢·百病始生》记载："起居不节，用力过度，则脉络伤……阴络伤则血内溢，血内溢则后血。肠胃之络伤，则血溢于肠外，肠外有寒，汁沫与血相搏，则并合凝聚不得散而积成矣。"其病因病机多从"虚"（脾胃气阴虚）、"毒"、"湿"、"瘀"、"痰"等几个方面来考虑，多因情志失调，饮食内伤，在正气虚弱的基础上发生。病理为脾胃虚弱，湿热瘀毒互结，使大肠络脉瘀阻，久而成积。中医中药治疗大肠癌已积累了许多经验，也取得了较好的疗效。

一、湿热蕴结证

余桂清医案

（解毒化湿抗癌毒，健脾益气固本源）

患者女性，60岁。1987年6月16日初诊。

病史：患者1986年11月因腹部持续性疼痛半个月，便次增多，大便溏稀带脓血1周就诊于北京医院，诊断为乙状结肠肿物。1987年1月20日行剖腹探查，术中发现乙状结肠与直肠交界处有一肿物，质硬固定，且与后腹膜粘连，无法切除，遂行人工肛门造瘘术，肿物旷置，术后病理为乙状结肠癌，术后化疗10次，因副反应大，于1987年2月停止化疗。后因腹痛腹胀多汗服用中药治疗，未缓解。1987年6月14日开始发烧，体温高达39.6℃，经抗生素治疗后未能完全缓解，来我院就诊。

刻下：低热37℃，腹痛，多汗，畏寒。时有咳嗽，咳痰不多，纳食尚可，小便正常，人工肛门通畅。面色苍白无华，重病容，舌质暗有瘀斑。舌边齿痕，苔白，根黄厚腻，脉细滑。WBC：13.7×10^9/L。

辨证：气虚血亏，湿热瘀结。

立法：清热化湿，解毒化瘀，益气健脾。

处方：三仁汤加减。

生薏米15g	杏仁10g	白蔻仁10g	半夏12g
厚朴10g	藿香10g	公英30g	土茯苓20g
黄柏10g	元胡10g	焦三仙（各）30g	金银花20g
赤芍10g	丹皮10g	甘草6g	白花蛇舌草30g

服药后腹痛减轻，湿毒有减，低热已除，二诊有腹隐痛、气短，自汗，神疲乏力，食欲差，心悸，二便如前，舌红有瘀斑，苔白腻，脉细滑，治法同上，处方以上方减去公英、金银花，加草河车30g，龙葵30g，生黄芪20g，沙参30g，14剂。之后症状逐渐好转，自1987年8月至1990年3月的两年半时间里，主要以上方加减，患者症状控制良好。

（林洪生. 中国百年百名中医临床家丛书·余桂清. 中国中医药出版社，119-133.）

【诠解】大肠癌的发病多因饮食不节，过食肥甘厚味或进食不洁之物，遂致湿热蕴蒸；或恣食生冷瓜果，中阳被遏，寒湿滞肠，均可致脾不健运，湿热蕴毒下迫大肠，热伤肠腑脉络，毒聚成痈而成大肠癌。大肠癌的病位在大肠，与脾胃关系密切，故诊治过程中始终注意以益气健脾，清热化湿，祛瘀解毒为法进行加减。根据病情的标本缓急随证施治。就诊初期，湿热瘀毒明显，虽有气虚兼证，仍以祛瘀解毒，清热化湿为主，待实邪渐去，虚证呈现，以脾虚肾亏为本，故投以健脾益气，滋补肝肾之品，并坚持用清热解毒抗癌中草药如白花蛇舌草，土茯苓等抑制癌症发展，治疗中，贯彻辨病与辨证相结合，扶正与抗癌相结合，扶正治疗以健脾益气补脾肾为主，解毒抗癌则选用清热解毒、理气化湿、祛瘀攻积、燥湿和中等中药。本例诊治过程以益气健脾化湿，解毒化瘀为法贯穿始终。

张代钊医案

（经方加减抗癌毒，中西结合保平安）

患者男性，46 岁。1984 年 3 月 2 日初诊。

主诉：确诊直肠癌 8 月余。

病史：患者于 1983 年 7 月无明显诱因出现大便带血，无腹痛、腹泻等症状，当地医院拟诊为痔疮，经治疗，症状无缓解。后行痔疮手术并取病理，结果提示直肠腺癌，患者拒绝手术治疗，为求中医药治疗来我院就诊。

刻下：大便带血，大便干结，肛门灼热，胸闷纳呆，舌红苔黄腻，脉滑数。

辨证：湿热下注，侵淫脉络。

立法：清热利湿，凉血止血。

处方：白头翁汤加减。

白头翁 20g	黄连 6g	黄柏 9g	大黄（后下）3g
苍术 9g	白术 9g	茯苓 15g	败酱草 20g
白英 30g			

服药 15 付后，患者便血消失，大便日 1 次，易排出。坚持服用中药调理，后配合完成化疗，未出现明显不良反应，随访至今病情相对稳定。

（包素珍．肿瘤名家验案精选·张代钊医案．人民军医出版社，2006：162-163．）

【诠解】肠癌实证多因酒食无度，嗜进膏粱厚味，伤及脾胃，运化失司，酿湿生热，湿热乘虚下注，搏结于肠，蕴毒日久，则成肿块。本案中患者已近中年，饮食不节，体胖，湿热之邪毒积滞肠中，气血被阻，气机不畅，传导失司，所以胸闷纳呆，大便干结，湿热之毒熏灼，伤及肠道脂膜之气血，则见肛门灼热，大便带血。舌红，苔黄腻，脉滑数，皆湿热之舌脉。治以清热利湿，凉血止血，方用白头翁汤加减，切中病机，故患者症状控制较好。后期配合完成化疗，未出现明显副作用，说明化疗期间给予中药治疗，能减轻化疗所致的副反应，增强机体抗癌能力，改善症状，同时也有利于清除余毒。

二、脾气不足证

赵冠英医案
（扶正祛邪辨标本，药味平和常可服）

患者女性，37 岁。1998 年 3 月 19 日初诊。

主诉：结肠癌术后放化疗后 1 年。

病史：患者因便血经纤维结肠镜检查确诊为乙状结肠癌，经某医院行手术切除，术后恢复尚可，术后行化疗。化疗期间出现恶心呕吐、腹痛腹泻、头晕脱发、神疲乏力，查血常规示 Hb 108g/L，WBC 3.1×10^9/L，PLT 102×10^9/L，乃终止化疗。为求中医治疗来诊。

刻下：面色无华，精神倦怠，头发稀少，表情痛苦，舌淡红，苔薄白略腻，脉细弱。

辨证：气血两虚，脾胃失和。

立法：益气养血，健脾和胃。

处方：

党参 15g	黄芪 15g	白术 15g	云苓 15g
生薏仁 15g	白芍 15g	鸡血藤 15g	猪苓 15g
黄精 15g	陈皮 10g	清半夏 10g	补骨脂 10g
竹茹 8g	大枣 6 枚		

服药 6 剂，二诊头晕呕吐、腹痛腹泻缓解，恶心减轻，仍神疲乏力，纳差食少，舌脉同前，上方加砂仁 6g，炒三仙各 10g，仙鹤草 15g，阿胶 10g，熟地 12g，继服。三诊诸症缓解，精神体力好，面色见华，复查 Hb 120g/L，WBC 4.8×10^9/L，PLT 126×10^9/L，拟进行化疗。建议患者化疗期间配合中药治疗。

（唐先平，等．肿瘤古今名家验案全析．北京：科学技术文献出版社，

2007：139.）

【诠解】结肠癌的治疗应遵循中西医结合、辨病辨证结合、扶正抗癌结合的原则。本案中患者手术后，又行化疗，正气未复，气血又伤。面色无华，精神倦怠，头发稀少，表情痛苦，舌淡红，苔薄白略腻，脉细弱，为脾胃失和，健运失常，清浊不分，湿浊内停所致。治疗给予健脾和胃化湿以扶正固本，使正气得固，而后祛邪。

李建生医案

（健脾益气术后用，再加散结抗癌毒）

患者女性，56岁。1998年2月16日初诊。

主诉：结肠癌术后放化疗后1年。

病史：患者于1996年底无明显诱因出现大便带血，曾按痔疮治疗，时好时差，便血逐渐加重。于某医院行肠镜检查示：结肠占位性病变，行根治术，术后病理为腺癌。手术后化疗治疗半年，放疗25次。

刻下：大便不规律，偶有右下腹部隐痛，乏力，气短，腹胀，小腹痛，胸憋，心慌，咳嗽，纳差，睡眠少，脉细，苔白，舌淡红。

辨证：气血两虚。

立法：益气养血，健脾安神。

处方：归脾汤加减。

人参10g	黄芪30g	白术30g	云苓10g
龙眼肉10g	远志10g	金荞麦30g	女贞子15g
枸杞子15g	菟丝子15g	天龙9g	金钱白花蛇1条（冲服）
生麦芽30g	鸡内金30g	半枝莲30g	白花蛇舌草30g

加减服药5年余，患者面色红润，精神好，大便调，纳食增加，睡眠可，乏力、气短、腹胀、腹痛及心慌、胸憋、咳嗽消失，生活质量评分提高，体重增加。1999年3月、2002年3月、2003年10月先后复查B超、CT未见异常，生存期超过5年，临床痊愈。

［武迎梅. 李建生治疗大肠癌的经验. 北京中医，2004,（4）：213.］

【诠解】脾胃为后天之本，气血生化之源，大病术后气血受损，继而放、化疗，更伤津耗气，损伤脾胃。治疗大肠癌不可一味攻邪，而处处以顾护胃气、补益气血为要。同时指出治疗结直肠疾病不是单纯治疗大肠，还当从肾论治，固护先天之本以取效。本案中患者经历手术及放化疗治疗，致气血双亏。下腹部隐痛、乏力、气短、心慌、纳差、眠少均气血双亏之虚现。因此补养气血是主要治法。方中归脾汤益气养血，健脾安神，佐以白花蛇舌草、金荞麦、半枝莲、天龙、白花蛇等，共奏扶正祛邪之功。

李斯文医案

（三参合用补脾肾，辨证准确是根本）

患者男性，61岁。2005年4月初诊。

病史：患者于2005年4月诊断为直肠癌术后，化疗中，术后大便溏，次数增多，腹胀腹痛，乏力，为求中医药治疗来诊。

刻下：大便次数增多，质稀，每日行5~6次，腹胀腹痛，少气乏力，易感冒，自汗，痰多，纳呆，睡眠差，舌淡苔白腻，脉沉细。

辨证：脾胃虚弱。

立法：健脾理气。

处方：香砂六君子汤加减。

太子参 15g	苏条参 15g	沙参 15g	茯苓 15g
炒薏苡仁 30g	莲子 10g	白术 15g	白花蛇舌草 30g
半枝莲 30g	法夏 15g	陈皮 10g	香附 15g
砂仁 10g	浮小麦 15g	酸枣仁 20g	枳壳 10g
甘草 5g			

服药7剂，每日1剂，二诊大便次数每日2次，腹胀腹痛症状明显好转，饮食及睡眠明显改善，上方加减服用21剂后，患者少气乏力症状明显改善，大便每日2次，便条略细；自汗、睡眠及饮食等渐好，继续以上方为基础加减服用，3个月后复查，患者主诉大便正常，每日1次，无不良反应。

[李红霞. 李斯文教授治疗大肠癌的经验，云南中医中药杂志，2011，32(6)：18-19.]

【诠解】脾肾亏虚、湿毒瘀阻是大肠癌主要的发病机理。同时强调脾肾亏虚对于大肠癌发病及治疗的重要性，据此确立治则为扶正祛邪，解毒抗癌。对于早中晚期以及放化疗患者不同的证型表现，施以补益气血、滋阴温阳、兼顾抗癌解毒、软坚散结、散瘀消肿不同的治法。本案中患者以大便次数增多，质稀，每日行5~6次，腹胀腹痛，少气乏力为主要症状表现，为脾胃虚弱运化失常，肠道传导失司所致，方选香砂六君子汤加减，益气健脾利湿，切中病机，故能奏效。

刘嘉湘医案

（四君经方为框架，攻补兼施重细节）

患者女性，41 岁。2011 年 10 月 28 初诊。

主诉：直肠癌术后 1 月。

病史：2011 年 8 月出现左下腹隐痛伴大便异常，2011 年 8 月 10 日查肠镜见距肛门 45cm 处隆起凹陷性肿块，提示结肠癌。2011 年 8 月 23 日直肠肿块切除术，术中见肿块约 7cm×6cm，突破浆膜层，浸犯侧腹壁及左侧卵巢。术后病理：浸润溃疡性腺癌，中分化。拟行化疗。为求中医药治疗来诊。

刻下：左侧腹部酸胀、纳呆神疲、舌质偏红有齿印、苔薄、脉细。

辨证：脾虚痰湿，痰毒互结。

立法：益气健脾，化痰解毒，软坚散结。

处方：四君子汤加减。

太子参 9g	白术 9g	茯苓 15g	川石斛 12g
八月札 15g	苏叶 9g	红藤 15g	野葡萄藤 30g
怀山药 15g	生薏米仁 30g	柴胡 9g	黄连 6g
白芍 12g	焦楂曲 12g	鸡内金 12g	鸡血藤 30g
石韦 30g	大枣 9g		

二诊。患者完成化疗 3 次，化疗反应轻，腰腹酸胀除，精神食欲佳，原方续服。

［梁芳．刘嘉湘益气健脾—扶正法治疗肠癌术后脾气亏虚．实用中医内科杂志，2013，27（6）：9-10.］

【诠解】刘嘉湘教授认为大肠癌大多由于病人脾所不足，运化不能，湿浊内蕴；或由肾阳亏损，气化失司，湿浊内聚。湿邪蕴结体内，日久郁而化热，湿热下注，浸淫肠道导致气血运行不畅，湿热瘀滞凝结而成肿瘤。脾气亏虚，肾阳亏损是其发病之根本，由虚而致实，所以，临证遣方必先治其本。脾气亏虚而致病者，常选四君子汤、参苓白术散等，如党参、黄芪、白术、扁豆、怀山药、薏苡仁之辈；肾阳不足而致病者，常用补骨脂、菟丝子、薜荔果、益智仁、熟附块等温肾助阳之类。脾肾阳气以温煦，则生化不竭，肾水为脾土所制约，则源泉不尽。刘氏在健脾益气的同时，常加入温肾助阳的补骨脂、仙灵脾等，而补肾之际，常配伍黄芪、白术、茯苓等。对晚期大肠癌，由于湿热瘀毒、伤津耗液而出现的口干、消瘦、低热、尿赤、盗汗、脉细涩、舌暗红等阴虚之证，审时度势而予养阴清热，凉血化瘀之法，喜用生地、麦冬、石斛、赤白芍、鳖甲、山萸肉、女贞子之类，使阴津恢复，生命延长。本案中患者邪毒内蕴日久，加之手术化疗伤正，脾胃功能受到损伤，正气更伤，脾气更虚，故以益气健脾为主法，兼以理气、清热、化湿等治标之法，处方遣药时严格控制清热解毒药的药味和剂量，以防苦寒伤胃或损伤阳气。方中以四君子汤益气健脾为基本框架益气健脾，且补益不忘醒脾开胃，使补而不腻，滋而不滞，伍以八月札等；配伍黄连、苏叶、鸡血藤、白芍养阴生津、养血和血以达到预防化疗副反应恶心呕吐，提高化疗疗效的作用。在顾护正气，益气健脾，养阴生津的同时，配合红藤、野葡萄藤等清热燥湿解毒，杜绝湿热之标，防止肿瘤复发及转移，标本兼治。

刘嘉湘也认为肿瘤的发生，其本固然在于正气，然肿瘤形成必有邪毒蕴结、气滞血瘀、痰湿凝聚等一系列病理变化，即标实的一面。就大肠癌而言，邪毒湿热、气血瘀滞是病机变化中邪实的一面，在治疗过程中，仅予扶正培本实难奏效，而非用攻法不可。刘氏提出了"清肠消肿治其标"，并自拟"清肠消肿汤"以解毒祛湿，导滞化瘀。方中用红藤、白花蛇舌草、菝葜、野葡萄藤、苦参、白毛藤、瓜蒌仁理气利湿导滞；天龙、丹参、土鳖虫活血祛瘀散结，诸药合用，而使湿毒清解，瘀结消除。泄泻是大肠癌常见的症状，临床上大肠癌病人泄泻常伴脓血、里急后重、腹胀、腹痛等湿毒蕴结之症，或伴纳呆、神疲、腰酸、腹间隐痛、畏寒等症，刘氏根据病情审因论治，巧用下、举、敛三法治疗泄泻症。对于前者，刘嘉湘认为由湿毒蕴结所致，根据"六腑以通为用"的理论，治疗常用"下"法，方药中配伍以生大黄、枳实、瓜蒌仁等，以荡涤湿热毒邪，清除宿滞瘀血；对于后者，刘嘉湘认为由脾肾阳虚、中气下陷、寒湿内蕴所致，临证治疗往往采用"举"法，即选用益气升阳，温肾固脱之药，如黄芪、党参、白术、桔梗、升麻、补骨脂、益智仁、菟丝子、煨肉果等，使脾肾阳气得复，寒湿祛除，诸症得解。同时常配以具有涩肠止泻的药物，如乌梅、诃子、赤石脂、禹余粮等，以达到收涩敛肠之功效。

施志明医案

（四四之合健加固，培补中焦在论癌）

患者男性，37 岁。2003 年 8 月 22 日初诊。

病史：患者自 2002 年 4 月起出现反复黑便，经治未愈；2003 年 3 月于外院 B 超检查发现右腹部实质性肿块占位，即行剖腹探查，术中发现横结肠中段有 4cm×5cm×5cm 大小的肿块，横结肠系膜有 1 个约 1cm×1.2cm 大小淋巴结，行横结肠部分切除术；病理检查示溃疡型黏液腺癌；术后行化疗 4 个疗程，胃肠道反应较明显。

刻下：大便溏薄，日行 3～4 次，神疲乏力，纳后胃脘不舒，夜寐尚安。舌质淡，苔薄白，脉细缓。

辨证：脾肾两虚。

立法：益气健脾补肾。

处方：四君子汤合四神丸加减。

太子参 12g	白术 9g	茯苓 15g	川石斛 12g
菟丝子 12g	补骨脂 12g	五味子 10g	肉豆蔻 10g
八月札 15g	红藤 15g	菝葜 30g	野葡萄藤 30g
川黄连 5g	苏叶 9g	生薏苡仁 30g	怀山药 30g
乌梅 9g	木香 9g	鸡内金 12g	谷麦芽各 30g

患者服药 14 剂，每日 1 剂，二诊诉大便次数减少，无胃脘不适，纳食增加。原方续服 1 个月后，大便恢复正常，纳食正常，体重增加。继续以上方为基础随症加减，症情稳定，经检查未见复发和转移。

［丁金芳，等．施志明治疗大肠癌经验举要．上海中医药杂志，2007,（5）：44.］

【诠解】本病是因虚致积、因积而虚的病证。湿热、火毒、瘀滞是发病之标，脾虚、肾亏、正气不足是大肠癌发病之本。本案中患者反复黑便 1 年余，脾胃虚弱，正气亏损，邪毒瘀阻，毒邪泛溢、流注于腹腔则成积块，巡经流注入腹腔则出现淋巴结转移，已属晚期。大便溏，神疲乏力，纳后胃脘不舒、舌质淡，苔薄白，脉细缓，皆为脾肾两虚之象。强调遣方用药时谨守病机，方中四君子汤合四神丸益气健脾，温肾止泻，以补为要；佐以红藤、菝葜、野葡萄藤清热解毒抗肿瘤。全方扶正祛邪，攻补兼施，以补为主，切合病机，故取得较好疗效。

三、气阴两虚证

凌耀星医案

（多脏亏虚身型瘦，宜简于繁药味珍）

患者男性，48 岁。1990 年 1 月 6 日初诊。

主诉：直肠癌术后化疗后 1 年。

病史：患者于 1986 年 6 月无明显诱因出现时常便秘，1989 年初以来出现黏液血便，经检查发现直肠肿物，病理活检为直肠低分化腺癌，当年行直肠癌切除手术，术后化疗多次，期间长期服中药治疗至今。

刻下：形体消瘦，脱发，头发稀少，头晕眼花，乏力，腰背酸痛，夜寐盗汗，纳少便溏，舌质红，苔少中裂，脉象细数。

辨证：肝肾阴虚，脾气不足。

立法：益气养阴，调补肝肾。

处方：沙参麦冬汤加减。

南北沙参各 15g	麦冬 9g	黄芪 15g	白术 9g
茯苓 9g	甘草 6g	桑寄生 15g	补骨脂 9g
川断 9g	枸杞子 9g	煅瓦楞 30g	牡蛎 30g
海蛤壳 30g	白花蛇舌草 30g	八月札 15g	

服用上药 1 个月后，脱发已长出，面色转红润，精神振作，大便转实，能承担轻微家务。

（凌耀星. 中医治癌秘诀. 文汇出版社，1995：118-119.）

【诠解】肠癌治疗首先要分清虚实，本案中患者 2 年来经历手术及多次化疗，气血阴阳严重耗伤，出现形体消瘦，脱发，头发稀少，头晕眼花，乏力，纳少便溏，夜寐盗汗等症。根据"虚则补之""损者益之"的原则，施以补益气血，调补阴阳，辅助正气，同时佐以少许祛邪之品，以防止术后癌症复发和转移。本案中患者以脾肾两虚为主，故以沙参麦冬汤加减益气养阴。沙参麦冬汤清养肺胃、润燥生津，此方再加入黄芪、枸杞子等，共奏益气养阴之功。由此可见，临床症状不论如何繁杂，只需从根本着手，则温凉、补泻、升降随宜而施，拨乱反正，不治而症状自除。

四、虚实夹杂证

何任医案

（术后攻邪莫着急，培补正气续后期）

患者女性，37 岁。1990 年 6 月 20 日初诊。

主诉：结肠癌术后 2 月余。

病史：患者于 1990 年 4 月初患乙状结肠癌，经某肿瘤医院行手术切除并进行化疗。半月后，因体力虚弱明显（血象：HB 62g/L，WBC 1.3×10^9/L），恶心呕吐，乃至化疗终止，为求中医治疗来诊。

刻下：腹痛，腹泻，日 15 次左右，周身乏力，面色苍白，头晕，神怠，毛发稀少枯黄，苔白薄腻，脉濡。

辨证：正气虚衰，邪毒未尽。

立法：扶正健脾，祛邪抗癌。

处方：

生晒参（另煎）6g	黄芪 20g	苍术 15g	白术 15g
白芍 18g	黄连 6g	广木香 9g	七叶一枝花 15g
猫人参 30g	蒲公英 30g	马齿苋 30g	白花蛇舌草 15g

薏苡仁 100g（分次煮熟，每日晨空腹服食）

服药 7 剂，二诊腹痛减轻，腹泻次数减少，日 7~10 次，药后见效，原方再进。三诊大便基本正常，日 1~2 次，已成形，腹痛基本消失，头晕、虚乏好转，恶心除，精神渐朗。血象检查：WBC 3.8×10^9/L。饮食渐增，面色略好转。原方去马齿苋、广木香，加怀山药 15g，绞股蓝 30g，归脾丸 30g（包煎）。后续上方加减，调治 2 年余，复查均正常，病得治愈康复。自感恢复良好，于 1992 年 1 月 3 日上班工作。后又坚持继续服药 2 年，其中又经 3 次复查，未见异常。随访至今，康复如常，坚持上班工作。

（贾立群，等. 现代名中医肿瘤内科绝技. 北京：科学技术文献出版社，2007：311.）

【诠解】中医治疗大肠癌主要运用扶正祛邪与辨证施治相结合的原则。本案中患者术后体虚，又因化疗而正气日虚，若继续化疗，会加速恶化。腹痛，腹泻，日 15 次左右，周身乏力，面色苍白，头晕，神怠，毛发稀少枯黄，苔白薄腻，脉濡，为气血虚弱，湿毒内停之象，故治疗时视病情辨证施治，以扶正祛邪为大法，健脾和胃为急务，脾得健运，正气得固，辅以祛邪抗癌之品，标本兼顾，随症略作加减。本案中重用薏苡仁既可健脾祛湿，又能解毒消肿，辨证精确，用药次第分明。

周维顺医案

（中西合璧疗效佳，关键恰是当下法）

患者男性，62岁。2008年10月12日初诊。

主诉：结肠癌术后化疗6周期。

病史：患者于2008年5月于浙江大学附属第一医院检查，诊断为直肠癌，行直肠癌根治术和乙状结肠切除术。术后病理示直肠中分化腺癌（溃疡型），术后行FOLFOX4辅助化疗6次。

刻下：大便黏液脓血，以黏液为主，1日8～10次，伴腹痛，肛门下坠感，大便时加重，潮热、盗汗，纳眠欠佳。发病以来体重减轻8kg。舌红苔薄，脉弦细数。

辨证：肝肾阴虚，痰湿瘀毒互结。

立法：滋补肝肾，活血化瘀解毒。

处方：

藤梨根15g	野葡萄根15g	猫爪草15g	生炒薏苡仁（各）30g
猫人参15g	灵芝30g	炙鸡内金15g	炒谷麦芽（各）15g
焦山楂30g	猪茯苓（各）15g	生地榆20g	槐花20g
侧柏叶15g	白及15g	白芍20g	知母15g
生熟地（各）15g	龟甲15g	女贞子15g	生甘草15g

服药15天后已无脓血便，腹痛明显缓解，潮热、盗汗亦明显缓解，饮食增加，体重增加1kg，半月后复行原化疗方案6次，同时口服中药，大便脓血、潮热、盗汗未再出现，门诊口服中药至今，并定期复查，病情稳定。

［刘安家. 周维顺教授治疗大肠癌的经验介绍. 云南中医中药杂志，2010，31（11）：3-4.］

【诠解】本病病本在肠，病久则伤及脾肾，导致胃肠运化功能失常，水谷精微吸收较差，气血虚衰；脾失健运，湿致热内生，热毒蕴结于肠而发病。该病总属本虚标实之证，本虚以脾肾双亏、肝肾阴虚为多见，标实以湿热、瘀毒多见。同时强调癌症患者的中医治疗应针对西医不同治疗环节特点辨证论治，对化疗后的患者宜温补气血，健脾和胃，滋补肝肾。本案中患者为术后化疗后，大便脓血、潮热、盗汗，舌红苔薄，脉弦细数，为肝肾阴虚，痰湿瘀毒互结表现，自拟方滋补肝肾，活血化瘀解毒，切中病机，收效颇佳。

王沛医案

（虚实夹杂补为本，以毒攻毒癌可消）

患者男性，63 岁。2008 年 6 月 6 日初诊。

主诉：直肠癌术后 8 月余。

病史：患者 2007 年 10 月因大便困难、便血诊断为直肠癌，10 月 23 日行剖腹探查，因肿瘤局部浸润，手术不能切净，仅做了结肠造瘘术，术后行放化疗，局部肿块缩至 3cm×2cm，疗效部分缓解，为求中医药治疗来诊。

刻下：乏力明显，纳呆，手指麻木，足趾稍轻，肛门时有疼痛，不须服用止痛药，少量大便带脓血，舌暗红，苔白腻，脉濡。

辨证：脾虚湿盛，痰毒互结。

立法：益气活血健脾，清热利湿解毒。

处方：

生黄芪 30g	当归 10g	桂枝 10g	茯苓 15g
苦参 15g	半枝莲 15g	生半夏（先煎）12g	炒白术 15g
山药 20g	厚朴 10g	补骨脂 15g	葛根 30g
黄芩 12g	焦三仙（各）10g		

2008 年 12 月 23 日二诊：略乏力，肛门局部时有疼痛，少量排便，假肛排便无规律，纳可，眠可，舌质暗红，苔白腻，脉滑。上方加守宫 3g，夏枯草 15g，白花蛇舌草 15g，生薏仁 15g。服药后症状明显缓解，2009 年 7 月 28 日复查盆腔增强 CT 未见明显占位，治疗总以健脾补肾、利湿解毒为主，长期服用中药治疗，随访一般情况良好，无复发转移指征。

（何秀兰，胡凯文．王沛肿瘤治验．北京：北京科学技术出版社，2012：137-139.）

【诠解】大肠癌寒证居多，并且可将大肠癌患者分为两类，一类为带瘤患者，一类为术后防复发患者。这两类患者临床表现不同，治疗上也有一定的区别。带瘤患者，治疗时抗肿瘤药物使用力度要大，并且时刻关注理气通腑；术后防复发患者的治疗，关键是改善脾胃虚寒或脾肾虚寒的体质。并强调辨病辨证用药。此例患者为直肠癌造瘘术，初诊化疗后，乏力明显，纳呆，手指麻木，足趾稍轻，肛门时有疼痛，不须服用止痛药，少量大便带脓血，舌暗红，苔白腻，脉濡，故治疗以益气活血健脾、清热利湿解毒为主。二诊症状较前改善，加守宫，夏枯草，白花蛇舌草，生薏仁加重抗肿瘤力度，复查未见明显占位后，攻邪力度略减，健脾补肾为主，药用生黄芪、炒白术、山药、补骨脂、牛膝、生杜仲等。

孙桂芝医案

（中西结合抗癌毒，整体局部结合观）

患者女性，50岁。1988年11月初诊。

主诉：结肠癌2月。

病史：患者于1988年春季无明显诱因出现腹痛腹泻，大便时呈黏液样，间有大便带血，进行性消瘦。于1988年9月在外院行结肠镜检查，发现乙状结肠有一菜花样肿物，活检病理检查示腺癌，为求进一步治疗就诊。

刻下：患者左下腹部疼痛，腹胀，大便稀，日行5~6次，有时便下脓血，食欲不振，倦怠乏力，舌质暗红，苔白，脉滑数。

辨证：湿热蕴结，脾胃虚弱。

立法：清热利湿，健脾益气。

处方：四君子汤合白头翁汤加减。

太子参15g	白术10g	茯苓12g	厚朴10g
白头翁20g	败酱草15g	红藤15g	藤梨根15g
八月札12g	生薏苡仁30g	炒莱菔子15g	炙穿山甲6g
儿茶10g	白屈菜10g	白花蛇舌草30g	槐花15g
地榆15g	甘草9g		

每日1剂，水煎2次分服。配合MFA方案化疗（ADM 50mg/d1，MMC 8mg1次/周，5-Fu 500mg，2次/周，用2周休1周，3周为1个周期，3周期为1个大疗程）。服上方2周后，症状较前好转，腹痛减轻，大便稍稀，日行2~3次，未再出现便下脓血，但仍时呈黏液样便。上方加减服用2个月后，大便恢复正常，食欲好转，自感活动有力。1年后B超复查，提示腹腔肿大淋巴结消失，体重增加。上方化裁共服用6年余，每年约服药200余剂，后期重在健

脾调胃，佐以解毒抗癌。化疗共用 2 个大疗程，因白细胞下降而停用。于 1995 年 1 月复查，精神好，大便正常，无自觉症状。B 超复查提示腹部无异常发现。

[张新. 孙桂芝治疗大肠癌经验. 山东中医杂志，1998，4（17）：174-175.]

【诠解】 孙桂芝多年来采用以中药为主的综合治疗手段治疗大肠癌，取得了明显的效果。①重视整体调节，治以扶正健脾。孙氏认为大肠癌的发病是由于饮食不节，恣食肥腻，醇酒厚味，或饮食不洁之品，久染肠疾，久泻久痢，损伤脾胃，运化失司，致湿热内生，热毒蕴结，流注大肠，湿毒结聚。内因情志失调，脾胃失和，而致湿热邪毒蕴结，形成肿瘤。本病以正虚为本，湿热蕴毒为标。虽然只是大肠的局部病变，但从整体观念出发，又是机能失调的全身表现。治疗应首重健脾益气，扶正培本，调整机体的免疫功能，使正胜邪却。临床常选用太子参、炒白术、茯苓、生黄芪、薏苡仁等。因本病多为湿热毒邪，无明显虚寒之象，一般慎用人参、干姜等温补之品，以免助热生变。②湿热蕴毒为病，重在解毒化浊。本病主要由湿热蕴结，气滞血瘀，肠毒内生而发病，因此清热解毒、行气化滞、泄浊散结是祛除病邪的主要治法。常用药物有红藤、败酱草、藤梨根、虎杖、八月札、半枝莲等。③气血凝聚成块，善用破瘀消肿。肠道湿热蕴结，阻滞气血运行，久而凝聚成块，形成肿瘤。表现为腹部包块，刺痛拒按，痛处固定不移，便血。治疗常用活血破瘀，散结消肿。孙氏善用炙穿山甲、鳖甲、蜈蚣等，便血者加地榆炭、槐花、三七粉等。④升清降浊失调，注意通下涩肠。升清降浊是消化道的基本生理特征。本病由于肠道湿热蕴结，气滞血瘀，致使肠道气机升降受阻，浊阴不降，清气下泄，表现为腹胀纳呆，便秘或泄下，里急后重，治疗根据"六腑以通为用"的原则，便秘者以生大黄、枳实、厚朴、莱菔子荡涤湿热毒邪，清除肠腔瘀滞，减轻局部炎症水肿及毒素的吸收。腹泻者加乌梅、薏苡仁、儿茶等以收敛，止泻生津。

肿瘤治疗需综合以治，根据不同阶段的临床特点，合理应用中医治疗，且肿瘤致病因素比较复杂，强调外因的同时，尤重内因。肠癌属本虚标实之证，脾肾亏虚为关键病机，局部湿、毒、瘀为疾病发生发展的病理基础。本案中患者脾气亏虚，无力运化水湿，湿热蕴结，气滞血瘀，肠毒内生而发病，故症见左下腹部疼痛，腹胀，大便稀，日行 5~6 次，便下脓血，食欲不振，倦怠乏力，舌质暗红，苔白，脉滑数皆湿热蕴结、脾胃虚弱之舌脉。故治疗应以健脾益肾、解毒化湿为要。方中四君子汤益气健脾，白头翁汤清热解毒。佐以红藤、败酱草、藤梨根、白花蛇舌草、虎杖、八月札、半枝莲等清热解毒抗癌。本案中体现了正虚与邪实共存的癌症复杂性和辨证入微、丝丝入扣的重要性。

李忠医案

（健脾化湿用六合，行气通腑导邪毒）

王某某，女，63岁。1996年5月26日初诊。

病史：患者于1995年3月无明显诱因出现便血，伴腹部疼痛，未予重视，未就诊治疗。后由于症状逐渐加重，伴大便次数增多，遂就诊于当地医院，行结肠镜检查，诊断为乙状结肠癌。于1996年2月行手术治疗，术后病理示：乙状结肠中分化腺癌。术后行2个周期化疗（具体方案不详），因重度骨髓抑制，肝功能迅速恶化终止化疗。

刻下：困倦，食少，胸脘痞闷，双下肢沉重，睡眠可，小便正常，大便不成形，日2~3次，舌淡苔薄白，脉濡。

辨证：脾虚湿盛。

立法：益气健脾，化湿解毒。

处方：六合汤加减。

太子参 15g	炒白术 15g	云苓 15g	藿香 10g
厚朴 15g	砂仁 6g	清半夏 15g	木瓜 15g
扁豆 10g	杏仁 10g	威灵仙 15g	白花蛇舌草 15g
焦山楂 15g	丹参 15g	生炙芪（各）30g	龙葵 15g

水煎服。

患者一直坚持服用中药，之后，根据病情辨证加减。患者定期复查，肿物无复发转移，大便基本正常，无便血，无肛门下坠，面色红润，体重增长，各项指标正常，至今已健康生活19年。

（李忠. 李忠肿瘤验案精选. 1版. 人民军医出版社，2011.）

【诠解】中医认为大肠癌病位在肠，累及脾、胃、肾。其基本病因病机多由饮食不节，忧思抑郁，久泻久痢，劳倦体虚，感受外邪，湿热蕴结等因素引起，致使脾胃受损，运化失司，水谷精微不能运化输布，湿浊内生，加之老人五脏虚衰（尤以脾肾虚弱为主）正气内虚，易受邪侵，邪毒留滞肠道，日久积聚成块。

关于治疗，临床医家多按气滞血瘀、湿热蕴毒、痰瘀互结、脾肾阳虚、肝肾阴虚等型论治，以"扶正祛邪"为其治疗原则。在病之早期，治法多偏重于清化湿热、调理气血、解毒抗癌；后期因病程日久，气血渐衰，治以健脾理气、滋补肝肾、补益气血、收敛固涩为主。笔者认为大肠癌基本病机在于脾肾亏虚，湿热瘀毒下注，以健脾补肾，清热利湿，解毒化瘀为治疗大法。治疗中应强调中西医结合，早期以手术为主，配合中药治疗，中晚期以化疗配合中药治疗。

　　李忠教授认为大肠癌病机特点体现在"虚""毒""湿""瘀""痰"等5个方面，临床中这些病机因素往往相互交叉，互为因果，相互联系。主要病机为脾胃虚弱，湿热瘀毒互结，使大肠络脉瘀阻，久而成积。临床早期偏气滞、湿热、血瘀，多表现为邪实为主；晚期病人临床多偏脾肾阳虚、肝肾阴虚、气血亏虚，多表现以虚为主。因此，在病之早期，治法多偏重于清化湿热、调理气血、解毒抗癌；后期因病程日久、气血渐衰，治以健脾理气、滋补肝肾、补益气血、收敛固涩为主。结合大肠癌的临床特点，笔者认为用药应注意以下几点：①首重"健脾温肾"，尤以健脾为要。可选党参、白术、茯苓、生苡仁、女贞子、补骨脂、黄芪、附子等。②强调以通为用，一般情况下，特别在早期和有肠梗阻时，均可加行气通腑之品，如：枳实、厚朴、木香、大黄、肉苁蓉、生首乌等，以保持大便通畅，导邪毒从大便而走。对脾虚泻泄者，亦慎用收涩之品，多取升清以降浊法，选用柴胡、葛根、升麻等。但对于久泻不止者，可选用乌梅丸。③对大肠癌有一定作用的药物：半枝莲、石见穿、白花蛇舌草、生苡仁、刀豆子、水杨梅根、莪术、大黄、水红花子、白屈菜、穿山甲、茯苓、莱菔子、藤梨根等。

卵 巢 癌

卵巢癌是临床最常见的妇科恶性肿瘤，多发生于中老年女性。现代医疗以手术切除为根治方法，对于化疗敏感性高；但中晚期常出现大量恶性腹盆腔积液，严重影响患者生活质量。

中医学认为卵巢癌属"癥瘕"范畴，经典医籍《伤寒杂病论》记述："妇人少腹满如敦状，小便微难而不渴，此为水与血俱结在血室也。"在妇科经典医籍《妇人良方》中则描述："妇人痞，由饮食失节，脾胃亏损，邪正相搏；积于腹中，牢固不动"。以上是对卵巢癌发生发展及临床症状的简约记述。在辨证立法、遣方用药方面，则以腹部积聚为诊治方向，如《校注妇人良方》："若形气虚弱，须先补脾胃为主，而佐以消导；若形气充实，先疏导为主，而佐以补脾胃"；再如《医宗必读》记载："凡治诸瘕积，宜先审身形之壮弱，病势之缓急而治之。如人虚，则气血虚弱，不任攻伐，病势虽盛，当先扶正气，而后治其病。若形证俱实，宜先攻其病也。"指出在卵巢癌的诊治之中亦应辨别正邪盛衰、病势缓急。

西医学认为本病与环境、生活条件、营养、年龄、遗传因素有关，尤其高脂饮食、外源性非避孕性雌激素、青春期病毒感染、肥胖、高血压及子宫内膜异位等都有密切关系。主要是机体脏腑功能障碍，神经体液代谢紊乱，免疫监视功能低下，在癌基因作用下而致卵巢细胞损害，从而发展为细胞异常变化，终致发生多种不同类型的肿瘤。

一、脾肾亏虚证

朴炳奎医案

（癌毒术后气血亏，补益脾肾先后天）

曹某，女性，58岁。2005年1月初诊。

刻下：乏力，腹胀，间断咳嗽，纳食不香，舌淡暗、苔白略厚，脉细沉。

辨证：脾肾亏虚，痰瘀互结。

立法：健脾益肾，活血散结。

处方：理中汤加减。

黄芪 30g	白术 15g	鸡内金 15g	穿山甲 10g
莪术 9g	土茯苓 15g	海藻 15g	枸杞子 15g
焦三仙（各）10g	乌药 10g	白花蛇舌草 30g	桔梗 9g
柴胡 9g	法半夏 9g	薏苡仁 15g	青皮 10g
陈皮 10g			

水煎服，日 1 剂。

二诊：服上方 2 个月，复诊见精神较前好转，腹胀、纳差、乏力均有好转，舌苔已成薄白，脉略弦，仍守原法，前方加橘核 9g 散肝经滞气，14 剂。

三诊：服上方后，效果很好，故又按原方服用 14 剂后来就诊，咳嗽减轻，CA12 降至 107ng/ml。

［卢雯平．朴炳奎治疗卵巢癌经验及验案 3 则．中医杂志，2010，51（1）：99-100．］

【诠解】朴炳奎教授认为卵巢癌的病因病机无外乎气滞、血瘀、痰凝聚于下焦而致病，治疗中强调两点。一是攻补有时：主要根据正气盛衰，邪气盛而正气不虚，则必以攻邪之剂；若邪气盛而正气已衰，则必以扶正培补为法。该患者病位少腹，属肝肾二经，属本虚标实，以理中汤加减治疗，消补兼施，扶正祛瘀。用黄芪、白术、枸杞子健脾益肾为君药，取养正积自除之意，血瘀每加痰阻，所谓痰瘀同源，故以莪术配海藻、青皮、陈皮等，活血化痰散结。乌药行腹部滞气，顺肾经逆气，柴胡为疏肝要药，一为引经，一为行气。瓷、石、铜、铁皆能消化，其善化瘀积可知……不但能消脾胃之积，无论脏腑何处有积，鸡内金皆能消之，是以男子痃癖、女子癥瘕，久久服之，皆能治愈。

本案精要之处在于患者辨证治疗之时已属放化疗后，正气大虚，脾肾脏器之盛衰多因放化疗而更伤，朴炳奎教授在诊治之刻以固护、培补为主，辅以清热解毒散结之品，诊治思路清晰，用药兼以固护胃气，以"有胃气则生"之意。

沈敏鹤医案

（补益脾肾化寒凝，瘀血阻滞温通畅）

患者女性，41 岁。2010 年 9 月 14 日初诊。

主诉：左卵巢中低分化腺癌术后，8 次化疗后半年。

病史：患者于 2010 年余前全麻下行子宫全切＋双附件＋大网膜＋阑尾切除术，术后病理左卵巢中低分化腺癌，浸及同侧输卵管及周围组织。术后化疗 8 次，化疗过程顺利。

刻下：大便略溏，常自潮热汗出，夜寐尚安，胃纳尚可，舌淡暗苔薄白，舌下络脉瘀紫，脉沉细。

辨证：脾肾不足，寒瘀滞下。

立法：健脾补肾，温通下焦。

处方：桂枝茯苓丸加减。

生黄芪 15g	桂枝 10g	茯苓 30g	炒白芍 15g
牡丹皮 12g	皂角刺 15g	青蒿 12g	煅牡蛎 30g
浮小麦 30g	玉米须 30g		

水煎服，日 1 剂。

二诊：服药 14 剂，出汗较前有所减轻但仍在，自述口干，舌淡暗苔薄白，舌下络脉瘀紫，脉沉细。前方去青蒿、玉米须，加失笑散 30g，龟甲 12g，天花粉 30g，葛根 30g。

三诊：服药 14 剂，患者述出汗较前好转，诸症同前，守方续进，加太子参 15g。

四诊：服药 14 剂，出汗基本已不明显，口干亦减，诸症改善，显效。

[阮善明，林红，姚成. 沈敏鹤益气温通法治疗卵巢癌经验. 光明中医，2013，28（6）：1226-1228.]

【诠解】沈敏鹤教授对卵巢癌的中医病因病机证候要素等认识基本如下：在病因病机方面，认为寒凝客外，气虚血瘀为卵巢癌发生的基本病因病机；首先《灵枢·百病始生》言"清湿袭虚，则病起于下"，卵巢隶属"胞宫"范畴，位居下焦，《难经·五十五难》云："积者，阴气也，其始发有常处，其痛不离其部，上下有所终始，左右有所穷处。"因此言寒邪外客停聚于卵巢而成癥积。其次，"邪之所凑，其气必虚"，大凡肿瘤患者，必当素体素虚或久病多虚所致，气行则血行，气滞气虚皆可致血瘀，加之卵巢属下焦，极易积阴受寒、敛滞聚瘀。在证候要素方面，认为卵巢癌的治疗不应归纳为某某分型，而应以证候要素、应证组合为重要环节，进行个体化辨证论治。临床上卵巢癌患者主要表现出气虚、寒凝、血瘀三种证候要素，尤为以少腹不适、舌淡紫暗、关浮尺细或弱这一血瘀要素的表现为多见。故而其在临床的诊治中，围绕气虚、寒凝和血瘀这三种证候要素为基础进行辨证施治。对气虚要素，常采用调畅中州升降兼顾益元汤、四君补气健脾；寒凝要素则常用金匮肾气丸、右归丸温肾通阳；血瘀证候因素常用《金匮要略》桂枝茯苓丸、王清任之膈下、少腹逐瘀汤和自拟复方附苓汤加上地鳖虫、皂角刺、水蛭等虫类药以逐络瘀。

本案中，卵巢癌位居下焦，乃为下焦癥积之病，潮热、便溏等均为气血不足，脾肾亏虚之象，故治以桂枝茯苓丸温通经络以抗癌，同时加减用药。原按方解：桂枝、芍药一阴一阳，茯苓、牡丹皮一气一血，调其寒温，助其正气，尤以桂之"辛"能化气行血而散其寒，复加黄芪益气更助血行；癥之成，必挟湿热为窠囊，苓渗湿气，丹清血热；虑桂枝茯苓丸中桃仁滑利之弊加重便溏，易为皂角刺温通下焦；又以牡蛎、浮小麦益气固表，敛阴止汗，青蒿清其虚热，玉米须和中顾护胃气。

本案精要之处在于，桂枝茯苓丸为妇科恶性肿瘤所常用方剂，本案依据辨证选用之时，略有加减，全方药味精而少，每味药物必有其所功效之处；对于卵巢癌下焦癥积之因，以脾肾不足、寒凝血瘀为认识，符合中医传统典籍所记述之理，临床亦有良好疗效，不以一味攻邪之药攻伐，是以一种思路。

二、阳虚寒凝证

孙秉严医案
（汤散结合抗癌毒，温通下焦除寒凝）

患者女性，50岁。1975年11月7日初诊。

病史：1975年2月开始自觉腹部胀痛，渐而加重。同年10月7日在某医院行"剖腹探查术"，术中见子宫与膀胱之间有70mm×100mm×50mm肿物，右侧卵巢100mm×100mm×90mm大小，取病理检查为"大网膜转移实体腺癌"，已无法手术切除。当时血象低，不能化疗，遂介绍中医治疗。

刻下：形体消瘦，面色苍白，行动不便，大便数日不解。检查：体重52.5kg，小腹部肿块如拳头大小、质地坚硬、固定不移。舌质淡白、舌苔白厚腻，脉沉细弦。

辨证：阳虚寒凝，瘀毒积聚。

立法：温通下焦，畅中降逆。

处方：

当归 10g	赤芍 10g	红花 10g	生大黄（后下）10g
山甲片 10g	桃仁 15g	三棱 15g	莪术 15g
桂枝 15g	附子 15g	干姜 15g	枳壳 15g
玄明粉 15g	党参 15g	黄芪 30g	熟地黄 30g
二丑 30g	槟榔 30g		

水煎服，日1剂。

配服：化毒片每日5片，化坚液每日100ml。

每日1剂，水煎2次，早晚分服。治疗1个半月后，小腹部肿瘤明显缩小，饮食转佳，体重增至57 kg，并能做家务。守方治疗半年。又经原诊治医院复查，小腹部肿瘤消失。追访8年未复发。

［高振华．孙秉严治疗卵巢癌经验拾萃．河南中医，2009，29（5）：508-509．］

【诠解】孙秉严教授认为卵巢癌的病因病机与气滞血瘀、寒凝湿滞关系密切；经络上与冲任二脉、肝肾二脏联系紧密；诊治原则中要处理好祛邪与扶正的关系，标本的关系在不同年龄期又有不同，不同年龄期的妇女在扶正方面重点也有侧重。青壮年期，女子生理上以先天肾为本，扶正应以补肾为主，六味地黄汤为基本方；中年期，由于工作和家庭负担都重，且近更年期，性情多急躁，扶正应以疏肝和血为主，逍遥散为基本方；老年期，妇女在生理上以后天脾胃为本，扶正应以补脾为主，以归脾汤为基本方。

通过临床经验，孙秉严教授总结出卵巢癌经验方：由当归、赤芍、川芎、三棱、莪术、急性子各10～15g，熟地黄15～30g，代赭石30g，炮姜、桂枝各15g，竹茹、蝉蜕各10g，干蛤蟆2个，蜈蚣3～5条，生姜10片，大枣10枚组成；全方具有散寒化积，驱毒破结之功。下元虚寒重者，重用炮姜，更加肉桂、附子暖宫散寒；腹胀便秘者，加二丑、槟榔、皂角行气宽肠，甚则加生大黄、玄明粉（冲服）泻热通腑；上焦有热（上热下寒证）者，加山栀、牡丹皮、黄芩清热凉血；气虚乏力者，加黄芪、党参益气扶正。

在本案中所记载化毒片、化坚液均为孙秉严教授所自创。化坚液主要成分是核桃树枝，具有软坚攻毒之效，应用于各类腺癌和鳞癌，每日口服50～100 ml。化毒片内含轻粉、白降丹、枯矾、大黄、玄明粉、生巴豆仁、黄药子、土贝母、露蜂房等药物，具有驱癌解毒，通结攻下之功。每片0.3g，每日晨起空腹服2～3片，可酌情递增至5片。服药后3小时左右再进易消化食物。服药期间，必须保持大便通畅，以利于"癌毒"和"药毒"的排出，从而达到"攻癌毒凝聚而不中毒"之目的。

本案精要在于辨证基础上，以攻邪为主方，辅以温补脾肾，以化寒湿，整体方药药力强、中成药制剂药力更专，从而达到抗击癌邪的目的。

沈敏鹤医案

（沈氏四法抗癌毒，益气温通慎饮食）

张某，女性，48 岁。2010 年 9 月 7 日初诊。

主诉：卵巢癌术后半年，6 次化疗后 1 月。

病史：患者于 2010 年行全麻下行子宫 + 双附件全切术，患者自述术后病理为卵巢癌。术后予 CP 方案化疗 6 次，化疗过程顺利。

刻下：腹胀，嗳气，大便较频，但有解而不爽之感，腰酸，夜寐尚安，胃纳尚可，舌淡暗苔薄白，舌下络脉瘀紫，脉沉细。

辨证：阳虚寒瘀，气机上逆。

立法：温通下焦，畅中降逆。

处方：桂枝茯苓丸加减。

生黄芪 18g	桂枝 10g	茯苓 15g	炒白芍 15g
牡丹皮 12g	杜仲 15g	槲寄生 15g	槟榔 10g
木香 9g			

水煎服，日 1 剂。

服药 14 剂，二诊述腹胀较前略有缓解，嗳气已减，大便次数仍多但后重之感亦减，舌淡暗苔薄白，舌下络脉瘀紫，脉沉细。故去槟榔，加炒山楂 15g，马齿苋 15g。三诊大便已复正常，腹胀嗳气已缓解，诸症改善，显效。

［阮善明，林红，姚成. 沈敏鹤益气温通法治疗卵巢癌经验. 光明中医，2013，28（6）：1226-1228.］

【诠解】本案亦为沈敏鹤教授选取桂枝茯苓丸加减治疗卵巢癌一案，然其另有精要之处。原方按：选取桂枝茯苓丸加减治疗，恐方益气之功欠佳而复加黄芪一味以益气活血化瘀，《神农本草经》谓其"主痈疽，久败疮"之功，桂枝辛温，畅其血脉，茯苓甘淡渗湿，瘀久化热，牡丹皮、芍药凉血散血，去桃仁恐加重大便之频；复加杜仲、槲寄生以健腰府，木香、槟榔理气降逆，与芍药调气和血，又能治泄泻后重。

沈敏鹤诊治卵巢癌之中注重四法的应用，分别是：益气法、温法、通法、慎饮食。益气法：恶性肿瘤治人多经西医药物或手术克伐，正气大损，因此当治以益气之法；其临床以调畅脾胃气机为先，脾胃为后天之本，脾胃升降有常，则元气升腾，清气自顺，临床中多以半夏泻心汤辛开苦降；如香砂六君子汤中之香砂，亦似异功散之陈皮等动药，再运用四君子汤、保元汤等健脾益气，动静结合，相得益彰。温法：前文述及沈敏鹤教授认为寒凝乃为卵巢癌之病机因素，同时，女子属阴，寒亦为阴邪，下焦亦属阴，宗"阴盛则阳病"之理，当以温之。或治以温脾健运、或之一温肾助阳，多温补脾肾同行，方药用理中丸、大小建中汤温中祛寒，当归四逆汤温经散寒，金匮肾气丸、右归丸等温肾助阳运化之品。通法：沈敏鹤认为通法在卵巢癌的治疗之中应贯彻始终。《素问·咳论篇》云："百病生于气也。"尤其以气机失于通畅则生百病，因此在治疗之中强调"以平为期，以通为贵"是肿瘤最为重要的治则，滥补易致闭门留寇，滥伐则使正气耗损。在遣方用药上，取桂枝茯苓丸、桃红四物汤、膈下和少腹逐瘀汤等用药精髓，自拟复方附苓汤理气活血，开通下焦，加之益气温运，达到"离照当空，阴霾自散"的效果。慎饮食：药食同源不仅是指中药材的应用，更加深层的意义在于平时饮食方面注意区分食品偏性，除辅助中药汤剂促进药力外，减少与体制因素、中药汤剂药性相反的食品摄入。对于卵巢癌患者寒凝血瘀、气血不足的病因病机，应继食性味寒凉之品，适当服用性温之品。

本案之中，以黄芪益气、桂枝茯苓丸方意以温通，药味精简，但涵盖沈敏鹤教授治则四法。

三、气血亏虚证

何任医案

（扶正乃为长久事，适时攻伐消隐患）

患者女性，20 岁。1979 年 1 月 2 日初诊。

主诉：卵巢癌术后，1 周期放化疗后。

病史：患者于淋浴时感到腹部膨大异常，至妇幼保健院检查，发现大量腹水，即入院。1978 年 9 月 5 日手术，病理切片为右侧卵巢无性细胞瘤。由于腹水多，另侧卵巢目视也远大于正常，征得家属同意进行子宫及双侧附件切除。手术后放化疗各 1 个疗程。

刻下：极度消瘦，精神差，胃纳差，失眠。头发脱落严重，腰酸，不能坐。白细胞数减少，血沉高。面色苍黄，口燥咽干，脉软，舌红苔薄。

辨证：气血亏虚，脾肾不足。

立法：补气血，益脾肾。

处方：

太子参 12g	丹参 12g	茯神 12g	炙甘草 9g
白术 9g	黄芪 12g	干地黄 15g	鸡血藤 18g
天冬 12g	猫人参 24g	半枝莲 12g	薏苡仁 30g
炒麦芽 18g			

水煎服，日 1 剂。

服药半个月以后，面色渐正，胃纳可，睡眠亦安，腰酸减轻，白细胞数正常，仍以扶正祛邪为主。以党参易太子参，北沙参易天冬，酌加猪苓、平地木，并以杜仲、川断、六味地黄丸包煎代干地黄。

此后复诊处方大致在此范围加减。1 年后，检查血沉等均属正常。病人恢复工作，服药至今，历时 10 年有余，健复如常。

（《古今名医临证实录丛书》）

【诠解】 何任教授在肿瘤治疗中，创立"不断扶正，适时祛邪，随证治之"的十二字原则。不断扶正，是指自始至终培益本元，包括益气健脾、养阴生津、温阳补肾等；适时祛邪，即清热解毒、活血化瘀、化痰散结等交叉应用；随证治之则不必多言。对于卵巢癌，何任教授认为其发病乃为寒温失节，正气内虚，气滞血瘀邪毒内蕴而致，治疗主要以扶正祛邪，消肿散结为大法。

本案之中，患者年纪尚轻，术后就诊之时，临证以虚为本，癌毒已行手术方式切除，因此治以扶助正气为根本方略，方中酌加半枝莲，可考虑为防治术后疾病复发，消灭残余癌毒之意。

朴炳奎医案

（气血亏虚虚热上，益肾清热标本治）

张某，女性，58 岁。2007 年 1 月初诊。

病史：卵巢透明细胞癌术后 4 个月。

刻下：腹胀、烘热汗出，大便正常，舌淡苔薄，脉细。

辨证：气血虚弱，肾水不足，肝火上亢。

立法：益气养血。

处方：芩连四物汤加二至丸加减。

黄芩 10g	黄连 5g	川芎 10g	当归 10g
白芍 20g	生地黄 20g	黄芪 30g	白术 15g
山药 15g	女贞子 10g	墨旱莲 10g	桑叶 10g
菊花 10g	紫草 10g	白花蛇舌草 15g	橘核 10g

焦三仙（各）10g　厚朴 6g

水煎服，日 1 剂。

服药后腹胀、烘热减轻，原方继服14剂后诸症进一步好转。此后加夏枯草、三棱等药，观察至今，病情平稳。

［卢雯平. 朴炳奎治疗卵巢癌经验及验案 3 则. 中医杂志，2010，51（1）：99-100.］

【诠解】朴炳奎认为手术前后服用中药能明显提高手术效果，调整脏腑功能，增加免疫力，减少术后并发症及后遗症，延长寿命，提高远期生存率。采用中西医结合治疗是治疗卵巢癌极为重要的一环。患者接受化学药物治疗后，可造成机体热毒炽盛、津液受损、气血损伤、脾胃失调以及肝肾亏损等。因此在患者化疗的同时，服用益气养血、滋补肝肾之剂，既能增加化疗的疗效，又能减轻化疗的毒性反应，使患者顺利完成化疗全程。

复观本案，患者为术后数月，手术治疗后脾胃气机大损，后天失养，气血生化无缘，而致虚热内生，以芩连二味治其标；气血亏虚、先后天受损才为本，应用二至丸及四物汤调理脾肾气血，当治其本。方中黄芪、白术、山药、焦三仙健脾益气，使气血生化有源，四物皆濡润之品，养血柔肝；二至丸滋补肝肾，滋阴潜阳；紫草凉血，菊花平肝、清头目，桑叶既可清肝热，又能止燥汗；特别是苦寒泻火之黄芩、黄连二味，治烘热效如桴鼓；橘核入肝经，行气散结，又可作为引经药。白花蛇舌草清热解毒抗癌。

本案精要在于术后调理大法的思路，临床医生多以益气养血、健脾和胃为主，而本案涉及肾之阴阳，可在临床诊治中酌加观察及重视。

郁仁存医案

（中西结合调战术，攻补平衡方化癌）

患者女性，59 岁。

病史：患者 2000 年 1 月 24 日在北京某医院行全子宫、双附件、大网膜切除术。术后病理示右输卵管伞部灶状腺癌细胞浸润。术后化疗出现血小板减少被迫停用化疗。2001 年 CEA 升高，做 ECT 提示手术残端有复发，因无法定位未做放疗，改用化疗。

辨证：气血两虚。

立法：益气养血。

处方：患者术后化疗后处方以攻补兼施为法，攻伐之品多用：僵蚕、全蝎、蜈蚣、九香虫等。补益药多用：生黄芪、太子参、女贞子、枸杞子、鸡血藤、山萸肉、紫河车等。

于 ECT 发现肿瘤复发而应用化疗过程中，方药给予生血汤加减。

处方：

生黄芪 30g	太子参 30g	鸡血藤 30g	白术 10g
茯苓 10g	女贞子 15g	枸杞子 15g	菟丝子 15g

水煎服，日 1 剂。

患者化疗期间未再发生血象下降、影响下一周期化疗的情况。其后每 3 个月复查 1 次，一直正常。在化疗结束后，中药处方再次走回攻补兼施的路子，补益药多用生黄芪、太子参、党参、菟丝子、枸杞子、女贞子等，解毒抗癌药多用草河车、白花蛇舌草、白英、龙葵、金荞麦、土茯苓、蛇莓等。患者服用汤药已 4 年余，病情一直稳定，维持了良好的生活质量，生活起居如常。

［徐咏梅. 郁仁存中西医结合治疗卵巢癌的经验. 北京中医，2006，25（9）：534-535.］

【诠解】郁仁存教授认为《灵枢经·水胀》所记载的肠覃即属卵巢癌，其文载："寒气客于肠外，与卫气相搏，气不得营，因有所系，癖而内著，恶气乃起，息肉乃生。其始生也，大如鸡卵，稍以益大，至其成，如怀子之状，久者离岁，按之则坚，推之则移，月事以时下，此其候也。"在病因病机中，强调内虚乃为疾病发生发展的核心。在卵巢癌的诊治方面，郁仁存教授主张以中西医结合为最佳诊治策略，中医药根据西医学治疗手段进行调整，即在敌我双方战斗过程中随时调整战术；对于部分无法进行手术或无手术指征的患者进行中药单纯治疗方案。

在中西医结合治疗过程中，郁仁存教授首先应用黄芪为主药进行扶正，再根据治疗方案余药味略有偏重。在手术前后多用当归、女贞子、川楝子等促进术后恢复；在化疗过程中多用西洋参、女贞子、沙参、麦冬、五味子、枸杞子、山萸肉、仙灵脾、紫河车、焦三仙、鸡内金、砂仁、橘皮、竹茹等益气养血、滋补肝肾之剂；在放疗过程中多以太子参、川楝子、马蔺子、赤芍、莪术、白花蛇舌草、黄柏、白蒺藜、生地、沙参、麦冬、玄参、花粉、女贞子、枸杞等药益气清热解毒为主；而结合免疫疗法中多用温补气血、滋补肝肾之品，如、红参、紫河车、龙眼肉、枸杞子、补骨脂、菟丝子、仙茅、淡附片等。

在单纯中药治疗中，郁仁存教授根据临床经验总结大致四个证型：湿热蕴毒、气虚血瘀、痰湿凝滞属虚实夹杂，气阴两虚属虚证；在中药方剂中，由于没有西医学攻伐癌毒的手段，常常加以具有抗癌的中药材，如半枝莲、半边莲、龙葵、白英、干蟾皮、猪苓、核桃树枝、七叶一枝花、土茯苓、泽泻、莪术、艾叶、苦参、皂刺、白花蛇舌草、水红花子等。

本案的精要之处在于郁仁存教授根据患者手术后、化疗后、化疗中不同时段，调整中西医结合治疗方略，似战场之中调整攻伐与固守的比例，化疗即强力攻邪之剂，则加强固守我方阵营；而化疗后则加强中药攻伐力度。

四、其他见证

孙秉严医案

（攻补兼施攻为主，邪去正安巧辨证）

黄某某，女性，52岁。1981年4月23日初诊。

病史：患者于1975年12月出现腹痛，当月月经量少，活动时腹痛加剧。天津某医院检查诊为卵巢癌，1976年4月手术：卵巢及子宫全切，术后化疗，1980年又出现腹痛，天津某医院复查发现腹壁转移，于1980年4月15日行第2次手术，术中见腹壁、膀胱左右和上方癌转移，只做部分切除。术后切口长久不愈，病理检查为黏液状乳头状卵巢囊腺癌，病情恶化。

刻下：腹胀、腹水、小便量少，大便多日不解，纳少无力，行动困难。查体见体消瘦，腹胀大（有腹水），面色苍白，两脉细弦无力。甲印为融合中期，舌、腮印（±），有耳壳结节（+），腹背部皮肤有10余个小白点，胃脘及脐左压痛（+）。

辨证：寒热错杂，瘀滞毒结。

立法：温阳滋阴，破瘀驱毒攻下。

处方：

陈皮 10g	良姜 10g	桂枝 25g	玄参 20g
百部 15g	斑蝥 4 个	滑石 15g	三棱 10g
莪术 10g	香附 15g	枳实 10g	生地 10g
熟地 10g	玉竹 10g	黄芪 30g	山药 20g
杞子 15g	二丑 30g	槟榔 30g	川大黄 15g

元明粉（冲服）15g

水煎服，日 1 剂。

消瘰丸，每日空腹服 30 粒；化结丸，每日 1 付；化坚液，每日 100ml 口服；青龙衣糖浆，日服 30ml。

服药后，大小便渐通利，腹胀、腹水消失。3 个月后一切不适症消失。1984 年追访，未见复发。

（廖凯明. 古今名医临证实录丛书. 中国医药科技出版社，2013.）

【诠解】孙秉严教授认为肿瘤患者，尤其是晚期肿瘤患者，寒热错杂、虚实相兼，十分复杂，处理好攻毒与扶正二者之间的关系是治疗能否有效的关键。

在卵巢癌的认识方面，孙秉严教授认为气滞血瘀、寒湿痰瘀下注，瘀久毒结与遗传因素是卵巢癌发生发展的关键，对于晚期卵巢癌患者，即是患者体质较弱，病程较长，甚至邪逼正危之刻，仍要采取破瘀祛毒攻下的方法，但需注意调理寒热，首先扶正以保人为主。在辨证论治方面自创"印法辨证"。"印法辨证"包括"三印"和"两触"。"三印"即指（趾）印、舌齿印、腮齿印。"两触"即指触耳、触胃及脐部。

结合本案进行分析，患者已经多程治疗后，疾病复发进展，属疾病终末期，一般状况差，临诊医师多会以扶助正气为方药治疗方向，而孙秉严医师虽在方药之中酌情应用扶助正气之品，如黄芪、山药、枸杞子、高良姜等，但仍以攻伐之剂为主，同时口服中成药制剂均具有较为强力的攻伐癌毒功效，此为本案中的特点与精要之处，并且该患者最重临床转归好，因此值得临床医师进行思考与借鉴。

王晞星医案

（正虚湿热兼瘀毒，异病同治显奇功）

患者女性，46 岁。2010 年 7 月 22 日初诊。

病史：患者 2009 年 4 月因阴道不规则出血诊为宫颈癌，行手术治疗，术后局部放疗。2010 年 6 月复查发现右侧髂血管旁淋巴结转移，左颈部淋巴结肿大。

刻下：腰困，下肢浮肿。舌淡胖，苔薄白，脉滑。

辨证：肝肾两虚，湿热下注。

立法：补益肝肾，清利湿热，软坚散结。

处方：当归贝母苦参丸加减。

当归 10g	苦参 12g	浙贝母 30g	仙灵脾 30g
独活 30g	白芍 30g	木瓜 30g	白花蛇舌草 30g
车前子 30g	猪苓 30g	山慈菇 30g	菝葜 30g
泽兰 15g	益母草 15g	甘草 6g	

水煎服，日 1 剂。

二诊：服药 14 剂后，患者诉腰困及肢肿明显减轻，故未继续就诊。后在外院接受 1 周期化疗，毒副反应不能耐受。刻诊：乏力，恶心，纳欠，下肢轻度浮肿，舌淡红、苔白，脉细。治当健脾和胃为主。

处方：

太子参 15g	神曲 15g	谷芽 15g	麦芽 15g
薏苡仁 15g	苍术 10g	茯苓 10g	半夏 10g
陈皮 10g	砂仁 10g	当归 10g	浙贝母 30g
猪苓 30g	苦参 6g	甘草 6g	

日 1 剂，水煎服。

三诊：饮食恢复正常，右下肢轻度浮肿，偶有腰困，大小便尚调，舌淡红、苔白略厚，脉弦滑。仍以湿热下注辨治。

处方：

当归 10g	苦参 10g	黄柏 10g	浙贝母 30g
丹皮 30g	红藤 30g	菝葜 30g	龙葵 30g
土茯苓 30g	八月札 30g	苍术 15g	仙鹤草 15g
川牛膝 15g	怀牛膝 15g	薏苡仁 18g	甘草 6g

日 1 剂，水煎服。

随后在上方基础上稍事加减，共服药 30 余剂，诸症缓解，11 月 4 日复查 CT 提示病灶稳定。

[李宜放，高向军. 王晞星应用当归贝母苦参丸治疗肿瘤的经验. 山西中医，2011，27（12）：4-6.]

【诠解】当归贝母苦参丸出自张仲景《金匮要略·妇人妊娠病脉证并治》篇：
"妊娠小便难，饮食如故，当归贝母苦参丸主之。"该方由当归、贝母、苦参三
味药物等量为末，蜜丸而成。王晞星教授认为当归贝母苦参丸的原方主治病症
是由妊娠这一生理性"占位"导致的下焦血虚热郁，小便不利；而妇科肿瘤之
所以导致小便不利，与肿瘤的"占位"特征密切相关，其病机多责之正气不足，
湿热下注，瘀毒互结，积聚成瘤。二者病机与症状极为相似。同时，当归贝母
苦参丸行瘀散结、清热除湿、利尿通淋的功能又恰恰切合泌尿生殖系统肿瘤及
妇科肿瘤的病理特点，因此多用其诊治盆腔恶性肿瘤。

本案中，王晞星教授认为肾为先天之本，主藏精，司二阴。老龄体弱或久
病体衰，脏腑功能减退，肾元亏虚，天癸枯竭，冲任空虚，气血失和；或由于
肝失疏泄，脾失运化，痰湿瘀血凝聚，久遏化热成毒，湿毒流注于下焦胞宫门
户，故成本病。病位在胞宫，发生与肾脾肝三脏功能失常及冲任二脉功能失调
有密切关系，多表现为湿热下注、肝肾阴虚或脾肾阳虚之证。治疗应补益脏腑
虚损、调理冲任气血治其本，清利湿热、解毒抗癌治其标。遵循中医学异病同
治的原则，治疗宫颈癌，仍然以当归贝母苦参丸为主方，邪气胜者合四妙散，
正气虚则合二仙汤，随症加减。辨病用药可选择半枝莲、白花蛇舌草、丹皮、
红藤、仙鹤草、三棱、莪术、穿山甲、鳖甲、夏枯草、牡蛎、山慈菇等利湿解
毒抗癌。

本案的精要在于王晞星教授应用当归贝母苦参丸，并非仅用三味药物，而
是以其活血、利湿、解毒、散结之意进行对下焦恶性肿瘤的治疗，反观其治疗
思路，可知对于下焦恶性肿瘤的病因病机认识多为湿热蕴结、瘀血阻络等。

恶性淋巴瘤

恶性淋巴瘤简称淋巴瘤，是一组原发于淋巴结或身体其它淋巴组织的恶性肿瘤。根据组织病理检查淋巴细胞和（或）组织细胞的肿瘤性增生不同，可将淋巴瘤分为霍奇金病（Hodgkin's disease，HD）和非霍奇金病（NONHodgkin's Lymphlma，NHL）两大类。其病因和发病机制至今尚未阐明，其病因可能与病毒感染，机体免疫功能损害或缺陷，长期反复感染，某些物理、化学因素长期刺激以及家族遗传因素等有关。两者共同的临床表现为无痛性、进行性淋巴结肿大，多见于颈部，其次为腋下、腹股沟等浅表淋巴结，亦多可累及纵隔，腹膜后、腹腔等深部淋巴结肿大；也常出现肝、脾、肺、骨髓等器官受累相应的临床症状；也可有发热、盗汗、消瘦、乏力、皮痒或皮损等全身症状。晚期可伴有贫血及恶病质。淋巴瘤在我国并不少见，任何年龄均可发病，发病高峰在 20 ~ 40 岁之间，约占 50%，男女发病之比为 1:4 ~ 3.7:1，其发病占肿瘤性疾病的 3% ~ 8%，死亡率占恶性肿瘤的第 11 位。

本病属中医的"石疽""失荣""痰核""恶核""阴疽"等范畴。本病外由风毒侵袭，内有伏火；或肝气郁结，郁久化火；或肝肾阴虚，虚火燔炎，灼津为痰，痰瘀互阻，结聚为块而成。正虚为本，痰块为标，本虚标实，日久耗伤气血，发为败症。

一、脾肾两虚、痰瘀互结证

刘嘉湘医案

（淋巴癌毒脾肾本，阴阳兼顾临证消）

潘某，男性，32 岁。2002 年 1 月 30 日初诊。

主诉：确诊非霍奇金淋巴瘤 1 年，多程化疗后。

病史：2001 年 1 月体检发现纵隔肿块，在浙江某医院行纵隔穿刺活检，病理诊断为：恶性肿瘤，结合酶标，倾向于大 B 细胞性恶性淋巴瘤，2001 年 2 月

25 日至 4 月 16 日行放化疗，4 月复查 CT 示肿瘤明显缩小，后在浙江某医院继予方案化疗。2001 年 11 月复查 CT 与 4 月比较大致相仿。

刻下：腰酸，左肩酸楚，神惫，纳差，口干，夜寐欠酣，脉细，苔薄、质淡红，齿印。

辨证：脾肾两虚，痰毒未净。

立法：健脾益肾，软坚化痰，清热解毒。

处方：

生黄芪 30g	北沙参 15g	天门冬 15g	生熟地（各）24g
山茱萸 12g	夏枯草 12g	海藻 12g	石见穿 30g
炙山甲 12g	鳖甲 12g	蛇六谷 30g	枣仁 12g
瓜蒌皮 15g	生牡蛎 30g	肉苁蓉 15g	女贞子 12g
仙灵脾 15g	菟丝子 15g	鸡内金 12g	

日 1 剂，水煎服。

二诊：服药 1 月后来院复诊，左肩酸楚已不明显，精神渐振，但腰仍感酸楚，右半身汗出，入寐后明显，脉细，苔薄质淡红。2002 年 2 月 28 日 CT 片与 2001 年 11 月比较：纵隔肿瘤又有所缩小。效不更方，予原法进退。前方改黄芪为 50g，加巴戟天 15g、桑寄生 15g。

三诊：继续服药 2 月后，患者半身盗汗已解，腰酸明显好转，自觉走路乏力，有时头晕，夜尿多，脉细，苔薄、质红，齿印。仍治以健脾益肾，软坚解毒之法。

处方：

生黄芪 50g	生熟地（各）24g	山茱萸 12g	北沙参 15g
天门冬 15g	夏枯草 12g	海藻 12g	石见穿 30g
炙山甲 12g	鳖甲 12g	金樱子 15g	蛇六谷 30g
菟丝子 15g	莲须 15g	淮小麦 30g	甘草 6g
红枣 5 枚	怀山药 30g	僵蚕 12g	

日 1 剂，水煎服。

以上方为基础，随症加减，又连续服药 1 年余，2003 年 10 月患者前来复诊，腰酸、盗汗、夜尿诸症均已消失。2003 年 8 月复查 CT：纵隔未见明显占位，脉细，苔薄、质淡红，原方去海藻继续服用。

[李春杰. 刘嘉湘治疗恶性淋巴瘤验案 1 则. 江苏中医药，2005，26（5）：33-33.]

【诠解】刘嘉湘教授在恶性淋巴瘤的治疗之中，认为正虚为肿瘤疾患之本源，脾肾亏虚乃为恶性淋巴瘤发病之本，痰毒瘀结为发病之标，病理因素为虚、痰、毒、瘀，以虚为本，以痰毒为重，若有瘀结则病已深重。在治疗上，宗其发病之根本，以扶正为根本立法，健脾温肾为扶正之重，化瘀解毒、化痰散结等为治标之法。在本案中，辨证因素中肾虚当为首重之点，刘嘉湘医师以黄芪、地黄、山茱萸为固本扶正之君药，余药味组合中，蛇六谷为贯穿始终之品，蛇六谷一味乃为化痰软坚之要药，又兼有化瘀之效，用量亦大。首诊之时以扶正为方药之重，而在复诊之时，可见症状均好转，以疗效反观其方以验其效佳！本案中刘嘉湘医师以石见穿、炙山甲、鳖甲此类软坚散结之品合而为一药对组合，以联合增强软坚攻邪之效，此点在恶性淋巴瘤的治疗中尤其重要。恶性淋巴瘤在中医中属"石疽"范畴，据其名即可知其坚固难解、病势深重，同时周身多发，并无定处，因此方中可用搜寻剔络之品，本案中以僵蚕为代表，同时又具有化痰散结之效。

本案精要之处在于以补益脾肾为扶正之君，君中补益肾阴肾阳之品俱备，辅以化痰散结为臣，再加以对症改善临床症状之品，调节肺脾肾之气机，全方精要简练，思路清晰，临证效佳。

高萍医案

（脾肾不足脉络瘀，汤剂调畅丸散攻）

女，70岁，干部。2003年04月13日初诊。

病史：患者检查彩超示腹膜后区域及腹腔内，双侧髂血管旁可见较多不等的类椭圆形低回声结节，此外双侧颈区、锁骨上窝、腋下和腹股沟区域均见不等的低回声结节团，结节局部呈现血流彩点反射。右颈部肿块取活检病理诊断：非霍奇金淋巴瘤，为多形T细胞淋巴瘤。

刻下：面色灰暗，咳嗽，咯白黏痰量多，平卧时咳嗽气短加重，胸闷，憋气，稍活动即感气促，手足心热，失眠，口干，腰酸，神疲体倦，脘腹胀满，大便溏，有时恶心，纳少；舌质淡，苔黄腻，脉弦细；双侧颈、腋、腹股沟淋巴结肿大，如黄豆、花生、枣样大小，触之较硬，活动差。

辨证：脾肾两虚，痰热蕴结。

立法：益气补肾，健脾化痰，软坚散结。

处方：

生黄芪 20g	人参 12g	半夏 10g	陈皮 10g
茯苓 10g	炒白术 20g	女贞子 30g	菟丝子 30g
枸杞子 30g	炙山甲 10g	生麦芽 20g	山药 20g
猫爪草 20g	甘草 6g	白花蛇舌草 15g	肉桂 6g
仙灵脾 12g	生姜 3 片	大枣 6 枚	

日 1 剂，水煎 3 次，早晚饭后分服。

二诊：服中药 3 剂后咳嗽减轻，7 剂后面色苍白，咳嗽明显减轻，咯痰量减少，大便仍溏，日 3 次，饮食增加，仍神疲体倦，脉沉细弦，舌红绛，苔厚白黄，治疗有效，恪守上方，加补骨脂 20g 加强固肾止泻作用，7 剂。

三诊：神疲体倦减轻，咳嗽减轻甚，口干欲饮，大便正常，腹股沟淋巴结肿大减轻，舌红绛，苔厚腻，脉沉弦，上方加山慈菇 30g，生牡蛎 30g，蜈蚣 2 条，炙山甲增至 15g，加强化痰通络，散结消肿之功，21 剂，日 1 剂，服法同前。

四诊：偶有咳嗽，胸闷明显减轻，纳可，能干家务活，但表浅淋巴结仍肿大，舌质淡红，苔稍黄，前方去白术、麦芽、肉桂加当归 15g，熟地黄 12g，黄精 20g，合欢花 12g，同时加服小金丹 1 粒（打碎，用陈酒温化，临睡前服）。

2005 年 6 月随访体重增加，表浅淋巴结颈部及腋下部分消退，腹股沟处最大淋巴结小如黄豆。嘱用上方制水丸和小金丹长期服用，坚持治疗，2006 年 3 月彩超、CT：纵隔、腹腔、双侧颈区、锁骨上窝、腋下和腹股沟区未见肿大淋巴结；肺、肝、胆、脾、肾未见异常。随访至今，饮食正常，精神好，每日外出锻炼，自觉无明显不适，能料理家务。

[王大鹏，彭涛．高萍主任医师辨治恶性淋巴瘤经验．时珍国医国药，2008，19（1）：246-247．]

【诠解】高萍医师对于恶性淋巴瘤的病因病机，认为脾肾亏虚、痰阻脉络是根本，因此当治以补益脾肾、化痰通络为法。在临床治疗过程中，常以中药汤剂与中成药制剂相结合应用，如小金丹、新癀片等。小金丹等中成药制剂在其组方之中注重在于化痰散结，联合应用可在中药汤剂基础上增加攻邪的作用。

本案精要在于以脾肾亏虚为本，脾肾乃为先后天之本源，先后天之本源亏虚失养，则生化之源，易生它病，方药之中着重补脾益肾之品的应用。

二、痰瘀互结证

周仲瑛医案

（癌毒为本生它变，攻补技巧需拿捏）

张某，女，62岁。2008年7月11日初诊。

主诉：腹胀5月余。

病史：2008年2月自觉不适，B超示腹腔淋巴肿大，经检查确诊为恶性淋巴瘤，化疗3个疗程。

刻下：目前精神尚好，面黄无华，腹胀，疲劳，手麻，血象有好转，食纳尚可，二便尚调，脾肿大质硬，苔薄黄腻质暗，脉细滑。CT查见后腹腔、腋窝、腹股沟多数淋巴结肿大，腹水。

辨证：湿热瘀毒互结，肝肾两伤，气阴两亏。

立法：化痰散瘀，解毒散结，补益肝脾肾。

处方：

炙鳖甲（先煎）15g	炮穿山甲（先煎）9g	山慈菇15g	猫爪草20g
泽漆15g	漏芦15g	炙僵蚕10g	制南星12g
肿节风20g	露蜂房10g	白花蛇舌草20g	半枝莲20g
龙葵子20g	白毛夏枯草10g	炙蜈蚣2条	仙鹤草15g
鸡血藤15g	炙女贞子10g	墨旱莲10g	北沙参10g
大麦冬10g	太子参12g	焦白术10g	茯苓10g
紫草10g			

日1剂，水煎，早晚分服。

二诊：2008年8月29日，化疗后疲劳稍有减轻，手不麻，2008年8月15日张家港第一人民医院查胸腹部CT：巨脾，后腹膜及双侧腋窝多发性淋巴结影，双侧腹股沟小淋巴结，副脾，少量腹水。淋巴结活检示：非霍奇金淋巴瘤，倾向套细胞淋巴瘤。刻诊：腹部胀满，触诊脾脏肿大，质硬，二便尚调，苔淡黄腻质暗，脉细滑。2008年8月28日，血常规：WBC 3.8×10^9/L，L 88.1%，PLT 46×10^9/L，Hb 99g/L，RBC 3.30×10^{12}/L。方药：原方加土鳖虫5g，水红花子15g，莪术10g，炙鸡内金10g，炒六曲10g，砂仁3g(后下)，青皮10g。14剂，水煎，早晚分服。

三诊：2009 年 1 月 13 日，恶性淋巴瘤化疗 5 个疗程，脾脏肿大基本消退，精神良好，食纳知味，二便可，苔黄薄腻质暗，脉细。复查血常规：PLT 60×10^9/L，余正常，生化：TBil 32.4 μ mol/L。方药：初诊方剂加茵陈蒿 10 g，垂盆草 25g，地骨皮 12g，土鳖虫 5g，水红花子 15g，莪术 10g，炙鸡内金 10g，炒六曲 10g。14 剂，水煎，早晚分服。

三诊之后，均在初诊方剂基础上，根据出现的兼杂症状，加减调理。脾脏肿大基本消退，精神良好，余无不适。至今病情稳定，未发展，无自觉不适症状，生活状态良好。

[李英英，郭立中，周仲瑛，等．周仲瑛教授从复方辨治恶性淋巴瘤 1 例．中医药导报，2013,（1）：29.]

【诠解】周仲瑛教授对于癌症的诊治强调早期应以抗邪为主，其中消除"癌毒"是首选积极治疗原则，提出"祛毒即是扶正""邪不祛、正必伤"等癌毒为本的认识观点。癌毒内盛，则生出它变，而致多种多样的临证所见。本案中，湿热是基础，肠道之肿瘤多与湿热有关，拟从清热解毒化瘀、除湿化痰散结、补益肝肾、益气养阴等方面综合治疗。选用鳖甲煎丸、二至丸、四君子汤等方复合化裁。方中用山慈菇、漏芦、白花蛇舌草、半枝莲、夏枯草、肿节风、露蜂房、龙葵子等清热解毒兼以散结；猫爪草、泽漆、制南星等祛湿化痰、解毒散结；蜈蚣、僵蚕祛瘀活血、搜风解毒、剔络止痛；炮穿山甲、鸡血藤、紫草活血祛瘀；炙鳖甲、旱莲草、女贞子补益肝肾；沙参、麦冬滋阴益胃生津；太子参、白术、茯苓健脾益气，顾护脾胃。

本案的精要，守原方为本，随症加减药物。原方中以大量抗癌毒之品为君药，同时以二至丸、四君子等固护正气，这一祛邪为主，辅以固护正气的思路为基线，对于祛邪与扶正药物配比的拿捏非一朝所得，需要更多临证经验作为基础，值得广大医师在临床中更多借鉴。

谢海洲医案

（痰瘀毒聚方为癌，克毒抗邪兼扶正）

孙某，女，36 岁。1997 年 6 月 26 日初诊。

主诉：确诊淋巴瘤 10 年。

病史：患者与 10 年前因恼怒悲伤后发病，在北京某医院诊断为淋巴瘤，坚持服用中药，病情稳定。

刻下：颈部右侧肿块如拳，顶突、根深，质地坚硬，边界不清，推之不移，表面不甚光滑，按之隐痛，肤色紫暗，身体显消瘦，毛发不泽，面色暗滞，下半身凉，纳眠不馨，舌质淡红，边有瘀斑，苔白腻，舌下脉络虚细紫滞，脉沉细弱。

辨证：肝郁痰凝，痰瘀互结，毒聚正衰。

立法：益气养荣，疏肝理气，化痰逐瘀，解毒散结。

处方：

仙鹤草 30g	郁金 12g	川楝子 10g	夏枯草 15g
浙贝母 10g	生牡蛎 30g	玄参 15g	连翘 12g
瓜蒌 20g	益母草 10g	蛇莓 15g	龙葵 15g
忍冬藤 15g	白花蛇舌草 15g	半枝莲 15g	炒枣仁 20g
柏子仁 15g			

水煎服，日1剂。

而后3次就诊，药后感觉舒适，肿块未增，亦未见消，邪正僵持，为有效之征，守法略做加减，每日服1剂。

1997年11月25日五诊：肿块见消，质地变化不显，按之痛减，肿块皮肤较前红活，根脚有聚拢之势，纳增，体质有复。多汗，咽部有痰，舌质淡，苔白，脉沉细弱。综观舌脉证，已现邪却正复之象，调方以化痰祛瘀解毒为主，辅以益气养血。

处方：

天竺黄 12g	白芥子 12g	浙贝母 10g	蓬莪术 6g
荆三棱 6g	血竭 5g	赤芍 10g	玄参 15g
生牡蛎 25g	夏枯草 15g	连翘 15g	龙葵 15g
败酱草 15g	白英 15g	半枝莲 15g	白花蛇舌草 15g
黄芪 30g	白芍 10g		

水煎服，日1剂。

1997年12月25日六诊：患者全身状况及肿块局部稳中有复。

（《中国百年百名中医临床家·谢海洲》）

【诠解】谢海洲医师认为本病属于中医"失荣"范畴。郁怒伤肝、忧思伤脾，痰瘀凝结少阳、阳明之经，日久化毒，气血耗损，内夺于荣。在遣方用药中，以黄芪、仙鹤草、白芍益气养血、强壮补虚以扶正。郁金、川楝子疏肝理气；玄参、浙贝母、牡蛎（三药相合乃为消瘰丸）合天竺黄、白芥子清热、滋阴、化瘀、散结；蓬莪术、荆三棱、血竭、赤芍、益母草、忍冬藤入血分，活血通络；连翘、蛇莓、龙葵、白花蛇舌草、半枝莲、白英、败酱草清热解毒散结。

由以上方药组成可推知，谢海洲医师对于恶性淋巴瘤的治疗，以益气扶正、疏肝理气、滋阴清热、化瘀散结为大法。

林丽珠医案

（肺脾亏虚生痰湿，培补抗邪消石疽）

廖某，女，57岁。2004年7月初诊。

主诉：发现下颌下肿物7月，确诊NHL1月余。

病史：患者于2004年初发现双侧下颌部肿物约核桃大小，左侧1枚，右侧2枚，无发热，肿胀，疼痛，无流脓，未予治疗。2个多月前就诊于广东省中医院，当时行颈部彩超示双侧颌下区淋巴结肿大。2004年6月就诊我院，予局麻下行右颌下淋巴结活检术，术后病检示："颌下"非霍奇金淋巴瘤，B细胞套细胞淋巴瘤型，免疫组化：CD20（++）、CD45RO（-）。2004年6月24日胸腹部CT示双侧腋窝淋巴结肿大（可见多个软组织结节影，直径约0.3cm~1.2cm）。

刻下：神清，精神体力可，自觉咽中有痰，口干，睡眠和纳食均可，二便调。发病以来体重下降约2.5kg。舌质暗淡，苔白厚，脉细滑。体查：双侧颌下部淋巴结肿大，右侧1枚约3cm×4cm，左侧2枚约3cm×3cm，质硬，边界清楚，表面光滑，活动度可。

辨证：气郁痰瘀。

立法：疏肝健脾，祛瘀化痰。

处方：

柴胡15g	白芍15g	昆布15g	桃仁10g
生牡蛎（先煎）30g	浙贝母15g	茯苓25g	夏枯草20g
连翘15g	花粉15g	莪术15g	甘草6g

平消胶囊口服。

日1剂，水煎服。

于2004年7~11月间断结合CHOP方案化疗6程后，精神好转，稍口干口苦，偶咳，余无明显不适，睡眠和纳食均可，大小便正常。体查：双颌下淋巴结较前减小，约0.8cm×0.6cm，边界清，质稍硬，活动度可。CA153降至正常；

胸部CT提示双侧腋窝多发小淋巴结肿大，较前变化不大。患者经化疗后病情稳定，疗效评价为部分缓解，转门诊改为中医药治疗，在上方基础上给予加减辨治。

[肖志伟. 林丽珠教授治疗恶性淋巴瘤经验. 湖南中医杂志，2010，26（3）：46-47.]

【诠解】林丽珠教授对于恶性淋巴瘤的认识可从正虚与邪毒两方面进行分析。首先，以正虚为本，五脏之中以肺脾为重。肺主气，司治节，通调水道；脾主运化水湿；肺脾气虚则水湿聚而为痰，恰合"无痰不成核"之意，则由正虚而生邪毒。同时，脾为生痰之源、肺为储痰之器，更合邪毒之性。因此对于本病的病因病机，林丽珠教授认为肺脾亏虚为内虚之关键，而痰湿内聚是标实之第一点；痰湿内停，阻于血脉，脉络不通则生瘀血；气为血之帅，气虚不能行血且又生瘀血；痰瘀互结而为邪，则为标实之第二点。根据病因病机分析，林丽珠教授主张在治疗中以顺气为先，继以实脾，同时将除痰散结药与活血化瘀药并用。行气之品多选杏仁、枳壳、桔梗、八月札，健脾化痰之品多选党参、茯苓、白术等；而化痰散结与活血化瘀药味应用可归纳为基本方：以猫爪草、夏枯草、浙贝、桔梗、茯苓、桃仁、土鳖为基本方进行加减，兼顾理气化痰与祛瘀解毒散结。

本案精要在于以四逆散之意调理气机，疏肝健脾；在汤剂中化痰、软坚、散结、化瘀、清热解毒之品均有顾及，药味精炼，点到为止，而以平消胶囊为攻邪利器。取汤剂随证变通的优势进行综合调理；取中成药制剂药简力专的优势进行攻伐邪毒，是为临床医师可兹借鉴的一种思路。

周郁鸿医案

（宗文无痰不成核，化痰散瘀为治则）

患者，男，75岁。

病史：2007年2月发现右下腹有一肿块，无压痛，推之不移，后行"右下腹肿块外科切除术"，顺利切除后，病理检查示NHL。2007年4月18日起多次入我院就诊，骨髓示L占10%；经5疗程化疗后，病情缓解。2008年2月1日再次入院复诊，查血常规：WBC 6.7×10^9/L，Hb 128g/L，PLT 182×10^9/L，CRP 93mg/L；腹部B超示：双侧腹股沟、双侧腋下及双侧颈部可见多个大小不等低回声团，边界清，形态规则，椭圆形，中央回声偏高，肝、胆、胰、脾、双肾、后腹膜未见明显异常。既往无特殊病史。

刻下：面色萎黄，神倦乏力明显，纳差腹胀，恶心欲吐，胸闷气短，失眠，小便清长，大便不爽，双侧腹股沟、颈部、腋下有肿块，质硬，推之不移，舌淡暗、苔白腻，脉沉细涩。

辨证：痰瘀互结。

立法：活血化瘀，软坚化结。

处方：鳖甲煎丸加减。

鳖甲 15g	夏枯草 10g	人参 9g	白术 9g
当归 9g	白芍 9g	山药 12g	枸杞子 9g
杜仲 12g	柴胡 10g	川芎 12g	丹参 12g
三棱 10g	甘草 5g		

日1剂，水煎服。

上方连服2周，患者精神好转，查血常规：WBC 3.8×10^9/ L，Hb 121g/ L，PLT 141×10^9/ L，CRP 1mg/L，出院后门诊随访，继续服中药，淋巴结未见明显增大，病情稳定。

［徐瑾玉．周郁鸿从痰瘀论治淋巴瘤经验．中医杂志，2013，54（16）：1419-1420．］

【诠解】周郁鸿医师对于恶性淋巴瘤病因的认识源自古文献，无外乎外邪侵袭、内伤七情、饮食不节等等，而对于病机的认识，认为以痰瘀为重点与根本，即所谓"无痰不成核"。而在疾病发生发展过程中所出现的诸症，均由痰气瘀结所致。因此在治疗之中主张以化痰祛瘀、软坚散结为大法，并贯穿诊治始终。并根据临床观察将恶性淋巴瘤分为5个证型：①痰湿凝滞型：痰核质软，局部不热，不伴发热，面色淡白无华，神疲乏力。舌质淡、苔薄白腻，脉细弱稍滑紧。治宜健脾理气，软坚散结，方选二陈汤加减。②痰瘀互结型：痰核肿大坚硬或有结节，肝、脾肿大，纳差腹胀，恶心呕吐，胸闷气短，舌质暗或紫、有瘀斑，舌苔薄白或白腻，脉沉弦或涩。治宜活血化瘀，软坚化结，方选鳖甲煎丸加减。③热毒壅盛型：痰核轻中度肿大，烦热汗出，急躁易怒，头目眩晕，口苦，咳嗽气逆，心悸喘息，胸胁疼痛。舌质红、苔薄黄，脉弦数。治宜清热解毒散结，方选清瘟败毒饮或白虎汤加减。④肝肾阴虚型：痰核质地坚硬，五心烦热，咽干口燥，潮热盗汗，失眠，头晕目眩，胁痛耳鸣，腰膝酸软，遗精。舌红少津、苔薄黄，脉弦细无力。治宜滋阴降火，软坚散结，方选消瘰丸合六味地黄丸加减。⑤气血两虚型：痰核肿大，质地坚硬，推之不移，面色无华，神疲乏力，头晕失眠，心悸胸闷，身体消瘦，食少纳呆。舌质淡、苔薄白，脉沉弦无力。治宜益气养血，软坚散结，方选八珍汤加减。

本案病程简短，在辨治过程中体现出了周郁鸿医师化痰祛瘀散结观念在恶性淋巴瘤治疗中的应用，处方简练、配比得当。精要在于所提出的由痰瘀而致诸症的理念，值得在临床辨证用药方面进一步深入思考与应用。

易菊清医案

（化痰利湿消结聚，中药常服保安康）

孔某，男，30岁，干部。1963年10月初诊。

主诉：恶性淋巴瘤8月余，放化疗后。

病史：患者于1963年2月发现右侧腹股沟淋巴结肿大如拇指，伴午后发热，盗汗，乏力，不思饮食。时隔不久，淋巴结迅速长大如鸭蛋大，经南京市某医院淋巴结活检及病理检测诊断为霍奇金病，放疗半月，不能耐受，改用化疗10余日，致白细胞急骤减少，中止治疗。

刻下：面微浮肿，色泽灰暗，精神萎靡，恶寒发热，项背拘急，全身胀痛，腹满不思饮食，舌质有瘀斑，苔白厚腻。右侧腹股沟淋巴结肿大，形如鸭卵，不活动，不痛；左侧腹股沟、颈部、腋窝淋巴结肿大，能推动，不痛。

辨证：痰结湿聚，气滞血瘀，风寒外感。

立法：散寒祛湿，行气化痰。

处方：

麻黄 6g	桂枝 6g	甘草 6g	白芷 9g
川芎 9g	当归 9g	白芍 9g	法半夏 9g
陈皮 9g	苍术 9g	茯苓 15g	枳壳 12g
桔梗 12g	厚朴 12g	生姜 3 片	

日1剂，水煎服。

二诊：服上方8剂后，风寒已解，外邪已去，食欲稍增，腹满稍除，但苔仍白厚腻，午后低热。继用燥湿健脾，化痰散结法。

处方：

苍术 12g	厚朴 12g	法半夏 12g	山慈菇 12g
重楼 12g	陈皮 9g	白芥子 9g	皂角刺 9g
川芎 9g	甘草 6g	豆蔻 6g	天南星 6g

　　茯苓 15g　　　　　薏苡仁 15g　　　　丹参 15g

　　日 1 剂，水煎服。

　　三诊：按上方坚持治疗 6 个月，患者食欲正常，低热已除，精力较前充沛，右侧腹股沟淋巴结已经缩小到食指大，其他肿大的浅表淋巴结全消。

　　四诊：五年后（1968 年 12 月），患者因颈部、腋窝、腹股沟处淋巴结肿大，伴低热，经武汉某医院检查诊断为恶性淋巴瘤复发。自诉低热（37.8℃），因盗汗每夜间内衣湿透，不思饮食，精神抑郁，面色晦暗，苔黄腻，脉濡数。查：颈部、下腹股沟多处可触及肿大淋巴结，其中右腋窝下有 1 枚乒乓球大小肿大淋巴结，右侧腹股沟淋巴结肿大如鸭卵。证属痰湿未尽，郁而化热。治以清热解毒，化痰散结之法。

　　处方：

　　金银花 15g　　　赤芍 15g　　　蒲公英 15g　　　玄参 15g

　　生牡蛎 15g　　　昆布 15g　　　海藻 15g　　　　丹皮 15g

　　丹参 15g　　　　连翘 9g　　　　大贝母 9g　　　　夏枯草 12g

　　天葵子 12g　　　紫花地丁 12g　重楼 12g　　　　山慈菇 12g

　　郁金 12g　　　　薏苡仁 30g

　　日 1 剂，水煎服。

　　配服犀黄丸，每日 2 次，每次 3g。

　　五诊：服上方 10 余剂，诸症悉减，效不易方，守方治疗 4 个月后，颈部、腋窝淋巴结无肿大，腹股沟淋巴结缩小如复发前，低热、盗汗症状消失。在用六君子汤加生牡蛎、大贝母、山慈菇、重楼、天葵子等以健脾益气，化痰散结，以善其后。

　　经治临床症状及肿瘤消失，于 1968 年 12 月至 1980 年，随访 12 年未复发。

（《中医名家肿瘤证治精析》）

　　【诠解】易菊清医师在恶性淋巴瘤治疗之中，遵"气归之，津液留之，邪气中之，凝结日以易甚，连以聚居，为昔瘤"（《灵枢》）。在本案诊治中以辨证论治为根本，初期以外感风邪为急，急则治其标，以麻黄、桂枝合剂解表散寒。待外邪已解，治疗以健脾利湿、燥湿化痰，同时加以山慈菇、重楼等抗癌毒。复发之时再以低热、盗汗等阴虚内热，邪热郁结为表现，治疗以清热解毒为法，方药组以海藻玉壶汤、消瘰丸等加减，同时配服的犀黄丸，源于王维德《外科全生集》，组成为牛黄、乳香、没药、麝香等，清热解毒之力甚强，但药性寒凉。

本案临床疗效佳，长期生存，可为恶性淋巴瘤治疗之中优秀的远期疗效病案，体现中药治疗恶性淋巴瘤在远期治疗方面亦具有良好的可发展性，值得进一步研究与临证观察。

三、脾虚痰湿证

焦中华医案

（补益脾气化痰浊，化积汤来抗癌毒）

董某，男，73岁，干部。1995年3月11日初诊。

主诉：发现腹股沟肿块3月余，确诊恶性淋巴瘤10天。

病史：患者自1994年12月中旬，偶然发现左腹股沟部有一肿块，质地较硬，活动度差，无红、热、痛，无明显消瘦，无发热，感觉乏力、盗汗、纳呆，此后肿块逐渐长大，颈部已发现数个肿块，1995年3月2日做病理切片检查确诊：浆细胞样淋巴细胞型恶性淋巴瘤。

刻下：一般状况较差，形体消瘦，双侧颈部均可触及数个肿大淋巴结，最大者约1cm×1.8cm，左侧腹股沟可见2cm×2.5cm肿块，中等硬度、粘连、无触痛，舌暗红，苔白厚，脉细滑，查血沉及胸片均正常。

辨证：脾气不足，痰毒凝结。

立法：健脾益气，化痰散结，清热解毒。

处方：

生黄芪30g	炒白术15g	茯苓20g	清半夏12g
夏枯草15g	白花蛇舌草30g	蒲公英30g	土贝母30g
猫爪草15g	山慈菇30g	蜈蚣2条	青皮9g
甘草6g			

日1剂，水煎服。

二诊：服上方12剂后，其肿块有所减小，质变软，嘱其续服上方为主加减56剂后，其腹股沟肿块基本消失，颈部肿块呈豆粒大小，质稍硬，无压痛，纳食常，气力增，面色较前红润，又坚持服用2个月后，改为每周3剂，服用1年，3年来病情稳定。

（《国家级名老中医肿瘤病验案良方》）

【诠解】焦中华教授认为恶性淋巴瘤的病因病机虽不外乎痰邪为患，然而应重视两方面问题。一是痰湿的生成与脾的关系，治疗中应注意健脾气，恢复脾气运化水湿；脾气不运，水湿内停，聚饮化痰，日久痰瘀化毒，痰毒凝结则生本病；因此当注意脾气的固护，以断痰湿之源。二是病势深重，非轻浅之剂可以攻伐，因此在攻邪之品的选择上主张应用山慈菇、半枝莲、土贝母、猫爪草、夏枯草、白花蛇舌草等解毒之品，在应用同时亦应注意药味对于脾胃功能的克伐，予以保护。因此在治疗两方面相辅相成。

焦中华教授自创化积方在恶性肿瘤治疗中则突出了其学术思想，方药组成：黄芪 30g，党参 20g，炒白术 15g，茯苓 20g，陈皮 12g，清半夏 12g，砂仁 10g，白花蛇舌草 30g，猫爪草 12g，蜈蚣 2 条，黄连 12g，甘草 6g。方中参、芪、术、苓、草以肝胃补益脾气和中，半夏、猫爪草之辛温以开痰散结；蜈蚣搜剔筋骨以解毒通络止痛；陈皮、砂仁开胃和中，流通药物。诸药相配，寒热并用，辛开苦降，补气和中，则邪去正复，诸证悉平。

本案精要在于辨证基础上，予以黄芪、茯苓、白术等为代表扶助脾气；夏枯草、白花蛇舌草、猫爪草为代表克伐顽痰，攻补相合，攻补药力恰当，从而得以取得佳效。清晰的诊治思路及药物组合方式值得广大医师在临床中借鉴学习。

周岱翰医案

（痰浊乃为疾病锁，攻坚消积至命门）

崔某，男，62 岁。1997 年 4 月初诊。

主诉：颈部肿块 1 年余，确诊霍奇金病。

病史：患者颈部肿块进行性增大 1 年余，曾在外院诊为霍奇金病，淋巴细胞为主型，因不愿接受化疗求治于中医。

刻下：颈项强，转动牵挚感，偶有胀痛，痰多，批发气短，纳差，舌苔白腻，脉濡滑。检查：颈部肿块左侧 7cm×10cm，右侧 5cm×9cm，质硬，表面凹凸不平，皮色正常，左腋下有一肿块约 2cm×3cm，轻压痛。肝脏于锁骨中线右肋下 2cm 处触及，质中。

辨证：脾湿痰凝。

立法：健脾祛痰，化瘀解毒。

处方：

| 薏苡仁 30g | 夏枯草 30g | 党参 15g | 白术 15g |

茯苓 15g　　　　川贝母 10g　　　　白僵蚕 10g　　　　露蜂房 10g

䗪虫 6g　　　　　壁虎 6g

日 1 剂，水煎服。

每周服犀黄丸 5 日。

连续服药 800 余剂，未使用化疗及其他药，病情逐渐好转。2000 年 11 月 10 日复查：左腋下肿块消失，颈部肿块左侧约 3cm×4cm，右侧 4cm×7cm，肝下缘在锁骨中线肋下 1cm。遂改为每周服药 2~3 剂不等，至 2004 年 5 月发现颈部肿块增大，腋下、腹股沟淋巴结及肝脾亦渐肿大，体质日渐虚衰，同年 11 月因全身衰竭合并肺部感染而死亡。

（《国家级名老中医肿瘤病验案良方》）

【诠解】周代翰教授认为恶性淋巴瘤的病因病机责于内虚与痰结，则补虚与祛痰为诊治大法。补虚之脏在于脾肾，补脾常用四君子汤加鸡内金、黄芪；补肾常用左归丸加女贞子、桑椹、黑大豆。其根据临证将恶性淋巴瘤患者分为三型：脾湿痰凝者，多以四君子汤加用化痰散结之品，如夏枯草、薏苡仁、海藻、昆布等；痰瘀互结者，多以海藻玉壶汤联合犀黄丸，再加化痰通络之品，如壁虎、生半夏、露蜂房等；痰毒虚损者，多用人参养营汤联合西黄丸，再加补益脾肾之品，如桑椹、枸杞子、菟丝子等。

认为恶性淋巴瘤病因病机为痰者众多，周代翰教授则认为此痰乃为顽痰，非攻坚破积类药物不可，因此常用天南星、生半夏、壁虎、露蜂房、白僵蚕、䗪虫等。

本案的精要在于方药以攻邪为主，无论汤剂、丸散剂均以化痰破瘀为主，辅以扶正之品，尤其对于攻化顽痰之品的应用值得借鉴。

四、其他见证

甘欣锦医案

（癌毒乃为正虚故，补肾养血兼抗邪）

赵某，女，79 岁。2012 年 7 月 16 日初诊。

主诉：乏力半年余，确诊淋巴瘤浸及骨髓。

病史：患者近半年来自觉乏力明显，2012 年 4 月出现无痛性便血，无里急后重感，当时未予重视，后时有反复。5 月出现双下肢皮下瘀斑、瘀点，遂至当地医院查血常规：WBC 19.0×10⁹/L，PLT 5×10⁹/L。5月22日至外院行骨髓细胞形态检查、骨髓活检及免疫组化检查，其免疫组化结果示：MPO（+），CD68（组织细胞+），CD61（巨核细胞+），CD34（−），CD20（+），CD79（部分+），CD3（少数+），CD56（部分+），CD10（−），CyclinD-1（部分+），Ki67（20%），TdT（−），EMA（−），VS38C（−）。考虑B细胞淋巴瘤累及骨髓，T细胞淋巴瘤可能。入院后急予输单采血小板1U，并予中药益气养血，补益脾肾，止血凉血等治疗后好转出院。出院时查血常规：WBC 17.0×10⁹/L，N 416，L 549，HB 67/L，HCT 202，PLT 7×10⁹/L。出院后长期口服中药治疗，双下肢皮下出血点改善，未积极随访。

刻下：偶觉乏力伴有头晕，面色苍白，时有胃部不适，胃纳欠佳，大便每日1~2次，色常质软，小便调，双下肢散在暗红瘀斑瘀点，夜寐可。舌淡红、苔薄白，脉细无力。血常规：WBC 12.3×10⁹/L，HB 59g/L，PLT 12×10⁹/L。

辨证：气血两虚。

立法：补益气血，解毒活血。

处方：归脾汤合三子补血汤。

黄芪 30g	党参 15g	石韦 15g	生地 15g
枸杞子 15g	女贞子 15g	菟丝子 15g	羊蹄根 15g
花生衣 9g	丹参 9g	苦参 9g	卷柏 9g
半枝莲 30g	仙鹤草 30g	白花蛇舌草 30g	甘草 3g

日1剂，水煎300ml，分早晚餐后半小时温服。

［蔺彩娟．甘欣锦治疗淋巴瘤经验举隅．山西中医，2013，29（7）：4-5，7．］

【诠解】甘欣锦医师对于恶性淋巴瘤的中医病因病机从正虚与邪实入手，正虚无外乎五脏虚损，邪实包含气滞、血瘀、痰凝、湿浊、热毒等。在辨证论治方面，甘欣锦医师将本病临床分为寒痰凝结证、气阴不足证及气血亏虚证。寒痰凝结证重在邪毒内聚，毒核呈石硬、无痛无痒，属中医外科阴疽范畴，当治以经典方剂阳和汤。气阴不足证及气血亏虚证均强调正虚。气阴不足证可伴有低热，即阴虚内热，为淋巴瘤常见症状，治疗以三才封髓丹为基本方加减。气血亏虚证多见病势重，气损及血之时，治疗以扶正为主，兼以祛邪，方药以归脾汤合三子补血汤为基本方。

本案首先辨证属气血亏虚，根据甘欣锦医师临证分型当治疗以益气养血，解毒活血为基本法，方药选用归脾汤合三子补血汤。归脾汤为临床所常用，三子补血汤是以枸杞子、女贞子、菟丝子为主要组成，紧抓肾为先天之本源，补肾以生气血。首诊之时主要矛盾为血小板减低而致出血风险，因此在首诊治疗方药中以黄芪、党参为代表的益气固摄止血，生地、羊蹄根为代表的凉血止血，以及丹参功同四物之理的补血止血治法为主要立方思路。然而在方药剂量上又着重于半枝莲、仙鹤草、白花蛇舌草三味药物的应用，三味药物均具有抗癌疗效，已得到基础至临床多方面的证实，以此三味药达到立法中解癌毒的目的。

本案中花生衣一味药物的应用在血液系统疾患中常用，花生衣性味甘、涩、平，归肺、脾、肝经，功效重在止血。象形药物的应用是中医一大特点，花生衣即似乎代表着全身脉络。现代研究发现花生衣在凝血系统及纤溶系统中具有多靶点作用，同时还可提升血小板含量，预防出血。

本案中羊蹄根一味药，为其他医师所不常用，其性味苦寒，归于肝、胃、大肠及膀胱经；功效解毒抗癌、清热消炎、凉血止血、疗疮。本案中应用羊蹄根兼用其凉血止血及抗癌之功效，以取一举两得之效。

纵观本案，以正虚邪毒为基本病机，结合患者年高，先后天之本乏源的个体因素，治疗以扶正为本，多药味联合攻邪为标，气血阴阳均有顾及，获得良效。

刘亚娴医案

（痰瘀毒邪是病因，经方随症加减治）

东某，女，62岁，河北省某机关干部。2007年12月16日初诊。

病史：2007年10月23日在某部队医院体检，CT报告：考虑肝脏多发转移瘤，最大者7.0cm×4.0cm，继之又在河北省某医院做PET检查提示右甲状腺结节，行手术，术后甲状腺功能检查无异常，病理示弥漫性大B细胞性淋巴瘤，赴北京某医院进一步检查，11月27日CT示：肝内多发肿瘤，最大者11.0cm×7.0cm，确诊为非霍奇金淋巴瘤Ⅳ期。确诊后，即行化疗，以中药对抗其胃肠道反应及骨髓抑制。

刻下：神疲乏力，恶心纳差，舌痛少寐，舌红苔白，脉滑。第三疗程化疗后，查血常规：WBC 3.8×10^9/L。

辨证：胃阴不足，和降失司，内热扰心。

立法：益胃降逆，清心安神，解郁化痰。

处方：麦门冬汤合甘麦大枣汤加减。

清半夏 10g	麦冬 15g	沙参 10g	山药 30g
鸡内金 10g	生甘草 10g	合欢皮 10g	柏子仁 10g
浮小麦 30g	浙贝母 10g	杏仁 10g	薏苡仁 15g
茵陈 10g	全蝎 6g		

水煎服，每日 1 剂，服用 3 周。

二诊：2008 年 1 月 8 日复诊。恶心、纳差明显减轻，其间又进行了第 4 疗程化疗，而查白细胞计数正常（$6.8 \times 10^9/L$），现计划进行第 5 疗程化疗。刻诊：失眠，手指麻木，口干渴，脉滑，舌红苔白。辨证：前法益胃降逆已见功效，少寐指麻乃心神失养、经脉失荣之征，伴口干口渴已现阴伤内热之兆。仍拟前法合养心肝而宁神，益阴而清心。前法合酸枣仁汤化裁。

处方：

炒酸枣仁 10g	柏子仁 10g	知母 10g	川芎 8g
生甘草 19g	茯苓 15g	山药 20g	鸡内金 10g
浮小麦 30g	清半夏 10g	麦冬 15g	全蝎 6g
地龙 10g	丹参 10g	鸡血藤 15g	

水煎服，每日 1 剂。

三诊：化疗 8 个疗程后开始发烧，2008 年 2 月 14 日住河北省某医院，经西药治疗月余发烧无好转，出现呼吸功能衰竭，心、肾功能衰竭。2008 年 3 月 4 日家属代诊：患者发热不恶寒，咳嗽痰吐不爽，呼吸困难。辨证分析：患者乃为邪热内蕴，痰瘀阻滞，肺失宣降，治当清肺化痰行瘀。

处方：

芦根 10g	桃仁 10g	薏苡仁 15g	赤芍 10g
浙贝母 10g	桔梗 10g	紫菀 10g	百部 10g
生甘草 10g	鱼腥草 10g	败酱草 10g	生黄芪 10g
知母 10g	天花粉 10g		

水煎服。

四诊：服药 3 日后体温接近正常，服药 6 日后烧退，咳嗽、痰吐不爽、呼吸困难诸症大减。遂以前方加茵陈 10g，柴胡 10g，茯苓 30g 以调理肝脾。

五诊：2008 年 4 月 14 日复诊。主诉：自上次发烧好转后至体温正常，咳嗽未作，呼吸平稳。但住院中及出院后常有恶心，甚至呕吐，食欲不振、胃胀、烧心、口苦，近日偶有偏头痛、牙痛。诊查：脉滑，舌红，舌中部苔黑略腻。辨证分析：痰热内蕴，涉脾则失运而胃胀、食欲不振，上扰则偏头痛、牙痛，涉胃则失其和降而恶心呕吐、烧心口苦，舌苔黑而腻，乃痰热内蕴之证。治以化痰清热，和胃降逆之法。

处方：止吐汤（自拟小半夏加茯苓汤合连苏饮化裁）。

清半夏 30g	茯苓 15g	芦根 10g	竹茹 10g
茵陈 10g	山药 20g	鸡内金 10g	苏叶 4g
黄连 6g			

水煎服。

六诊：2009年2月21日复诊。主诉：中药治疗后诸症减轻，2月1日至11日又进行了1次化疗。现胃痛，食后胃胀，呃逆，乏力，伴有心悸气短。诊查：脉缓，舌淡苔白。证属脾胃虚弱，肝脾失调，阴阳失和。治以健脾胃和阴阳，佐以疏肝理气之法。予以四君子汤合小建中汤化裁。

处方：

党参 10g	白术 10g	茯苓 30g	生甘草 10g
清半夏 10g	陈皮 10g	竹茹 10g	桂枝 10g
白芍 10g	全蝎 6g	柴胡 10g	厚朴 10g

水煎服。

期间多次复查影像学检查：

2008年4月复查CT示肝脏病变缩小为2.2cm×1.2cm。

2008年9月16日复查CT：双肺多发小结节，少许条索影，左下腹、前腹壁小结节，右枕叶低密度，左顶叶可疑低密度。MRI示：左侧小脑半球异常信号，脑白质变性，脑萎缩。

2008年10月8日复查CT：肝内低密度占位，右肺下叶炎性可能性大，双肺未见结节。

2009年4月初，诸症好转而停药。停药后，多次相关检查均未见异常。已随访3年余，病情无复发，自疾病确诊生存5年余。

[宋亚君，范焕芳. 刘亚娴教授活用经方治疗晚期癌症举隅. 中国中医药现代远程教育，2013，11（4）：90-94.]

【诠解】刘亚娴教授对于恶性淋巴瘤的认识与诸癌症无大异，在诊治之中重在以辨证为基础，善用经方进行诊治。

首诊方药之中，宗化疗药物伤人脾胃的特点，结合辨证分析，方药以麦门冬汤合甘麦大枣汤为基本方，两方药均出自《金匮要略》。甘麦大枣汤是刘亚娴教授常用治疗癌症之方剂，其因为三：①癌症患者常因心神不宁、肝气抑郁而致心烦少寐，《医宗金鉴》释脏躁云："脏，心脏，静也则神藏。若为七情所伤，则心不得静，而神躁扰不宁也。"该方缓肝之急而养心宁神，故用之。②该方具有食疗之特色，唐容川曾言："三药平和，养胃生津化血。"故可常服之。食疗之品常以平补平泻、调和脏腑为本，常服无大偏之药性，药力和缓、温润。③甘草、浮小麦、山药、鸡内金相合，又可益脾胃而助中气，合以大枣则补脾和胃，益气生津，调营卫，以益后天之本；此乃对于胃气的固护，有胃气则生，癌症者多为先天不足或后天失养，因此在治疗之中固护胃气非常重要。

五诊方药之中，所提及止吐汤，为刘亚娴教授自拟方药：主要药物为清半夏（10~30g）、茯苓、芦根、生山药、鸡内金、苏叶（2~4g）、黄连（3~6g）、或加竹茹。方取小半夏加茯苓汤（去生姜之辛温）合苏叶黄连饮化裁，其中清半夏为主药，根据恶心呕吐情况选择用量，苏叶、黄连量小并据半夏用量的大小而增损用量。其认为化疗所致恶心、呕吐等消化道反应乃为胃气上逆、脾胃失养、痰浊内蕴等而致，同时与"无痰不成核"之痰毒相契合，因此在治疗中以和胃降逆为法，选取药味原则为平和为主，以免再伤脾胃。

余诊治方剂不再一一赘述，可于原文献中详细查明。纵观本案整体诊治过程，特点在于并未因疾患的特殊性而固守一脉病机诊治，而是随证变化，辨证论治，所重复药味仅仅清半夏、茯苓等，与广大医师固守一方而加减所用之法不同，值得借鉴思考。

肾　癌

　　肾癌是泌尿系统恶性肿瘤之一，根据细胞病理学可分为透明细胞癌、非透明细胞癌两大类别，临床以血尿、腰痛、腹部包块为特征表现。西医学以手术切除为主要治疗手段，中晚期以免疫治疗、靶向治疗为主，药物治疗疗效欠佳，预后不佳，晚期多以梗阻性肾功能衰竭为表现，常伴肺转移而致出血等。

　　中医学将肾癌归属于"肾积""尿血""腰痛"范畴，最早在《灵枢·百病始生》似肾癌的相关记载如下："其著于脊筋，在肠后者饥则积见，按之不得。其著于输之脉者，闭塞不通，津液不下，孔窍干壅"。对于病因病机的记载，可追溯至《诸病源候论》："癥者，由寒温失节，致脏腑之气虚弱，而食饮不消，聚结在内，染渐生长块段，盘牢不移者是癥也，言其形状可证验也。若积引岁月，人皆柴瘦，腹转大，随致死"。现代医家通过对古籍及临床观察，总结出肾积的病机关键在于肝、脾、肾三脏功能失调，痰瘀毒互结乃为重要病理因素。遣方用药多以补益肝肾，调补先后天之本源，抗癌毒邪为法。

一、肺肾亏虚证

周仲瑛医案

医案 1（湿毒内蕴肺肾伤，鳖甲煎丸调和方）

孙某，男，65 岁。2010 年 6 月 9 日初诊。

病史：2008 年 7 月右肾盂移行细胞癌手术，化疗 5 次，2009 年 9 月左肺转移，全肺切除，化疗 4 个疗程，2010 年 4 月会阴转移，不能胜任化疗。

　　刻下：阴茎根与阴囊交界处有鸡蛋大小肿块，胀痛，连及会阴臀部，小便不爽，大便少行，成形不稀不干，便意不畅，口干饮水不多。苔淡黄腻，舌质暗紫，脉细。

　　辨证：湿毒浊瘀互结，肺肾两伤。

　　立法：抗癌解毒，活血化瘀，祛湿散结。

处方：

炙鳖甲（先煎）15g　炮山甲（先煎）10g　熟大黄 6g　　土鳖虫 5g

桃仁 10g　　　　　九香虫 5g　　　　　炙刺猬皮 15g　鬼馒头 20g

泽漆 15g　　　　　龙葵 20g　　　　　　半枝莲 20g　　制南星 15g

露蜂房 10g　　　　炒玄胡 15g　　　　　炙蜈蚣 3 条　　白花蛇舌草 20g

青皮 10g　　　　　乌药 10g　　　　　　菝葜 25g　　　土茯苓 25g

天花粉 10g

每日 1 剂，水煎，早晚分服。

2010 年 6 月 23 日二诊：近来阴下肿块痛胀尚能稳定不重，大便量少不爽，日 2~3 次，欲便难行，小便分叉不畅，食纳不馨，面色欠华。苔淡黄腻，质暗紫，脉细。处方：上方去熟大黄，加生大黄 6g（后下），炙水蛭 3g，法半夏 10g，陈皮 6g，炒六曲 10g，砂仁 3g（后下），佩兰 10g。14 剂，服法同上。

2010 年 7 月 7 日三诊：会阴部胀痛，不能坐凳，外用止痛膏药尚能减轻，大便 2~3 天 1 次，量少，小便欠畅，纳差。苔淡黄腻，质暗淡隐紫，脉细。处方：一诊方去熟大黄，加生大黄 9g（后下），晚蚕沙 15g（包煎），炙水蛭 4g，法半夏 10g，陈皮 6g，山慈菇 15g，独角蜣螂 2 只，莪术 10g，炒六曲 10g，砂仁 3g（后下）。14 剂，服法同上。

三诊之后，均在 2010 年 6 月 9 日方基础上，根据出现的兼杂症状，加减调理。会阴部肿块缩小，疼痛好转，可以坐凳，整体病情尚属稳定。

［李英英，贾晓玮，郭立中. 周仲瑛教授辨治肾癌转移 1 例. 吉林中医药，2011，31（9）：903-904.］

【诠解】本患者为肾癌术后多发转移，左肺转移并行全肺切除，现会阴转移出现肿物胀痛，影响二便，但患者体质虚弱已无法耐受化疗，属癌症晚期，正气大虚，病情复杂。周仲瑛教授辨证其为癌毒走注，下焦湿毒浊瘀互结，肺肾两伤，将辨病与辨证充分结合，方选鳖甲煎丸配合抗癌解毒药物加减化裁。从辨病着手，采用抗癌解毒药物鬼馒头、泽漆、龙葵、半枝莲、制南星、露蜂房、蜈蚣、菝葜、土茯苓等。辨证应用选炮山甲、熟大黄、土鳖虫、桃仁、刺猬皮等活血化瘀；九香虫、玄胡、青皮、乌药等行气止痛；鳖甲滋补肝肾，软坚散结，天花粉清热生津。用药虽多，但组方严密，以攻为主，佐以扶正，共奏奇效。经治疗患者阴下肿块缩小，疼痛减轻。另水蛭引药下行至会阴之处，直达病所，体现了中药的"靶向治疗"，为周仲瑛教授治疗此病案中点睛之药。

医案2（肺肾不足痰瘀盛，补益上下气得调）

邹某，男，53岁。2005年3月24日初诊。

病史：患者于2004年底行右肾癌手术切除，并行放化疗治疗3次。生化：AST 46u/L，UA 525mmol/L。

刻下：咳嗽，胸闷，时气短，口干，左肾区酸隐疼，精神良好，大便正常，尿时黄。舌苔黄腻质暗红，脉细滑。

辨证：肺肾两虚，气阴交亏，癌毒瘀滞。

立法：补益肺肾，益气养阴，活血化瘀。

处方：

南沙参12g	北沙参12g	天冬10g	麦冬10g
太子参12g	生黄芪15g	炙鳖甲（先煎）15g	枸杞子10g
炙女贞10g	旱莲草10g	山慈菇15g	肿节风20g
漏芦15g	猫爪草20g	仙鹤草15g	薏苡仁15g
露蜂房10g	土茯苓30g	半枝莲20g	蛇舌草20g
泽漆15g	龙葵20g	川萆薢15g	

水煎服，每日1剂。

2005年4月25日二诊：患者病情控制基本稳定。全胸片示放射性肺炎。症见：咳嗽不多，胸不闷，登楼气短，口不干，腰微酸，尿黄，大便尚畅。舌苔中后部黄腻，质暗紫，脉细滑。效不更方，上方基础上加羊乳15g，鱼腥草20g，桃仁10g，灵芝5g。服法同上。

2005年5月1日三诊：患者自觉症状不显。生化：ALT 79u/L，AST 53u/L，ALP 71u/L。舌苔中后部黄腻质红，脉细滑。初诊方加垂盆草30g，苦参10g，白毛夏枯草10g，蒲公英15g，羊乳15g，鱼腥草20g，桃仁10g，灵芝5g。

（万秀贤．基于数据挖掘的周仲瑛教授治疗肾癌病案的回顾性研究．南京：南京中医药大学第一临床医学院，2011．）

【诠解】患者为肾癌术后，并行放化疗，表现为肺肾阴虚，癌毒热盛。根据五行学说，肺金和肾水是母子关系，又称为"金水相生"。肺肾阴津互相补充和滋养。本案患者手术重伤肺肾之气阴，癌毒火热之邪残留，虚火上炎，损伤肺络，而见咳嗽，气短，胸闷，口干，舌苔黄腻。病属虚实夹杂，以肺肾阴虚为本，癌毒瘀滞为标。治疗采用补益肺肾，抗癌解毒，活血化瘀为法，方以沙参麦冬汤、二至丸加减。方中南沙参、北沙参、天冬、麦冬等滋阴润肺；炙鳖甲、女贞子、旱莲草滋补肾阴；山慈菇、漏芦、猫爪草、仙鹤草、露蜂房、土茯苓、半枝莲、蛇舌草、泽漆、龙葵、苦参、夏枯草等清热利湿，抗癌解毒；桃仁活血化瘀。治疗过程中患者肝酶增高，加用了垂盆草、苦参、夏枯草以降酶。

王晞星医案

（肺肾不足痰瘀阻，补益肺肾兼抗癌）

患者男性，58 岁。2007 年 10 月初诊。

主诉：肾癌肺转移 4 月。

病史：2007 年 6 月因右上肢疼痛行 X 线检查发现右肱骨中段破坏，同时发现双肺占位性病变。随后行胸腹 CT 检查，考虑为左肾癌，双肺转移；ECT 怀疑右肱骨中段转移；经皮肺穿刺病理检查证实为透明细胞癌。曾在外院接受右肱骨局部放疗、白细胞介素 – Ⅱ、NDV 修饰自体肿瘤疫苗治疗 3 个月，复查肺部病灶增多增大，病情进展。患者无条件行靶向治疗。

刻下：右上肢疼痛，咳嗽，气短，影响睡眠，腰困，间断血尿，舌质暗红，苔黄，脉沉细。

辨证：肺肾两虚，痰瘀热结。

立法：补益肺肾，清热化痰，活血化瘀。

处方：二仙汤加减。

仙灵脾 30g	仙茅 15g	巴戟天 10g	知母 15g
黄柏 10g	山茱萸 30g	独活 30g	仙鹤草 30g
浙贝母 30g	紫菀 30g	蜈蚣 6g	蚯蚓 15g
元胡 30g	甘草 6g		

水煎服，每日 1 剂。

同时口服氯芬待因片每日 2 次，每次 1 片。

二诊：2 周后复诊，咳嗽气短好转，腰困减轻，血尿消失，但右上肢疼痛仍较明显，舌质暗红，苔薄黄燥，脉沉细。辨证同前，鉴于出现阴伤趋势，且疼痛表现突出，上方去巴戟天、仙鹤草、浙贝母，加木瓜 30g，白芍 30g，蜈蚣 3 条，徐长卿 30g。配合静点双膦酸盐。坚持服药 1 个月，氯芬待因片逐渐减量至停服，疼痛控制良好，咳嗽、腰困缓解，夜眠佳。效不更方，二仙汤为主随症加减服药 2 个月。2008 年 2 月复查胸腹及头颅 CT、右肱骨 X 线片，原有病灶稳定。继续服药巩固至今（2008 年 4 月 2 日），患者一般状况良好。

［汪欣文，李宜放，刘丽坤．王晞星教授应用二仙汤治疗肾癌的经验．中国

民间疗法，2008（8）：6-7.]

【诠解】患者中老年男性，左肾癌合并肺转移、骨转移，已属疾病晚期。王晞星医师主张"因虚致癌"，而病后则更加重体虚。因虚而致痰、热、瘀、毒互结。本例患者王晞星教授紧抓癌症体虚的病机，在补益肺肾的基础上结合症状合理加减。方用二仙汤加减化裁。二仙汤最早用于肾精不足、相火偏旺的治疗，方中壮阳与滋阴并举，辛温与苦寒共用，补泻并施，既可温肾阳、补肾精，又可泻相火、滋肾阴，全方共奏调理冲任平衡阴阳之效，使阴得阳助而源泉不竭，阳得阴助而生化无穷，最终达到阴阳调和，则悉证自祛。故以二仙汤配合补肺，清热化痰活血之药，虽均非峻猛之剂，却收效显然。

贺罗生医案

（肺肾不足痰湿生，扶正消癥癌毒清）

肖某，男，62岁。2013年3月25日初诊。

病史：患者2007年行"左肾癌"手术治疗，2012年底发现肺部肿块并淋巴结肿大，无法手术。

刻下：咳嗽、少痰，伴乏力，纳差，腰酸，阳痿，小便清长，大便正常，夜寐安，舌淡、苔白，脉沉细无力。

辨证：肺肾亏虚。

立法：补肺益肾，益气养阴，软坚散结。

处方：自拟消癥汤加减。

黄芪 30g	杏仁 10g	桑白皮 10g	地骨皮 10g
山药 20g	三七 6g	三棱 10g	莪术 10g
当归 10g	鳖甲 15g	炮山甲 10g	西洋参 6g
甘草 6g	蚤休 10g	茯苓 15g	

每天1剂，水煎，分早晚2次服。

守方至今（2013年6月25日），患者诉咳嗽减轻，无痰，乏力改善，纳可，大便软，小便正常，夜寐安，舌淡、苔白，脉沉细。

[张丹，贺罗生. 贺罗生治疗肾癌验案3则. 湖南中医杂志，2013，29（11）：88-89.]

【诠解】患者咳嗽、少痰，乏力，腰酸，小便清长，表现为肺气亏虚，宣发肃降失常，而出现咳嗽咯痰；肾气不足，腰府失煦，而出现腰酸、小便清长。

临证之时紧扣病机，以黄芪、西洋参益气养阴。患者年高体虚，肺部转移已无法手术，故治以三棱、莪术、鳖甲、炮山甲等活血化瘀、软坚散结之品。体现了辨病与辨证相结合的临证治疗思路。

二、脾肾亏虚证

周仲瑛医案

（肝脾肾虚湿热盛，培补正气邪亦消）

徐某，男，27岁。2009年4月30日初诊。

病史：患者于2002年因胆结石行胆囊切除术。2009年3月初因左侧腰背不舒，在南京军区总院诊断为左肾乳头状肾细胞癌，于3月5日行左肾切除术。术后常觉胃中嘈杂，胀痛时作，胆区不舒。查胃镜示：慢性胃炎，胆汁反流，HP阳性，经抗菌治疗后转阴。

刻下：自觉胃中嘈杂，胀痛时作，疲劳乏力，食少，晨起口苦，胆区不舒。大便不实，日2次。苔黄薄腻质红，脉细滑。

辨证：肝胃不和，脾肾两虚，胃肠湿热。

立法：疏肝和胃，补益脾肾，祛湿泄浊。

处方：

潞党参 10g	焦白术 10g	茯苓 10g	炙甘草 3g
川黄连 3g	吴茱萸 3g	炒白芍 10g	陈皮 6g
法半夏 10g	藿香 10g	苏叶 10g	防风 6g
炙乌贼骨 20g	竹茹 6g	炙香附 10g	砂仁（后下）4g
地枯萝 12g	怀山药 12g	炒六曲 10g	炒玄胡 12g
九香虫 5g			

14剂，水煎服，每日1剂。

2009年5月14日二诊：药后胃胀减轻，嘈心好转，稍有恶心，昨日餐后脘痞，胆区有不适感，大便不实，腰酸，舌苔黄质暗红，脉细弦。治守原意加减。上方去防风，加厚朴5g，广郁金10g，炮姜5g。服法同上。

2009年12月3日三诊：患者坚持服药半年余，期间多次复查多项肿瘤标志物基本正常。目前偶有胃嘈，腰酸，口干，矢气多。舌苔黄中后薄腻，质红，脉细滑。

处方:

潞党参 12g	焦白术 10g	茯苓 10g	炙甘草 3g
怀山药 12g	桑寄生 15g	杜仲 12g	鸡血藤 15g
川续断 15g	法半夏 10g	炙乌贼骨 20g	霍苏叶(各)10g
白芷 10g	陈皮 6g	竹茹 6g	砂仁(后下)3g
蔻仁(后下)3g	制香附 10g	炒积壳 10g	炒六曲 10g
南北沙参(各)10g	佩兰 10g	仙鹤草 15g	生炒苡仁(各)10g

服法同上。

经过 2 年多的随诊,基本以上方为主。根据出现的兼夹症状,加减调理。现患者食纳如常,无明显不适,精神状态良好,多次复查多项肿瘤标志物正常。现患者仍间断门诊复诊,已经正常工作。

(万秀贤. 基于数据挖掘的周仲瑛教授治疗肾癌病案的回顾性研究. 南京:南京中医药大学第一临床医学院,2011.)

【诠解】本案患者为年轻男性,肾癌切除术后,而出现胃中嘈杂,口苦,肝区不适,大便不实等肝脾不和之候;疲乏无力,脉细滑为大病术后正气受损,脾肾两虚;大便不实为脾虚湿盛。周仲瑛教授紧抓肝脾不和、脾肾两虚的病机,运用左金丸、六君子汤、痛泻药方、藿朴夏苓汤、苏叶黄连汤、参苓白术散、温胆汤为基础方加减,以达理气和胃、健脾渗湿、补益脾肾、祛湿泄浊之效。治疗充分体现了中医辨证论治的运用,而未拘泥于患者为肾癌术后而只一味应用抗癌解毒药物,从而避免了苦寒解毒之药更进一步损伤脾胃之气,影响患者身体的康复。

王沛医案

(脾肾不足术后生,中西结合抗癌毒)

某女,76 岁。2007 年 6 月 12 日首诊。

病史:患者 2007 年 4 月因乏力、消瘦,检查发现右肾占位,住于本院,2007 年 4 月 28 日行右肾癌探查术 + 右肾癌氩氦刀姑息治疗术(因肿瘤浸犯十二指肠及下腔静脉,不能切除),病理显示为透明细胞癌。术后予干扰素治疗。

刻下:右侧腰部酸沉不舒,略乏力,时心烦,听力视力下降,纳可,便干,舌质偏红、苔腻微黄,脉弦滑。

辨证:脾肾两虚,下焦湿热。

立法：健脾益肾，清利湿热。

处方：

生黄芪 15g	女贞子 15g	补骨脂 15g	炒白术 30g
猪苓 30g	茯苓 30g	山萸肉 15g	牛膝 12g
夏枯草 15g	姜半夏 10g	生首乌 30g	枸杞子 10g
菊花 10g	栀子 6g	淡豆豉 10g	泽泻 30g
土贝母 15g			

每日 1 剂水煎服。

2007 年 9 月 6 日二诊：腰酸、心烦减轻，纳呆，舌质暗红、苔根部腻，脉滑。血常规：WBC 3.6×10^9/L。

处方：

生黄芪 15g	女贞子 15g	补骨脂 15g	杜仲 15g
牛膝 12g	猪苓 30g	茯苓 30g	知母 10g
生白术 40g	姜半夏 10g	陈皮 10g	山萸肉 15g
枸杞子 10g	栀子 6g	淡豆豉 10g	木瓜 15g
焦三仙（各）10g			

每日 1 剂水煎服。

2007 年 10 月 25 日三诊：复查腹部 CT 示右肾氩氦刀术后，右肾形态不规则，下极可见类圆形肿物，中心呈低密度，CT 值 18HU，大小 8.0cm×6.8cm×5.1cm，其内见小条状稍高密度影，右肾门点状钙化影。肝肾功能正常，血常规、尿常规均正常。右腰部略酸，大便偏干，舌脉同前。上方去栀子、淡豆豉，加生地 15g，全瓜蒌 15g，贝母 10g，山慈菇 10g。每日 1 剂水煎服。

2007 年 12 月 6 日四诊：尿频，腰酸，血肌酐 116μmol/L，尿常规：WBC 20~24 个/HP。舌暗红、苔薄白，脉濡。

处方：

山萸肉 15g	杜仲 12g	牛膝 10g	生黄芪 30g
女贞子 15g	生白术 40g	猪苓 15g	茯苓 15g
陈皮 10g	夏枯草 15g	半枝莲 30g	车前子 30g
淡竹叶 15g	僵蚕 12g	玄参 15g	

每日 1 剂水煎服。

2008 年 3 月 12 日五诊：复查腹部 CT 示病灶稳定，与 2007 年 10 月 24 日片比较无明显变化。汗出多，易疲乏，时有心悸，时有白痰，舌暗红、苔薄白，脉濡。

处方：

生黄芪 40g	女贞子 40g	山萸肉 15g	菟丝子 12g
枸杞子 15g	生白术 40g	姜半夏 12g	陈皮 10g
杏仁 10g	猪苓 15g	茯苓 15g	淡竹叶 15g
益母草 15g	煅牡蛎 30g	珍珠母 30g	知母 10g
焦三仙（各）10g			

每日 1 剂，水煎服。

2008 年 7 月 3 日六诊：尿频、尿急，体温正常，舌质红，苔白，脉滑数。

处方：

杜仲 12g	牛膝 12g	山萸肉 15g	丹皮 12g
知母 10g	土茯苓 15g	萹蓄 15g	淡竹叶 15g
山药 12g	生白术 40g	猪苓 15g	茯苓 15g
生首乌 15g	生甘草 10g	补骨脂 12g	

每日 1 剂，水煎服。

2009 年 6 月 23 日七诊：右肾体积缩小，肾实质变薄，右肾下极可见团块状影，其内密度不均，可见大片状低密度影，并见少许点状钙化。病灶稳定。

2009 年 12 月 24 日八诊：尿频、尿急、尿黄，舌质红、苔薄，脉滑数。

处方：

生地 15g	知母 10g	黄柏 10g	萆薢 20g
土茯苓 30g	山萸肉 15g	山药 15g	生白术 40g
益智仁 30g	淡竹叶 15g	萹蓄 15g	生黄芪 30g
地龙 15g	白茅根 30g		

每日 1 剂，水煎服。

2010 年 5 月 6 日九诊：复查腹部 CT 示较前无明显变化。肝功能正常，血肌酐 112μmol/L，尿频、尿黄，尿常规：WBC 30~40 个 /HP。

处方：

生地 15g	熟地 15g	知母 10g	黄柏 10g
山萸肉 15g	丹皮 15g	猪苓 15g	茯苓 15g
车前草 15g	萆薢 30g	土茯苓 30g	白茅根 30g
益智仁 30g	栀子 9g	萹蓄 15g	生黄芪 30g

柴胡 6g　　　　　女贞子 30g　　　玉米须 15g

每日 1 剂，水煎服。

2011 年 6 月 16 日十诊：一般情况好，复查腹部 CT：肾脏病灶无明显变化。其他检查无转移迹象。易反复患膀胱炎，尿频急、色黄，小腹疼痛不明显，体温正常，纳好，便调，舌质暗红、苔薄，脉滑数。

处方：

生黄芪 30g　　　五味子 15g　　　地龙 15g　　　补骨脂 15g

生杜仲 15g　　　牛膝 10g　　　　王不留行 10g　　厚朴 10g

龙葵 30g　　　　白茅根 30g　　　瞿麦 15g　　　　萹蓄 15g

珍珠母 30g　　　生甘草 10g

每日 1 剂，水煎服。

（何秀兰，胡凯文. 王沛肿瘤治验. 北京：北京科学技术出版社，2012：223-226.）

【诠解】该患者肾癌晚期，姑息治疗后，服用中药 4 年，病情稳定，疾病无明显进展和转移。王沛教授认为肾癌病机多是素体肾气不足，水湿不化，湿毒内生；或感受外邪，湿热毒邪蕴结腰府，毒瘀互结，阻滞气机，而致气滞血瘀。治疗多从脾肾两脏论治，同时以清热解毒兼利湿热。本例患者就诊时，表现为右腰部酸沉不适，乏力，心烦，视、听力下降，舌质偏红、苔腻微黄。腰为肾之府，肾开窍于耳，肾气亏虚，则腰酸不适，耳目不聪；气虚则乏力；心烦，舌红苔腻，热象偏重。故治疗予健脾补肾为法，兼以淡渗利湿、清热解毒。方中重用生白术：白术味苦、甘而性温，归脾、胃经，功效健脾益气，燥湿利水，止汗，安胎。《神农本草经》记载白术："气味甘温，无毒，治风寒湿痹、死肌、痉疸，止汗、除热、消食"，《药性赋》载其："味甘，气温，无毒。可升可降，阳也"。王老用生白术，往往用至大剂量 40g，健脾燥湿同时，还可增强通便作用。生熟地同用：生地凉血滋阴，熟地滋阴补血，两者共奏补肾与解毒之效。

王晞星医案

（脾肾两虚积聚生，术后调补正气充）

患者女性，45 岁。2004 年 5 月 16 日初诊。

主诉：右肾癌术后 1 月。

病史：2004 年 4 月初因乏力、腰痛，CT 检查确诊为右肾癌，行手术治疗。病理示透明细胞癌。术后行干扰素、白细胞介素 – Ⅱ生物免疫治疗，毒副反应不能耐受，故求助于中医治疗。

刻下：乏力消瘦，面色少华，纳呆食少，腰困膝软，下肢麻木，舌淡红偏胖，苔薄白，脉沉细。

辨证：脾肾两虚。

立法：健脾补肾。

处方：二仙汤加减。

仙灵脾 30g	仙茅 15g	巴戟天 10g	当归 10g
知母 15g	黄柏 10g	山茱萸 30g	川牛膝 15g
党参 15g	白术 15g	茯苓 10g	生薏苡仁 18g
砂仁（后下）6g	甘草 6g		

7 剂，每日 1 剂，水煎服。

2004 年 5 月 23 日二诊：诉精神状况良好，食纳明显改善，肢体麻木减轻，活动后仍有腰膝酸困，舌质淡红，苔薄白，脉沉细。脾虚症状缓解，肾虚表现仍较突出，治疗重在补肾，上方去党参、白术等健脾之味，加木瓜、独活各 30g。服药 14 剂，诸症悉除。此后以二仙汤为主，病症结合，随症化裁，坚持服药近 4 年，多次复查均未见复发转移征象，患者工作、生活如常。

［汪欣文，李宜放，刘丽坤．王晞星教授应用二仙汤治疗肾癌的经验．中国民间疗法，2008（8）：6-7．］

【诠解】患者素体虚弱，王晞星教授主张"因虚致癌"说，即正气虚损是形成肿瘤的基本病机，因此治疗肿瘤补虚是关键。王晞星教授根据中医理论，结合肾癌的病位和临床表现认为，肾为水火之脏，主司阴阳，脾肾阳虚，气化失司，水湿内停，日久化热，则耗伤阴精，终致湿毒瘀缠绵结于腰府。故肾虚是病之根本，肾阳虚久，则致脾阳不足，脾肾两虚，阴阳失调。治疗尤以健脾益肾，平衡肾中阴阳为要。本例患者为肾癌术后 1 月，按肿瘤补虚的治疗原则，选用二仙汤加减，该方集寒热补泻于一方，温而不燥，凉而不寒，双调肾之阴阳。现代药理研究亦证明，二仙汤方中药物有抗肿瘤、调节免疫的作用。

孙桂芝医案

（术后正虚虚热盛，补益脾肾气血充）

李某，男，70 岁，北京人。2001 年 7 月 26 日初诊。

主诉：肾癌术后 1 年。

病史：患者于 2000 年 8 月在健康查体时发现左肾下极有一实形占位性病变，遂行 CT 检查，CT 显示左肾下部 6.5cm×6cm 低回声区并浸及肾盂边缘，诊为肾肿瘤，遂行手术治疗，病理诊断为透明细胞癌，术后以干扰素和白介素 –2 交替治疗 2 个月。

刻下：低热，身痛，乏力，腰背胀痛，纳差，大便溏，夜尿多，形体消瘦，面色无华，脉沉细，苔薄白。

辨证：脾肾亏虚，气血不足。

立法：健脾益肾，益气养血。

处方：右归丸合八珍汤加减。

党参 20g	白术 20g	菟丝子 30g	熟地 10g
山药 20g	山萸肉 10g	枸杞子 15g	杜仲 10g
土贝母 15g	干蟾皮 6g	僵蚕 5g	鳖甲（先煎）30g
女贞子 20g	鸡内金 30g	生麦芽 30g	桑寄生 15g
甘草 6g			

每日 1 剂，早晚水煎服，连服 40 剂。

2001 年 8 月 19 日二诊：疲乏无力减轻，夜尿 3~4 次，眠纳好转，脉舌同前，原方加鹿角胶 20g，白英 10g，蛇莓 10g，再进 2 个月。

2001 年 12 月 6 日三诊：症状基本消失，脉沉，苔薄白。

处方：

生黄芪 30g	当归 6g	太子参 15g	山药 20g
山萸肉 12g	土茯苓 15g	丹皮 10g	五味子 10g
桑螵蛸 15g	蜂房 5g	土贝母 10g	僵蚕 6g
鹿角霜 20g	乌药 10g	白英 10g	蛇莓 10g
生甘草 10g			

隔日 1 剂。

间断服用 2 年，未出现复发转移。

（孙桂芝. 孙桂芝实用中医肿瘤学. 北京：中国中医药出版社，2009：337-338.）

【诠解】本案为肾癌切除术后结合西医免疫疗法治疗的患者。患者在原治疗基础上出现疲乏无力，腰背胀痛，纳差便溏，夜尿多，面色无华等脾气亏虚、气血不足之候，在治疗上首先以中医辨证论治为主，采用右归丸合八珍汤补脾肾养气血，在此基础上加用土贝母、僵蚕等软坚散结，白英、蛇莓、蟾皮等清热抗癌解毒之药，减少、预防癌毒复发。此方案对稳定病情、提高生活质量、延长生存期均有意义。

刘嘉湘医案

（健脾补肾化湿毒，扶正固本调气机）

李某，男，58 岁。2002 年 5 月初诊。

主诉：左肾癌术后 2 月余。

病史：2002 年 2 月行左肾肿瘤手术，摘除左肾，病理诊断为左肾透明细胞癌，术后免疫治疗，用干扰素 300 万单位隔日肌内注射。

刻下：易疲劳，左腰部酸胀下坠感，脉弦，尺脉弱，苔净，舌质红，舌边有齿印。

辨证：脾肾不足，余毒未清。

立法：健脾益肾，理气和络。

处方：

生地 15g	熟地 15g	女贞子 10g	枸杞子 12g
山萸肉 10g	丹皮 9g	丹参 9g	怀山药 30g
石上柏 30g	蜀羊泉 15g	薏苡仁 30g	肥知母 12g
黄柏 6g	土茯苓 30g	生黄芪 30g	乌药 9g
桑寄生 15g	肉苁蓉 15g	淫羊藿 15g	

另外加服六味地黄丸 8 粒，每日 3 次。

服药 1 个月，腰酸减，寐安，脉细苔净，舌质淡红。治宗原法，原方加减，一直服药，随访 1 年半，未见复发转移。

（刘嘉湘. 刘嘉湘谈肿瘤. 上海：上海科技教育出版社，2004：102.）

【诠解】刘嘉湘教授认为肾癌发病多由于肾气不足，水湿不化，湿毒内盛而结于腰府。该患者为肾癌术后，损伤肾气，正气不足；左腰部酸胀下坠感，脉弦，尺脉弱，表现为气机失调，结聚腰府。故立法健脾以燥湿，补肾以益肾气，同时以利湿、活血药清利湿浊。

贺罗生医案

（癌毒内蕴腰疼痛，扶正抗癌疼痛清）

李某，女，27岁。2012年3月15日初诊。

病史：患者因"腰痛、发现腰部肿块1月"就诊，上级医院CT发现肾脏肿块，诊断肾癌并淋巴结转移，无法手术、放疗，为求中药治疗来诊。

刻下：腰痛、乏力、纳差，无血尿，大便可，寐安，舌淡苔白，脉沉。

辨证：脾肾两虚，气虚血瘀。

立法：健脾益肾，活血化瘀，软坚散结。

处方：自拟消瘕汤加减。

丹皮 10g	丹参 10g	白芷 10g	白术 15g
山药 30g	黄芪 30g	川芎 6g	牛膝 15g
山楂 10g	当归 15g	三棱 10g	莪术 10g
三七 6g	鳖甲 15g	枸杞 30g	蚤休 10g
茯苓 15g			

每天1剂，水煎，分早晚2次服。

守方2月后纳食改善，去白芷、白术、山药，加西洋参健脾益气，守方至今（2013年6月25日），患者自觉症状消失，一年来肿块未增大。

[张丹，贺罗生．贺罗生治疗肾癌验案3则．湖南中医杂志，2013，29（11）：88-89．]

【诠解】患者年轻女性，先天不足，后天失养，以致气虚血瘀，故治以健脾益肾，先后天同补，同时兼以活血化瘀、软坚散结之法，以标本兼施。

三、湿热瘀阻证

周仲瑛医案

（湿热瘀滞肝肾亏，调补天癸正邪调）

王某，女，75岁。2004年10月2日初诊。

病史：患者于 2001 年发现尿血，检查为左肾癌，术后病理"肾盂移行细胞癌 1 级，浸及固有层"，2004 年 4 月膀胱活检"移行上皮细胞癌 1~2 度"，行膀胱灌注 6 次，至 2004 年 8 月完成。

刻下：疲劳乏力，左腹部坠胀感，尿频、夜尿 3 次，大便 2 日一行，纳差，口干不苦，怕冷，消瘦，面黄。舌苔薄黄腻，质暗，脉小滑。

辨证：湿热瘀滞，肝肾亏虚。

立法：滋补肝肾，活血化瘀，祛湿清热。

处方：

大生地 12g	山萸肉 10g	茯苓 10g	泽泻 10g
炙女贞 10g	旱莲草 10g	黄柏 6g	知母 6g
蛇舌草 20g	半枝莲 20g	乌药 10g	沉香（后下）3g
失笑散（包）15g	九香虫 5g	怀山药 10g	

水煎服，每日 1 剂。

2004 年 11 月 17 日二诊：药后左腹部痛减，右胁胆区时痛，午后肠鸣明显，大便日行，口干，夜尿 2~3 次，夜寐头痛，矢气多。头颅 CT 示脑供血不足。舌苔薄黄腻，质暗红，脉小弦。上方基础上加煨益智 10g，大腹皮 10g，炒枳壳 6g，川芎 6g。服法同上。

2004 年 12 月 15 日三诊：患者头昏痛，夜晚明显，胃中灼热感，不吐酸，不胀，左下腹坠胀减轻，大便转实，大便通畅成形，2 天一行，口干频饮。舌苔黄薄腻，质暗红，脉小弦滑。证属肾虚肝旺，湿热瘀滞，脾虚气滞。

处方：

天麻 10g	白蒺藜 10g	川芎 10g	黄连 4g
吴萸 3g	法半夏 10g	炒枳壳 10g	大腹皮 10g
乌药 10g	黄柏 6g	知母 6g	泽泻 10g
沉香（后下）5g	九香虫 5g	失笑散（包）10g	蛇舌草 20g
半枝莲 20g			

水煎服，每日 1 剂。

2005 年 8 月 17 日四诊：患者头痛一度缓解，旬来头昏头晕，恶心欲吐。口粘乏味，口干欲饮，肛口有便意。大便 3 日一次。舌苔黄薄腻，质暗红，脉小弦滑。

处方：

天麻 10g	白蒺藜 10g	法半夏 10g	茯苓 10g

陈皮 6g	炒枳壳 10g	竹茹 6g	潞党参 10g
焦白术 10g	褚实子 10g	泽兰泻（各）12g	桑寄生 15g
霍佩兰（各）10g	苦丁茶 10g	黄连 2.5g	蛇舌草 20g
半枝莲 20g			

水煎服，每日 1 剂。

（万秀贤. 基于数据挖掘的周仲瑛教授治疗肾癌病案的回顾性研究. 南京：南京中医药大学第一临床医学院，2011.）

【诠解】患者为老年女性，肾癌、膀胱癌术后，肝肾之气已虚，加以 2 次手术则正气更伤，而出现肝肾阴虚之候。阴虚则热，而见舌苔薄黄。肝肾同源，肾为肝之母，肾阴亏损，母病及子，肾水不能涵养肝木，导致肝阴血不足。肝肾亏虚则生热，生瘀。2 次癌症后必有癌毒残留。故周仲瑛教授紧抓本病病机并结合辨病论治，采取滋补肝肾，活血化瘀，抗癌解毒法。以知柏地黄丸为主方配以活血化瘀，清热解毒之药，并在复诊中随症加减如腹胀加用沉香、失笑散、九香虫以行气活血止痛，头痛加用天麻、川芎、白蒺藜止痛。四诊患者出现恶心欲吐，口粘乏味，考虑肝木克脾，改为六君子汤、二陈汤加减以调和肝脾。

何任医案

（痰湿内生肺不宣，祛邪扶正气机畅）

杨某，女，53 岁。2006 年 4 月 24 日初诊。

主诉：左肾透明细胞癌根治术后 1 个月，伴尿频、气促、咳嗽 2 周。

病史：2005 年底感到腰部酸痛 3 月余，未予留意。今年 3 月检查 CT 扫描示左肾占位，行左肾根治性切除术，病理报告示左肾透明细胞癌。曾用干扰素治疗，未做化疗。

刻下：气促，咳嗽，尿频，纳差。无尿急尿痛，无血尿。面色憔悴，语声低微，咳声低下，舌淡苔白满，脉虚而弦。

辨证：痰湿壅肺，气阴两虚。

立法：化痰宣肺，益气养阴。

处方：何氏自拟参芪苓蛇汤加减。

| 党参 20g | 黄芪 30g | 女贞子 15g | 猪苓 30g |
| 茯苓 30g | 生地黄 20g | 枸杞子 20g | 焦山楂 10g |

焦神曲 10g	焦麦芽 10g	佛耳草 15g	碧桃干 10g
老鹳草 15g	旋覆花（包）10g	五味子 10g	薏苡仁 15g
夜交藤 30g			

煎服，每日 1 剂。

服用 14 剂后，咳声气喘仍时好时坏，舌红苔薄，脉弦而虚，为痰湿较重，并有化热之象，以原发加用鱼腥草、冬瓜子等清热化痰宣肺之品治疗。续服 14 剂后，咳嗽气喘见瘥，尿频仍有，以六味地黄丸加减治疗。一直用药至今，未见肿瘤转移复发，精神状态良好。

（陈孟溪，张红．癌症专科专病名医临证实录丛书．湖南：湖南科学技术出版社，2011：163-164．）

【诠解】何氏倡导恶性肿瘤治疗的基本原则是扶正祛邪。所谓"扶正"，即扶助人体正气，提高正气对邪气的抵抗能力，达到正复邪祛的目的；"祛邪"之效一方面可以从"扶正"间接实现，另一方面可以利用药物直接的祛邪作用。使用该原则，必须掌握十二字要领，即"不断扶正，适时攻邪，随证治之"；并强调"不断扶正"应贯穿恶性肿瘤患者治疗的始终，而"攻邪"则应尤其注重时机，要充分掌握患者不同阶段的治疗措施和手段，不可一味攻伐，重伤正气。本例患者大病术后，正气亏虚，并咳嗽气促，咳声低下，语声低微，尿频，纳差，面色憔悴，舌淡苔白满，脉虚而弦。辨证属肺肾阴虚，治疗以党参、黄芪、女贞子、猪苓、茯苓益气养阴健脾，生地黄、枸杞子补肾，时配伍焦山楂、焦神曲、焦麦芽等健胃消食及佛耳草 15g、碧桃干 10g、老鹳草 15g、旋覆花、五味子等止咳化痰、降气平喘之品。后期以六味地黄丸加减化裁，滋补肾阴，临床疗效显著。

周维顺医案

（湿热蕴毒肢体重，清利不忘补脾肾）

李某，男，52 岁，浙江嘉兴人。2010 年 5 月 2 日就诊。

主诉：肾癌术后 2 月余。

刻下：身热口渴，渴不多饮，腰酸，肢体困重，尿血，胃纳欠佳，舌质红，苔黄腻，脉濡数。

辨证：湿热蕴毒。

立法：清热利湿解毒。

处方：二妙散加减。

炒苍术 10g	炒白术 10g	黄柏 10g	猪苓 15g
茯苓 15g	半枝莲 15g	白花蛇舌草 15g	猫人参 15g
生薏苡仁 30g	炒薏苡仁 30g	炙甘草 5g	杜仲 12g
狗脊 30g	川断 12g	灵芝 30g	旱莲草 15g
仙鹤草 30g	炙鸡内金 15g	炒谷芽 15g	炒麦芽 15g

每日 1 剂，水煎早晚分服。

二诊上述症状均缓解，守上方 7 剂，随症加减继服。三诊，上述症状消失，舌脉正常，守上方继续巩固治疗，同时配合中成药治疗，坚持门诊复诊，现面色红润，纳谷馨香，无尿血腰痛，大小便调。

[周微红，奚颖. 周维顺治疗肾癌经验. 江西中医药，2012，43（2）：12.]

【诠解】周维顺教授认为肾癌属于中医"腰痛""肾积"范畴，病因病机复杂，包括湿热郁毒、气滞血瘀、脾肾亏虚等，根本病机属虚实夹杂，以本虚为主。疾病初始阶段，邪气亢盛明显，以湿热、气滞、血瘀为主，中年期则以脾肾气血阴阳亏虚证为主。周维顺教授根据辨证论治的原则，将肾癌分 4 型①湿热蕴毒型：治以清热利湿解毒，方选二妙散加减，常用药：炒苍术、炒白术、黄柏、猪苓、茯苓、半枝莲、生薏苡仁、炒薏苡仁、蛇舌草等；②气滞血瘀型：治以疏肝理气、化瘀散结，方选逍遥散合失笑散加减，常用药：柴胡、白术、茯苓、炙甘草、陈皮、五灵脂、蒲黄、莪术、赤芍等；③脾肾虚衰型：治以温补脾肾，扶正祛邪，方选金匮肾气丸合四君子汤加减，常用药：生地黄、熟地黄、怀山药、茯苓、川牛膝、人参、白术、甘草等；④气血亏虚型：治以补益气血，扶正抗癌，方选八珍汤加减，常用药：人参、白术、熟地黄、芍药、川芎、炙甘草、茯苓、当归、杜仲、续断等。随症加减：尿血加用大小蓟、白茅根、荠菜等；肿块明显用毛慈菇、浙贝母、夏枯草等；便秘加用大黄、枳实、火麻仁、肉苁蓉等；出虚汗者加浮小麦、碧桃干、稽豆衣等；失眠加用合欢花、炒酸枣仁、夜交藤等；腰膝酸软加用炙狗脊、炒川断、炒杜仲、怀牛膝等；癌痛明显加用延胡索、香茶菜、炙九香虫等；此外周维顺教授师认为任何证型的患者在用药时都必须兼顾脾胃之气，故加用炒谷芽、炒麦芽、神曲、鸡内金以助生化之源，提高机体功能。

四、正气亏虚证

卢化平医案
（气阴亏虚内热盛，滋阴清热健中焦）

霍某，男，61岁。2006年3月9日初诊。

主诉：疲乏无力、纳呆3年，加重伴低热1个月。

病史：2003年因左肾盂肿瘤行左肾摘除术，2005年因癌肿转移行膀胱摘除术，术后精神不振，疲乏无力，纳少，不思饮食。肾功能：BUN、UC轻度升高；血脂分析：TG升高。B超示右肾积水。

刻下：1个月来疲乏加重，不定时出现发热，最高体温38℃，多次用抗生素后热退，但病情反复，伴胃内灼热，无泛酸。面色萎黄，神疲，舌淡红、苔腻而干，脉细略弦。

辨证：气阴两虚，内伤发热。

立法：益气养阴，和胃清热。

处方：拟健脾益胃汤加味。

太子参 15g	北沙参 12g	玉竹 12g	石斛 12g
苍术 10g	白术 10g	茯苓 12g	紫苏梗 10g
白豆蔻 10g	藿香 10g	砂仁 6g	白薇 10g
黄连 10g	生姜 6g	炙甘草 6g	

水煎服，每日1剂。

服上方后，热退，早餐、晚餐进食量增，中餐时胃中灼热，纳少，无胃胀，排便不畅。效不更方，前方加减再进4剂，纳食增多，但脾胃运化功能尚未恢复。换方为藿香正气散加减3剂，经调理诸症消除。3个月后复诊述药后病情平稳，一直无发热，纳食增。

（陈孟溪，张红. 癌症专科专病名医临证实录丛书. 湖南：湖南科学技术出版社，2011：437-438.）

【诠解】患者2次手术损伤阴血、元气，况久病体虚，而致气阴两伤，阴不制阳而现发热，治宜平补；气阴两虚，胃失濡养，故胃中灼热纳少；脾气亏虚日久，聚湿生痰，痰与热互结，阻滞中焦脾胃，故以藿香正气散加减化湿和胃，诸症悉除。

贺罗生医案

（脾不摄血血尿生，健脾益肾癌毒清）

李某，女，63 岁。2011 年 4 月 11 日初诊。

主诉：反复血尿 2 月。

病史：患者因 2 月前出现浓茶色尿，B 超发现左肾肿块约 56mm×59mm，2 月来肿块渐大，现有 99mm×82mm。

刻下：尿如浓茶，无尿急尿痛，排尿通畅，阵发腰部胀痛，无腰膝酸软，纳可，大便调，夜寐欠佳，舌淡、苔白，脉沉。

辨证：气血双亏，脾不摄血。

立法：健脾益气，养血止血，消肿散结。

处方：自拟消癥汤加减。

生黄芪 30g	赤芍 10g	茯苓 20g	山药 30g
白术 15g	山楂 12g	炒栀仁 15g	地榆炭 15g
牛膝 10g	延胡索 8g	三棱 10g	莪术 10g
川芎 6g	当归 12g	丹皮 10g	丹参 10g

每天 1 剂，水煎，分早晚 2 次服。

二诊：1 月后，排尿渐见清亮，仅镜下少量红细胞。原方去炒栀仁、地榆炭守方 1 月。

三诊：腰痛渐缓，原方去延胡索，加杜仲、鳖甲、蚤休守方至今（2013 年 6 月 25 日），每 1~2 个月复查 1 次 B 超，肿块增长缓慢，现约 114mm×85mm 大小。至今病情稳定，自觉症状消失。

[张丹，贺罗生 . 贺罗生治疗肾癌验案 3 则 . 湖南中医杂志，2013，29（11）：88-89．]

【诠解】肾癌临证时多表现为本虚标实，肾气亏虚，血脉不畅，腰府形成癥瘕痞块，阻滞气机，气机运行不畅，渐致气滞血瘀，故局部肿块逐渐增大，局部属实，而本责之在肾气虚。其病位主要在肾，而脾为生痰之源，脾虚则痰湿内生，痰湿与瘀血互结，停滞腰府，久则气滞血瘀更重。临床治疗注重扶正祛邪法，扶正以健脾益肾为主，常用黄芪、白术、人参、牛膝、枸杞等；祛邪宜渐消缓散，予丹参、三棱、莪术等活血化瘀，鳖甲、山甲等软坚散结，勿滥用攻伐之品，以防伤正。同时适当配伍清热解毒之蚤休等。临证之时，注意时时顾护脾胃，以防寒凉伤正、久用害胃。

膀　胱　癌

　　膀胱癌是临床常见泌尿系统恶性肿瘤，发病率在男性泌尿系统中高居第一位。临床表现多为无痛性血尿，尿频，排尿困难。近年来膀胱癌的发病率有逐渐增加的趋势。据研究，膀胱癌在血吸虫病流行的国家和地区发病较高，某些外源性工业化学物质、吸烟、慢性炎症，可能是膀胱癌的发病因素，膀胱黏膜白斑、梗阻、结石及色氨酸代谢紊乱也是可能的致病原因。西医学以膀胱镜下电灼术、灌注化疗为主要治疗手段，有效率尚可，但复发率高，反复进行以上治疗，生活质量受到严重影响，生存期不甚理想。

　　中医对膀胱癌的认识在"血尿""血淋""癃闭"中有记载。早在《素问·气厥论》一书中就有"胞移热于膀胱，则癃溺血。"《素问·四时刺逆从论》："少阴……涩则病积溲血。"的描述。汉·张仲景在《金匮要略》中指出："热在下焦者则尿血。"隋·巢元方在《诸病源候论》中认为："血淋者，是热淋之甚者，即尿血谓之血淋，心主于血，与小肠合，若心家有热，结于小肠故小便血也……风邪入于少阴，则尿血。"总之，本病的发生，中医认为与心、小肠和膀胱有关。

一、气化不利证

林丽珠医案

（温阳化气利小便，通利三焦纠阴阳）

　　陈某，男，65 岁。2008 年 1 月 17 日初诊。

　　病史：2005 年 12 月因出现血尿在外院诊断为膀胱癌，并行膀胱癌切除术，术后化疗 1 程（具体不详），又于 2007 年 8 月及 2007 年 12 月复发，再次行手术切除及化疗 1 程。

　　刻下：尿畅，无尿频、尿急、尿痛等，术口隐痛不适，纳眠可，二便调，舌红苔薄白，脉滑。

　　辨证：气化不利，瘀毒蕴结。

立法：温阳化气，清热利湿，活血消癥。

处方：五苓散加减。

桂枝 10g	泽泻 15g	猪苓 15g	茯苓 25g
八月札 15g	栀子 15g	柴胡 15g	白芍 15g
车前子 15g	牛膝 15g	桃仁 10g	半枝莲 15g
蒲公英 30g	甘草 6g		

日 1 剂，水煎服。

二诊：症见稍感疲倦，右下腹隐痛减轻，无尿血、尿频、尿急等不适，纳可，寐安，二便调。舌红苔白，脉细滑。继续以五苓散加减拟方。

处方：

桂枝 10g	泽泻 15g	猪苓 15g	茯苓 25g
白芍 15g	北芪 15g	八月札 15g	车前子 15g
土鳖 6g	苦参 10g	桃仁 10g	香附 10g
半枝莲 15g	甘草 6g		

翻渣煎服。

患者此后坚持门诊中医药治疗，以五苓散合四逆散等加减进行调治，随访至 2011 年 5 月，患者发病近 5 年半，术后化疗后坚持中医药治疗 3 年余，在外院多次复查膀胱镜均未见复发，情况稳定，生活如常人。

[肖志伟，张少聪. 林丽珠教授治疗膀胱癌经验举隅. 实用中医内科杂志，2011，25（11）：16-17.]

【诠解】林丽珠医师认为膀胱癌发病以肾气亏虚为本，湿热瘀毒为标，其关键病机在于膀胱气化不利，因此在立法方面注重调节膀胱气化功能，即其"温阳化气以复膀胱之功，通利三焦以纠阴阳之偏"；方药擅长应用五苓散为基本方，随症而加减用药。本案以五苓散为基本方，根据舌脉辨证，加用半枝莲抗癌、清利湿毒等。本案精髓在于以恢复人体正常生理功能为出发点，而非应用药物之性味打破正邪虚实的平衡。

二、下焦瘀热证

花宝金医案

（扶正祛邪随变化，抗癌解毒贯始终）

范某，男，69 岁。2010 年 7 月 17 日就诊。

主诉：膀胱癌术后近 1 年，复发 2 月余。

病史：患者于 2009 年 8 月因全程肉眼血尿就诊于中国医学科学院肿瘤医院。行膀胱镜检查示移行细胞癌。8 月 20 日于该院行膀胱镜下电切术。术后灌注化疗 6 个月。2010 年 5 月复查膀胱镜，膀胱癌复发。5 月 26 再次于该院行膀胱镜下电切术，拒绝灌注化疗就诊。

刻下：小便时涩痛，眠差，腰背酸痛，纳可，二便调。舌质淡红，苔腻，脉滑。

辨证：下焦瘀热。

立法：清热利湿，解毒散瘀。

处方：

茵陈 30g	柴胡 12g	黄芩 12g	白术 15g
茯苓 20g	升麻 6g	珍珠母 30g	阿胶（烊化）15g
金樱子 15g	覆盆子 15g	盐杜仲 15g	桑寄生 15g
夏枯草 15g	半枝莲 30g	生姜 5 片	大枣 5 枚

日 1 剂，水煎服。

2010 年 9 月二诊：乏力，眠差，余症改善。舌淡红、苔白，脉滑。

处方：

党参 15g	白术 15g	茯苓 20g	陈皮 6g
山药 30g	柴胡 12g	黄芩 12g	金钱草 15g
山慈菇 10g	浙贝母 30g	蒲公英 20g	连翘 12g
酸枣仁 30g	灵磁石 30g	生姜 5 片	大枣 5 枚

水煎服。

2010 年 10 月三诊：余症改善，仍腰背酸。舌质淡、苔白，脉细。

处方：

熟地黄 20g	山茱萸 15g	山药 20g	菟丝子 20g
泽泻 15g	牡丹皮 12g	土茯苓 30g	黄柏 12g
狗脊 15g	夏枯草 12g	生薏苡仁 20g	枸杞子 15g
半枝莲 30g	生姜 5 片	大枣 5 枚	

水煎服。

随诊至今，患者无复发，无明显不适症状。

[泰英刚，花宝金，陈宏，等. 花宝金教授治疗膀胱癌经验探析. 吉林中医药，2012，32（11）：1095-1097.]

【诠解】花宝金医师认为膀胱癌的发病除由于肾精亏虚而致正气不足，邪气盘踞之外，还与肝郁气滞而致气机失调相关，气机失调则膀胱气化不利，湿热邪毒居于下焦而为病。立法遣方用药上以补益脾肾而治本，清利湿热、化瘀解毒而治标，并且强调瘀毒是膀胱癌晚期治疗的重中之重，当予化瘀解毒之品。本案中，初诊时以标实为主，投药以利湿解毒；二诊、三诊则调补本虚为主，辅以利湿、化痰、解毒、散瘀。本案的精髓在于根据患者本虚标实变化、邪正交错之势而及时调整处方方向，然后总以山慈菇、半枝莲等抗癌毒之品贯穿始终。

三、气阴两虚证

陈熠医案

（扶正抗癌重调神，解郁为本首当试）

患者男性，72 岁。2006 年 11 月 7 日初诊。

主诉：膀胱癌术后 2 年。

病史：2004 年 6 月以血尿就诊于甘肃省人民医院，诊断为膀胱癌（移行细胞癌），2004 年 6 月 25 日于上海市第二人民医院行开放手术，术后病理诊断示 TDI 级移行细胞癌。术后行吡柔比星膀胱灌注化疗。2004 年 7 月术后至 2006 年 11 月来诊的 2 年期间累计复发 6 次（2005 年 1 月 4 曰，I–D 级移行细胞癌；2005 年 4 月 27 日，0–1 级移行细胞癌；2006 年 1 月 17 日，I 级移行细胞癌；2006 年 4 月 24 日，膀胱镜下所见均为坏死及炎性渗出；2006 年 7 月 14 日，I 级移行细胞癌；2006 年 10 月 10 日，I 级移行细胞癌），历次复发均于甘肃省人民医院行电切手术。患者不堪其苦，遂寻求中医药治疗以预防复发。

刻下：小便涩痛，神疲乏力，胃纳尚可，夜寐差，口渴，舌质红，苔薄黄，脉细数。

辨证：气阴两虚，热结膀胱。

立法：调神解郁，滋阴清热。

处方：

柴胡 6g	赤芍 6g	当归 9g	白术 9g
生地黄 9g	怀山药 12g	牡丹皮 6g	茯苓 15g
山萸肉 6g	泽泻 9g	半枝莲 30g	白花蛇舌草 30g
党参 12g	陈皮 4.5g	忍冬藤 30g	连翘 9g

生甘草 6g   蒲公英 30g   萹蓄 12g   藤梨根 30g

7 剂，日 1 剂，水煎服。

嘱患者慎饮食，节起居，畅情志。

1 周后复诊：尿痛及神疲好转，夜寐亦有改善，口微渴，大便正常，舌脉同前。续前方，7 剂。

三诊：尿痛明显缓解，乏力明显改善，鼻塞，纳可，夜寐尚安，大便调，苔薄白，脉细弦。处方：初诊方去党参、陈皮，加炙黄芪 12g，防风 6g，辛夷 9g。7 剂，水煎服。

药后诸症皆缓，遂继以上方加减治疗，患者回到外地，请上海亲戚代为复诊。治疗期间定期每半年复查 1 次，结果均正常，每年来沪 1 次调整方药。中药治疗 5 年后停药，仍半年复查 1 次，检查结果均正常，再未复发，至今仍有联系，生活与正常人无异。

[肖芸，梁未末，倪华. 陈熠运用调神解郁法治疗膀胱癌的临床经验. 中华中医药杂志，2013，28（9）：2632-2634.]

【诠解】陈熠医师认为膀胱癌病因病机主要为虚实夹杂，湿热下注，"神不使"；治疗则当补虚与泻实并重，同时强调解郁的作用。陈熠医师所谓之神是指人体的精神、意识、思维活动，神不使则易发为肿瘤，当治以解郁之法。其所创之解郁汤：柴胡、茯苓、白术、当归、芍药以理气解郁兼散瘀，连翘、忍冬藤、半枝莲、白花蛇舌草以解毒。本案中遣方用药总以解郁汤为基本方，辨证加减补肾、解毒等药物。本案精髓在于将解郁行气治疗加入膀胱癌治疗方案之中，广大医家在膀胱癌中"气"的治疗上，多以调畅气机以恢复膀胱气化功能为基本思路，本案之思路可作为临床参考。

四、寒湿毒结证

孙秉严医案

（辨病乃比辨证先，解毒抗癌正自留）

冯某，男，59 岁。1966 年 12 月患者来诊。

主诉：发现膀胱癌 1 年余。

病史：患者因尿血 1 月余，于 1965 年 4 月在天津某医院进行膀胱镜检查，发现右侧输尿管口外上方有珊瑚状肿物，约 2cm×2cm×2cm 大小，活检病理示膀胱乳头状癌。经药物（具体不详）治疗未能控制病情发展。1966 年 11 月 26 日复查膀胱镜，见右侧输尿管口下方有菜花状肿物，约 3cm×4cm 大小，右侧输尿管口显示不清，左侧输尿管口正常，膀胱三角区可疑有肿瘤广泛浸润。患者拒绝手术治疗。

刻下：面色发青，十指全无甲印（大寒型），舌、腮印明显，舌质淡，苔白腻，脉沉细而紧。

辨证：寒湿毒结，瘀滞膀胱。

立法：通淋利窍，散瘀解毒。

处方：膀胱汤加味。

当归 10g	赤芍 10g	蝉蜕 10g	海金沙 10g
薏苡仁 10g	土茯苓 15g	百部 15g	金钱草 15g
滑石（布包）15g	苦丁茶 15g	牛膝 15g	牵牛子 15g
菟丝子 20g	琥珀（冲服）1g	斑蝥 2 个	蜈蚣 3 条
毛术 15g	熟附子 15g	肉桂 15g	干姜 15g

每日 1 剂，水煎 2 次分服。

同时服新丹每日 1 丸，化毒片每日 5 片。

服药后，从小便中排出许多白色坏死组织，尿血渐止，饮食增加，面色红润。患者坚持服药治疗至 1967 年 6 月，一切不适症状消失，恢复工作。1973 年 7 月随访，患者一切良好，能从事体力劳动。

[高振华．孙秉严诊治膀胱癌经验述要．吉林中医药，2009，29（8）：662．]

【诠解】孙秉严医师在膀胱癌病因病机及立法方药侧重方面，具有个人特色，案中所及新丹（内含斑蝥、雄黄、蜈蚣、全蝎、穿山甲、琥珀、地龙、乌梢蛇、松香等药物，具有通淋启闭、消瘤破瘀之功。每丸重 9g，每日服 1~2 丸。）、化毒片（内含轻粉、白降丹、枯矾、大黄、玄明粉、生巴豆仁、黄药子、土贝母、露蜂房等药物，具有驱癌解毒，通结攻下之效。每片 0.3 g，每日晨起空腹服 2-3 片，可酌情递增至 5 片。服药后 3 小时左右再进食易消化食物。）、膀胱汤 [当归、赤芍、蝉蜕、海金沙、薏苡仁各 10g，土茯苓、百部、金钱草、滑石（布包）、苦丁茶、牛膝、牵牛子各 15g，菟丝子 20g，琥珀（冲服）1g，斑蝥 2 个，蜈蚣 3 条。] 皆为其所创。在病因病机方面，认为寒湿、湿热、血瘀日久聚于膀胱而呈癌，在遣方用药方面首辨病，再辨证，治疗以解毒通利为主，再予辨证加减。其新丹、解毒片皆以抗癌解毒为主，膀胱汤亦是在利湿基础上重用解毒抗癌之品，主张服药期间必保持便质通畅，以"给邪以出路"。本案中，除以解毒利湿为基本诊治思路外，更是加用附子以温化寒湿，同时附子亦归经于下焦，乃为妙笔。本案精髓在于辨证虽为正虚之象，然辨病为先，邪去则正自留，诊治思路值得进一步思考。

五、湿毒内蕴证

雷永仲医案

（湿热下注膀胱癌，利水渗湿疗效佳）

宁某某，女，63岁。

主诉：血尿4年，确诊膀胱癌。

病史：反复血尿4年，经膀胱镜检加活检诊为膀胱癌。

刻下：尿血不止，或伴血块，苔黄、脉细数。

辨证：湿热下注，血瘀成癥。

立法：利水渗湿，化瘀解毒。

处方：

知母 8g	黄柏 9g	生地 12g	大小蓟（各）9g
地骨皮 12g	半枝莲 30g	海金沙 12g	萆薢 15g
琥珀（吞）1.5g。			

2剂后尿血即止，但因复查膀胱镜又发血尿，继服药19剂后血止。其后在用药方面，加藕节、槐花、贯众等，又因体软乏力，加用党参、白术、黄芪等。患者常在劳累，少寐或中断用药后，尿血发作。而持续服药则血止。经治一年四个月，仍服琥珀末，以健脾益气补血，患者生存情况良好。

［雷永仲. 中医药治疗膀胱癌34例临床分析. 江苏中医杂志，1981，2(6)：25.］

【诠解】膀胱癌其因多为湿热毒结积聚久郁为其主要病机。以无痛血尿及尿频为其主要症状，时间不定，常伴有腰痛或少腹隐痛及四肢无力等。从临床观察所见，膀胱癌发病率较低，扩散及转移亦少，但患病治愈后复发机会却较其他肿瘤为高，这是它的特点。膀胱癌治疗方法较多，效果较其他肿瘤为好，但复发率高，往往不能达到治愈的目的。中医药对膀胱癌治疗起到补肾益气，清热利湿，消肿散结等扶正祛邪的作用，又可调整机体的功能及抑制癌肿的发展从而减少或防止复发的可能性，达到了改善症状、延长生存、巩固疗效的目的。

雷永仲抓住膀胱癌的关键病机，标本兼治，控制出血之症状后，重在培本，收到很好的效果。

常德贵医案

（湿热蕴毒居膀胱，温肾利湿抗癌毒）

岳某，男，83岁。2011年3月24日初诊。

主诉：膀胱癌术后2个月。

病史：患者2个月前因全程肉眼血尿，经膀胱镜检查示膀胱肿物，行手术治疗，术后病理报告示膀胱浸润性尿路上皮癌。术后行膀胱灌注羟基喜树碱8次。

刻下：尿频、尿急、尿痛，尿无力，夜尿4~5次，站立位有大便意，舌质红，苔黄腻微暗，脉沉滑。

辨证：湿热内蕴，毒瘀壅盛。

立法：行气和胃，利湿通淋，清热解毒。

处方：八正散合四妙散加减。

萹蓄 15g	瞿麦 15g	车前子 15g	滑石 15g
苍术 15g	厚朴 15g	生薏苡仁 30g	川牛膝 30g
白茅根 30g	半边莲 30g	白花蛇舌草 30g	川木通 6g
木香 10g	黄柏 10g	琥珀（冲服）5g	

7剂水煎服，日1剂。

2011年3月31日二诊：诉服用上药后尿频、尿急、尿痛减轻，夜尿减为每晚3次，腹气通畅，站立位大便意已减，舌质红，苔黄腻减轻，脉沉细。此为湿热、毒瘀减退，治以行气和胃、温肾固下，兼清热利湿、解毒祛瘀、通利水道，萆薢渗湿汤加减，方药组成：川萆薢、益智仁、车前子、萹蓄、瞿麦、苍术、厚朴各15g，木香、黄柏各10g，川木通6g，乌药、石菖蒲各20g，生薏苡仁、白茅根、白花蛇舌草各30g，蜈蚣3g。7剂，水煎服，日1剂。

2011年4月6日复诊：诉服用上药后临床症状消失。舌质转淡，苔白微腻，脉沉细。治疗多益气扶正、温肾固下以治本，兼利水除湿、解毒祛瘀。方药组成：黄芪、川萆薢、金樱子、瞿麦、萹蓄各15g，乌药、石菖蒲、益智仁、薏苡仁、白花蛇舌草各20g，琥珀5g，土鳖虫10g，仙鹤草30g。7剂水煎服，2日1剂。14日后随访效果良好。

［李结实，金星，彭成华，等. 常德贵教授运用中医药治疗膀胱癌经验.

2012, 27（165）：172-173.]

【诠解】常德贵医师认为以先后天之本不足而致气血亏虚凝滞，湿热毒邪胶结，水道阻塞是膀胱癌发病的关键病机，并且贯穿于疾病发生发展的始终；因此在治疗上主张以温肾扶正，固下为治本，清利湿热，解毒祛瘀为治标的治疗策略；遣方用药多用八正散、草薢分清饮进行加减治疗。本治疗思路中温补肾阳以固下是其核心，肾阳的温，可温煦、推动、行水，恢复膀胱气化的生理功能。结合本案进行分析，首诊以邪实为主，重在治标，随邪渐去，正虚之势逐渐显现，侧重点移至温肾补阳，重在治本，全程紧贴常德贵医师的治疗理念。本案精髓在于分清辨证虚实情况下，非扶正祛邪并顾，以全力祛邪或扶正为法，集中力量攻其一项，产生良好的临床疗效。本案方药中重用琥珀一味中药，皆知琥珀重在镇静安神，其实还具有非常良好利尿的作用。琥珀性味甘平，无毒，入于心、肝、肺、脾、膀胱与小肠经，对其功效的记载如《本草衍义补遗》："琥珀属阳，今古方用为利小便，以燥脾土有功，脾能运化，肺气下降，故小便可通，若血少不利者，反致其燥结之苦。"而在《本经逢原》则记述："琥珀，消磨渗利之性，非血结膀胱者不可误投。"本案中不仅辨其为血脉瘀阻于膀胱，更是重用本品至5g，临床医家可兹借鉴。

六、瘀毒内蕴证

胡志敏医案

（临床辨治分三期，瘀毒内蕴贯始终）

王某，女，80岁。2006年3月初诊。

主诉：无痛性肉眼血尿3个月。

病史：在外院行膀胱镜示膀胱顶部多发肿瘤，大者3cm×3cm，小者如绿豆大小共十多个，呈菜花样改变。CEA>410U/L，因年龄较大，患者及家属拒绝行手术及放化疗治疗，为求中药治疗来诊。

刻下：尿中夹有血块，时有小腹隐痛，食少，乏力，精神倦怠，体重下降十余斤。舌质紫暗、苔黄腻，脉沉细无力。

辨证：毒热内生，蕴结膀胱，烁灼经络。

立法：解毒化瘀，利湿止血。

处方：

半边莲	半枝莲	白花蛇舌草	土茯苓
生薏苡仁	冬葵子	龙葵	仙鹤草
白茅根	瞿麦	萹蓄	女贞子
党参	白术	生甘草	

同时运用复方苦参注射液静点 1 个疗程，每月 1 个疗程。

用药 3 个月，复查膀胱镜示：病灶较前无进展、CEA>200U/L，症状较前有所改善、体重已无下降、尿血及小腹隐疼痛消失。持续用药至今，已达 3 年，患者现在病情稳定。复查膀胱镜示：膀胱肿块无增大、CEA > 100U/L，余生化检测指标正常。

[高帅．胡志敏教授治疗膀胱癌临证经验．实用中医内科杂志，2012，24（2）：18-19．]

【诠解】 胡志敏医师主张膀胱癌的发病虽为脾肾亏虚、水湿不化、湿热毒聚于膀胱水道等而发病，然而瘀毒内蕴乃为其关键病机，并贯穿疾病始终。辨证过程中结合中西医综合治疗理念及邪正交争状态，将膀胱癌分为三期：初期以湿热蕴结下焦为主，属实证，治以解毒散结、清热利湿止血为主。中期以热毒瘀结、正气耗伤为主，属正虚邪实，治以祛邪为主，兼顾扶助正气，攻补兼施。晚期则以癌毒耗损正气为主，属正虚邪盛，治以益气养血、滋养阴津、固肾祛邪之法，以扶正为主，兼以驱邪；在此分期情况下与手术、放化疗相结合进行分析与遣方用药。中成药复方苦参注射液是胡志敏医师常用制剂，与中药汤剂相配合，发挥苦参清热利湿解毒的作用。本案中，患者虽为老年，辨证可见瘀毒内盛之象，因此处方中以半枝莲、半边莲、白花蛇舌草等清热利湿解毒之品为主药，此类药物在药理学研究中显示出良好的抗肿瘤作用；辅以健脾补肾等扶正之品。本案的精髓为不为年龄、体制状态等条件限制，充分注重瘀毒内蕴的病机，重剂以攻邪，待邪去则正自安，遣方用药主旨明确。

七、虚实夹杂证

孙桂芝医案

（正虚邪实辨先后，多管齐下药力专）

患者男性，68 岁，教师。2007 年初诊。

病史：发现肉眼血尿，膀胱镜检发现膀胱菜花样肿物，病理示膀胱移行细胞癌。手术切除后，膀胱内灌注化疗中。

刻下：语声低微，四肢乏力，腰膝酸软，双耳听力下降，尿频、尿急、小便略有涩痛，大便不成形，纳食不香，入睡困难、易醒，舌暗红，苔白腻，脉弦细。

辨证：脾肾亏虚，湿热毒瘀内阻。

立法：补益脾肾，清热利湿，解毒化瘀。

处方：

党参 15g	土茯苓 30g	炒白术 30g	黄芪 30g
山萸肉 10g	怀山药 10g	熟地黄 10g	丹皮 10g
泽泻 10g	桑螵蛸 10g	炒杜仲 10g	合欢皮 30g
酸枣仁 30g	灵磁石 30g	蜂房 6g	生蒲黄 10g
龙葵 30g	蛇莓 15g	白英 30g	金钱草 15g
海金沙 10g	苦参 10g	白茅根 10g	干蟾皮 6g
五味子 8g	瞿麦 10g	萹蓄 10g	代赭石 15g
鸡内金 30g	生麦芽 30g	竹叶 15g	木通 10g
生甘草 10g			

水煎服，每2日1剂，分2次服用。

服扶正解毒口服液、健脾益肾颗粒。嘱其戒烟、酒，自制赤小豆粥常服。

后每3月复诊，诸症好转，精神佳，纳食香，睡眠可，小便通畅，继续膀胱化疗灌注治疗，病情稳定。

[王辉. 孙桂芝治疗膀胱癌经验. 北京中医药，2011，30（7）：492-493.]

【诠解】孙桂芝医师对于膀胱癌的病因病机，宗古籍之以脾肾不足为本，湿热毒瘀聚于下焦为标，病性属本虚标实，随疾病发展而本渐虚、标渐实；在遣方用药上以补益脾肾、清利湿热、化瘀解毒为主要方向，多管齐下，以某一方面为主，其二为辅，因此顾及多项病理因素，方药则大。除药物治疗外，孙桂芝医师注重生活调护对于膀胱癌患者的影响，最简单的即为调制赤小豆、薏苡仁、鸡内金等药食同源之品制粥汤常服，不仅药力延绵有力，而且和脾胃，补益后天。本案中患者本虚标实俱存，以本虚为主，故方药以补益脾肾为首要，清热利湿解毒化瘀为辅助。本案的精髓即在于多管齐下，顾及标本、阴阳、虚实、寒热，然而方药之力亦不散无方向。

八、热结膀胱证

金国梁医案

（热结膀胱血尿出，扶正抗邪凉血止）

郑某，女，54岁。2004年1月9日初诊。

病史：左腰部坠胀感3月余，血尿1周入院。行膀胱肿瘤切除术后，病理报告示：移行上皮乳头状癌Ⅱ级，膀胱灌洗化疗6次，尿沉渣病理检查仍然有肿瘤细胞。

刻下：胃脘不舒，大便溏，肉眼血尿，乏力，潮热，腰酸，舌淡红、苔白腻，脉弦细。

辨证：热结膀胱。

立法：清热散结止血，扶正祛邪。

处方：

生地黄30g	薏苡仁30g	仙鹤草30g	黄芪30g
杜仲30g	白芍30g	半枝莲30g	藤梨根30g
三叶青30g	鹿衔草20g	川断20g	白花蛇舌草20g
百部20g	山萸肉15g	炒地榆15g	大蓟15g
小蓟15g	延胡索15g	芡实15g	炙甘草9g
白蔻仁7g	砂仁7g		

每日1剂，水煎服。

14剂后诸症减轻，尿血已止。续以扶正祛邪为治，并配合膀胱灌洗化疗3个月，再作各项检查未见异常。之后，每3天服中药1剂，每天煮食薏苡仁30g，不间断。随访未见肿瘤复发，现已恢复正常工作。

[张杲.金国梁辨治肿瘤经验介绍.山西中医，2008，24（10）：4-5.]

【诠解】金国梁医师在膀胱癌的诊治经验中主张三大原则：注重病机，扶正固本；健脾益肾，兼顾攻邪；治养结合。依据此原则可见以补益脾肾为扶正培本的用药方向，本案中辨证属脾肾不足，其中肾阴不足为主，邪毒以热毒为辅，恰热毒更伤肾阴，因此在治疗中紧固病机，调治中以薏苡仁进行食疗。本案的关键点在于用药紧扣立法，同时急则治其标的原则体现充分，而不拘泥于固有思路，调养与治疗用药相结合的概念更是值得广大临床医师在实际工作中进行推广。

　　本案所用三叶青即金丝吊葫芦，案中半枝莲、藤梨根、金丝吊葫芦均具有良好的抗肿瘤作用，因此可见在攻邪之时结合药理学研究是药物应用思路之一。

前列腺癌

　　前列腺癌是诸多恶性肿瘤中较为特殊的一种，其特殊之处在于发病隐匿，部分患者甚至于尸检之时才发现患有该疾患。中晚期前列腺癌多以尿频、尿急甚或癃闭为主要表现。西医学治疗以局部放射治疗、内分泌治疗为主，对化疗相对不敏感。

　　前列腺癌属中医"癃闭""血淋""劳淋"范畴，现多将其归为"精癃"范畴。中医临床医家对于前列腺癌中医病因病机理论认识不尽相同，多认为与饮食不节（嗜食肥甘厚腻）、气滞血瘀、肝脾肾不足相关：①饮食不节：嗜食肥甘厚味、生冷辛辣之品，或喜烟酒，日久致湿热之邪内蕴，湿阻气血，热蕴成毒，结于下焦，导致气化不利，小便不通，或小便滴沥难解而成病。若热邪结于膀胱，膀胱血络受伤亦可见尿血。②肝郁气滞血瘀：暴怒急躁或长期抑郁，情志不舒，疏泄不及，致使三焦气化失常，尿路受阻；肝郁气滞也可由气及血，气滞经脉，使血行不畅，经隧不利，脉络瘀阻，结于会阴而成病。③肝脾肾不足：房劳过度，肾脏阴阳俱损，或素体不足，久病体弱脾肾两虚，运化濡养失司，瘀血败精聚积下焦，结而致病。在临证治疗多以清利湿热、提壶揭盖、补益肝脾肾为法。

一、气阴两虚证

陈志强医案

（虚实夹杂为病性，攻补兼施有良方）

　　梁某，男性，74岁。2003年3月10日初诊。

　　主诉：前列腺癌去势术后半月。

　　病史：患者于2003年2月经广州某医院病理活检确诊为中分化前列腺癌。免疫组化报告：癌细胞酸性磷酸酶PAP（＋），前列腺特异抗原PSA（＋）。血清总前列腺特异抗原：183.47ug/L，游离前列腺特异抗原：18.43ug/L。X线胸片示：双肺见多发结节状、絮状模糊影，考虑双肺多发转移瘤。全身骨扫描：第8、9胸椎及右肩胛下角骨代谢异常活跃，中高浓度放射性浓聚。同年2月24日在该院行去势术。2月2日出院时查TPSA：59.2ug/L。出院后口服氟他胺，每次250mg，每天1次。出院时体重由72.5kg降至67.5kg。

刻下：会阴部、骨盆、阴囊及尿道疼痛不适，腰膝酸软，四肢乏力，常出虚汗，手脚发抖，胸闷痛，烦热，口干，纳寐差，小便频，舌暗淡、苔少而干，脉细弱。

辨证：气阴两虚，痰瘀毒结。

立法：扶正抑瘤，攻补兼施。

处方：

太子参30g	半枝莲20g	黄芪15g	龟甲（先煎）15g
鳖甲（先煎）15g	黄芩15g	泽兰15g	王不留行15g
延胡索15g	全蝎5g	蜈蚣2条	炙甘草10g

水煎服，日1剂。

2003年3月24日复诊：会阴部、骨盆、阴囊及尿道疼痛明显缓解，腰膝酸软、四肢乏力明显改善，无手脚发抖。继续守上法治疗。4月1日查肿标TPSA：0.10ug/L，FPSA：0.04ug/L，血清游离前列腺特异抗原/总前列腺特异抗原（F/T）：0.37，调整中药2天1剂，西药氟他胺每天125mg。5月28日复查X线胸片示：原双肺多发结节状、团絮状模糊影消失，心肺未见异常。体重增至74.5kg，饮食睡眠好，小便正常，疼痛不适症状基本消失。4月5日行ECT示：第9胸椎、右肩胛下角骨代谢异常活跃区消失，第8胸椎代谢降低。4月18日复查TPSA：0.05ug/L，F/T：0.5，之后多次复查TPSA在0.1ug/L以下。4月20日始氟他胺逐渐减量，并门诊间服中药治疗。

（吕立国，代睿欣，王昭辉，等．陈志强教授扶正抑瘤法治疗晚期前列腺癌临床经验介绍．新中医，2007，5：91-92.）

【诠解】陈志强教授通过临床病例观察及总结，将前列腺癌临床常见分为8大证型：脾气虚、肾气虚、气血两虚、阳虚、阴虚火旺、阴虚痰热、血瘀和下焦湿热。并认为前列腺癌的病机因素为虚实夹杂、本虚标实，正虚包括气虚、阴虚、气阴两虚、气血两虚、脾肾阳虚等，而以阴阳失调，脾肾两虚为多见；邪实包括痰、湿、瘀、毒等，晚期前列腺癌患者癌毒贯穿始终。

在诊治方面，认为中医药治疗晚期前列腺癌，主要有以下几方面的作用：一是扶正，调节机体免疫功能，增强机体抵抗力。二是祛邪，直接抑制或杀伤肿瘤细胞。三是增效，增加放疗、化疗敏感性。四是减毒，降低放疗、化疗毒副作用。在治疗过程中紧抓虚实夹杂，体虚标实的病因病机，采用攻补兼施、寒热并用的原则，以扶正补虚为主，兼清热解毒、活血化瘀、利水渗湿、化痰散结等法祛邪。

通过以上病机认识及临证总结，制定出前列腺癌扶正抑瘤法基本方：黄芪、太子参、龟甲、全蝎、半枝莲、泽兰、白术、茯苓、陈皮等。本案属虚实夹杂，故既用太子参、黄芪等补益正气，又加以活血化瘀，软坚散结之品，共达攻补兼施之效。

贾立群医案

（肾虚痰湿标本治，清补兼施保安康）

白某，73 岁，2009 年初诊。

病史：患者 2008 年 10 月 17 日诊断为前列腺低分化腺癌，于 2008 年 10 月 27 日始行福至尔内分泌治疗，胸部 CT 提示心包积液。

刻下：面色无华，精神萎靡，纳少，腰膝酸软，小便不畅，便秘，周身疼痛，舌淡红，苔薄白，脉虚数。

辨证：气阴两虚，痰湿内阻。

立法：补肾壮骨，健脾祛湿化痰。

处方：

生地 10g	熟地 10g	骨碎补 15g	淫羊藿 12g
川芎 12g	茅根 12g	补骨脂 12g	怀牛膝 15g
芡实 10g	木香 6g	白术 15g	黄柏 10g

水煎服，每日 1 剂，早晚各 1 次。

2009 年 8 月 3 日二诊：患者述下肢疼痛改善，大便次数偏多，小便不畅改善，夜尿频数（4~5 次），上方减黄柏，加肉豆蔻 10g，川断 15g，桑寄生 15g，山茱萸 15g。

2009 年 8 月 31 日三诊：述精神可，全身疼痛改善，纳可，排尿仍不畅，大便好转，故将上方予以调整。

处方：

生地 10g	熟地 10g	淫羊藿 12g	补骨脂 12g
桑寄生 15g	白芍 12g	川牛膝 15g	甘草 6g

延胡索 12g　　　藤梨根 15g　　　鸡血藤 10g　　　茅根 10g

茯苓 15g

水煎服，每日 1 剂，早晚各 1 次。

四诊：2009 年 9 月 13 日，患者述二便好转，全身疼痛减轻，舌淡红苔薄白，脉沉。复查未见异常。患者诸症改善，继服 2009 年 8 月 31 日方。患者每 2 周门诊复诊一次，坚持中药治疗，每 6 个月全面复查一次，多种实验室检查及影像学资料显示未出现骨转移，局部未出现淋巴结肿大征象，未见心包积液。继续中药治疗，至今患者病情稳定，生活质量良好。

[崔芳因 . 前列腺癌的中医病因病机与治疗—贾立群经验总结 . 辽宁中医杂志，2011，38（11）：2142-2143 .]

【诠解】贾立群教授认为前列腺癌病位在肾，与肝脾胃关系密切。病机为肾气亏虚，痰湿蕴结下焦，肾气亏虚为本虚，痰湿为标实。肾气亏虚致病邪有机可乘，过食五味致脾胃虚弱痰湿内生，痰湿下注久而成积，癌肿耗伤正气，病延日久，更兼脾胃虚弱，气血生化乏源，致正气更亏，正虚邪恋，互为因果，形成恶性循环，则病情迁延。治疗上应"清补兼施"，补为补肾健脾或温肾养阴，应以清补为主；清为化痰祛湿，应轻清为主；患者久病多瘀，宜少佐水蛭、桃仁、红花等活血祛瘀之品；痰湿内蕴久而成毒，应加龙葵、半枝莲、白英、白花蛇舌草等抗癌解毒之剂。

张亚强医案

（阴虚为本邪为标，滋阴为治慎温阳）

患者男，75 岁。2006 年 8 月 1 日初诊。

主诉：前列腺癌去势手术 1 月后。

病史：2006 年 4 月，患者体检发现血清总前列腺特异抗原 17.7ng/mL，游离前列腺特异抗原 2.65ng/mL。前列腺指诊示：前列腺体积增大，中央沟变浅，前列腺质韧，左右侧叶均可触及结节。全身骨显像示第 4、5 腰椎放射性增强区。经某医院行超声引导下前列腺穿刺活检术结果阳性，Gleason 评分：3+3=6，诊为中分化前列腺癌 T2cN0M1 期（Ⅳ期）。2006 年 7 月 1 日行去势手术，7 月 28 日复查 TPSA 0.748ng/mL。

刻下：腰骶部疼痛不适，尿频，夜尿 3~4 次，腰膝酸软，乏力，潮热，盗汗，恶心，纳呆眠差，舌质红，少苔，脉细弱。

辨证：气阴两虚。

立法：益气养阴，解毒利湿，活血安神。

处方：

山药 30g	熟地黄 15g	黄芪 20g	太子参 15g
黄精 15g	酸枣仁 30g	远志 9g	猪苓 15g
泽泻 15g	丹参 15g	川芎 9g	山楂 30g
浮小麦 10g	蛇莓 15g	龙葵 15g	

水煎服，日 1 剂。

西药：口服比卡鲁胺片，50mg 每次，日 1 次。

2006 年 9 月 2 日二诊：患者腰骶部疼痛明显缓解，腰膝酸软、乏力、盗汗改善，夜寐安，服药期间患者大便干，2 日一行。继续守上法治疗，原方基础上加大黄 9g、厚朴 10g。9 月 16 日复查：腰骶部疼痛明显好转，腰膝酸软、乏力、盗汗、纳食均明显改善，夜寐安，大便调。复查 TPSA0.1ng/mL。

2006 年 9 月 20 日患者因反复胃脘部不适查胃镜，被诊断为慢性胃炎。上方去熟地黄、厚朴、浮小麦，大黄减至 6g，加白术 15g、白芍 15g、甘草 6g，继服30 剂。

2006 年 10 月 20 日复诊：腰骶部疼痛不适症状基本消失，纳可眠宁，小便正常，大便调，复查 TPSA0.925ng/mL。之后患者坚持中药结合间歇内分泌治疗，每隔 3 月复查 1 次，FPSA、TPSA 均在 0.1ng/mL 以下。随访逾 1 年，患者自我感觉良好。

［宋竖旗，李灿．张亚强治疗晚期前列腺癌经验．中国中医药信息杂志，2010，17（1）：85-86．］

【诠解】张亚强教授认为此病病机乃为正虚邪实。正虚多属脾肾两虚之证，肾为先天，主骨生髓，肾主水，老年男性年事已高，肾元亏虚，累及五脏阴阳；晚期前列腺癌邪常浸犯膀胱颈部或出现骨转移，直接破坏肾主骨、肾主水的功能。邪实主要包括：湿、痰、瘀、热（火）、毒。晚期前列腺癌患者脾肾两虚，脾虚则运化失职，肾虚则气化不利，导致水湿不化，聚而成湿，停而为痰；痰湿阻滞脉道，血行不畅，瘀血内停；痰、湿、瘀互结，郁而生热；湿、痰、瘀、热壅结，生成湿毒、痰毒、瘀毒、热毒，相互搏结，酿成癌毒，引起肿瘤的发生；湿毒、痰毒、瘀毒、热毒不断流注脏腑、经络而导致肿瘤的转移。

根据病因病机的认识，治疗方面主张以扶正培本为原则，补益脾肾、清利湿热、祛瘀解毒为主要治法，自创前列消癥汤：黄芪、山药、黄精、猪苓、薏苡仁、龙葵、白英、白花蛇舌草、土贝母、莪术。前列腺癌属激素相关性疾病，张亚强教授提出在诊治过程中宜益气养阴滋肾，谨慎应用补肾壮阳之品，如鹿茸、人参、冬虫夏草、淫羊藿、肉苁蓉等，以免加重病情。

二、肾阴亏虚证

彭培初医案

（精隆肾虚乃为本，中西结合抗癌毒）

王某，56岁。2006年4月初诊。

主诉：漏尿、勃起不佳。

病史：患者体检查前列腺特异性抗原（PSA）为6.2ng/ml，肛门指检前列腺有结节，行前列腺穿刺活检Gleason评分3+3。2006年2月行前列腺癌根治手术。术后PSA在0.1ng/ml以下。

刻下：漏尿，勃起不佳。舌红、苔薄，脉细数。

辨证：肾精不足，肾关不固。

立法：补肾培元。

处方：六味地黄丸加减。

熟地15g	山萸肉12g	山药12g	丹皮10g
泽泻10g	茯苓10g	杞子9g	首乌9g

水煎服，日1剂。

连续服用3月诸证改善，随访5年，生活、工作无妨。

（彭煜．彭培初治疗前列腺癌经验．中医文献杂志，2010，3：42-43．）

【诠解】彭培初教授将前列腺癌中医与西医治疗相结合，根据西医治疗方略将其分为三期，分别为：根治性手术或放疗后期、去势治疗期、激素非依赖期。本案为根治性手术或放疗后期患者，此期患者可称为西医学意义上的治愈。彭培初教授认为以中医观点看，肾藏真阴而寓元阳，为先天之本。前列腺癌导致真阴受损，封藏之职失司。术后亦然，失不可得，证多见腰背酸痛、小便滑利等，而术后复发亦非罕见，中医的扶正治疗有相当积极的意义。在辨证论治方面，此期患者以补肾阴为主，用六味地黄丸加减。

王居祥医案

（阴虚火旺源于肾，益阴为纲兼消补）

李某，73 岁。2000 年 10 月 20 日初诊。

主诉：前列腺癌内分泌治疗 5 个月。

病史：患者 2000 年 2 月始无明显诱因出现小便淋漓不尽，尿线变细，小腹坠胀，当地医院予以抗感染治疗，效果不显。同年 4 月初，就诊于其他医院，查血清 PSA：540ng/mL，前列腺 CT 提示前列腺癌，浸犯精囊腺，全身骨扫描见全身多处骨代谢旺盛，考虑肿瘤转移所致经直肠前列腺穿刺活检，病理示前列腺低分化腺癌。患者拒绝行双侧睾丸切除术，口服氟他胺治疗 4 周后，排尿症状略有好转，查血清 PSA 300ng/mL，继续服用该药治疗 5 个月后，复查血清 PSA：500ng/mL，小便淋漓不尽加重。

刻下：小便淋漓不尽、刺痛，腰酸，小腹坠胀，夜间尿频，盗汗，胃纳差，舌质红，苔少，脉细数。

辨证：肾阴不足，湿热蕴结。

立法：益阴泻火，利湿通淋，佐以健脾。

处方：

熟地黄 15g	枸杞子 15g	黄柏 6g	知母 10g
山药 15g	黄芪 20g	猪苓 12g	茯苓 12g
薏苡仁 30g	赤芍 10g	野菊花 6g	全蝎 6g
半枝莲 30g	龙葵 30g	甘草 5g	

水煎服，日 1 剂。

服药 7 剂后，小便不利有所改善，后以上方为基础加减，服用 1 月后，小便淋漓不尽、刺痛、小腹坠胀等症状明显改善，复查血清 PSA 水平有所下降，前列腺 CT、全身骨扫描提示病情稳定，长期服用，至今 3 年余无特殊异常变化，全身状况佳。

[卢伟. 王居祥主任医师治疗前列腺癌经验举隅. 南京中医药大学学报，2005，21（3）：186-187.]

【诠解】王居祥教授认为前列腺癌的根本病因病机是肾阴亏耗、肾火偏亢。同时，前列腺癌的发生发展是全身疾病的局部表现，年老脏腑虚衰，津液不归正化，可形成湿、热、瘀、毒兼夹为患。根据病因病机的认识，提出治法重在益阴泻火，和于术数，即益肾阴、泄肾火，使肾阴肾阳重归于平衡，以知柏地黄丸为主方。在遣方用药方面，强调消补结合：①以益阴为纲，配以补益肾气之品，达到"壮水之主，以制阳光"的目的。临床常用熟地黄、枸杞子、女贞子、山茱萸、山药、麦冬等滋养肾水；同时根据"善补阴者，必阳中求阴"之意，酌情使用补骨脂、杜仲、肉苁蓉等。②以清利为主，辅以化瘀解毒。即泻肾火，同时选取具有走窜入络，通利水道作用的虫类药物，以增强疗效。③以益气养血为佐，兼以理气。此为恶性肿瘤基本治法之一，即因恶性肿瘤日久必耗气伤血，因此当顾及气血之消补。

本案精要在于患者已为疾病晚期，方中以熟地、枸杞为代表益肾阴，黄柏、知母为代表泻肾火，茯苓、薏米为主健脾扶正，全蝎挟药力走窜，增强疗效，药力所及阴阳虚实，故可得佳效。

周维顺医案

（内外合病呈本病，益阴为主慎补阳）

朱某，男，61岁。2005年7月15日初诊。

主诉：持续性腰痛10月余。

病史：患者因持续性腰痛10月入院，行穿刺活检后确诊为前列腺低分化腺癌，并在泌尿外科行双侧睾丸切除术，术后未行放化疗。

刻下：全身多处骨痛，夜间盗汗，大便秘结，晨起呕逆频频，舌淡苔薄白，脉滑数。

辨证：肾阴不足，胃气上逆。

立法：益肾养阴止痛，佐以降逆止呕。

处方：

生地 15g	怀山药 20g	山茱萸 15g	补骨脂 15g
猪苓 15g	茯苓 15g	泽泻 12g	生薏苡仁 30g
枸杞子 15g	白花蛇舌草 15g	半枝莲 15g	车前子 30g
炒谷麦芽（各）15g	炙鸡内金 12g	红枣 30g	瓜蒌仁 30g
香茶菜 15g	延胡索 20g	徐长卿 15g	

水煎服，日1剂。

[黄芳芳，钱钧，钱钥，等.周维顺治疗前列腺癌经验.江西中医药，2008，39（301）：29-30.]

【诠解】周维顺教授认为本病的发生为内外因共同作用的结果，病因病机主要为正气虚弱、饮食起居、邪毒外侵，以清热解毒，利湿化积为主。临证中根据经验将前列腺癌的病程进展，大致分为以下证型：①湿热下注型：属病变初期，局部症状不明显，可有轻度尿频，排尿不畅，小便赤涩，阴囊潮湿，大便干结，舌质暗红苔黄腻，脉滑数。②肝肾阴虚型：属疾病中期，出现排尿困难，尿流变细，排尿疼痛，进行性加重，时有血尿，可有腰骶部及下腹部疼痛，头晕耳鸣，口干心烦，失眠盗汗，大便干燥，舌质红苔少，脉细数。③气血两虚型：疾病晚期，神疲气短，面色苍白，纳呆水肿，尿痛尿闭，尿血及腐肉，腰骶部疼痛并向双下肢放射，舌淡苔薄白，脉沉细无力。

在遣方用药方面，主张清热解毒，利湿化积，慎用温阳。常用药物有半枝莲、半边莲、白花蛇舌草、龙葵、猫人参、猫爪草、生薏苡仁、猪苓、茯苓、蒲公英、山慈菇、夏枯草、王不留行、鸡血藤等。

本案精要在于，临证医师多认为疼痛病机为不通则痛、不荣则痛，其中不荣则痛的病机因素为阳气不充而为痛。而本案中，周维顺教授辨证与辨病相结合，以滋阴为基本法，调治根本病理因素，辅以行气，临证疼痛得减，效果明显。

三、其他见证

彭培初医案

医案 1（大补阴丸是妙方，阴虚火旺效相当）

吴某，76 岁。2005 年 5 月初诊。

主诉：五心烦热，盗汗，小便淋漓不尽。

病史：夜尿增多 1 年，伴腰骶部疼痛 2 月，肛门指检前列腺质硬有结节，查 PSA 为 48.2ng/ml，行前列腺穿刺活检 Gleason 评分 4+4，骨扫描发现转移病灶，2005 年 3 月行双侧睾丸切除并服用氟他胺。

刻下：五心烦热，盗汗，小便淋漓不尽。舌红，少苔，脉弦细数。

辨证：阴虚火旺。

立法：滋阴降火。

处方：大补阴丸合消瘰丸加减。

| 熟地 12g | 知母 12g | 黄柏 12g | 龟甲 9g |

| 玄参 9g | 浙贝母 9g | 牡蛎 9g | 龙胆草 9g |

山栀 9g

水煎服，日 1 剂。

服用 3 月排尿改善，骨痛消失，PSA 下降至 0.4 ng/ml，骨转移灶缩小。2 年后停服氟他胺仅中药调理，随访至今 6 年，病情稳定。

（彭煜. 彭培初治疗前列腺癌经验. 中医文献杂志，2010，3：42-43.）

【诠解】彭培初教授将前列腺癌中医与西医治疗相结合，根据西医治疗方略将其分为三期，分别为：根治性手术或放疗后期、去势治疗期、激素非依赖期。本案为去势治疗期患者。此期患者多因有转移病灶或有严重的合并症而不宜行根治性手段，或根治性治疗后复发，遂行睾丸切除或以药物去势，并服抗雄激素药物。在此期间疼痛缓解、骨转移缩小、血清 PSA 显著下降，病情得到控制。但内分泌剧烈变化导致的不良反应和毒性作用比较常见，患者多有五心烦热、口干咽燥、神烦气粗、心悸气短、头晕眼花等阴虚之证，常累及肝肺乃至心等多脏腑。彭培初教授认为此期治疗当立足于壮水以制阳光，辅以软坚散结。治以大补阴丸合消瘰丸加减。而乙癸同源、肺为水之上源，肾水不足可累及肝肺，滋水涵木、金水相生可作阶段性治疗的重点，以保护重要脏器功能，防治并发症的发展。

医案 2（阴损及阳正不固，培补阴阳壮真元）

沈某，82 岁。2009 年 1 月初诊。

主诉：畏寒肢冷，腰酸骨痛，浮肿乏力。

病史：进行性排尿不畅 5 年，伴骶髂区疼痛。肛门指栓前列腺质地坚硬，有结节，查 PSA 为 700ng/ml，行穿刺活检证实前列腺癌，骨扫描发现转移病灶，诊断为前列腺癌晚期。2006 年 9 月行双侧睾丸切除并服用氟他胺，PSA 下降至最低 4.6ng/ml，2 年后 PSA 升高至 16ng/ml，骨扫描出现新转移灶，改用比卡鲁胺，1 月后 PSA 仍进一步升高至 35ng/ml，停用比卡鲁胺。

刻下：排尿不畅，伴骶髂区疼痛，畏寒肢冷，腰酸骨痛，浮肿乏力，舌淡胖，苔薄白，脉沉迟。

辨证：阴阳两虚，寒凝湿滞。

立法：滋阴温阳，散寒通滞。

处方：阳和汤加减。

| 熟地 12g | 鹿角霜 9g | 穿山甲 9g | 半枝莲 15g |

白花蛇舌草 15g　　蜀羊泉 15g　　　附片 6g　　　　肉桂 6g

炮姜 4.5g　　　　麻黄 6g　　　　白芥子 9g

水煎服，日 1 剂。

2 周后骨痛好转，浮肿减退，8 周后 PSA 未再进一步升高，随访 14 个月，精神可，胃纳佳。

（彭煜. 彭培初治疗前列腺癌经验. 中医文献杂志，2010，3：42-43.）

【诠解】彭培初教授将前列腺癌的中医与西医治疗相结合，根据西医治疗方略将其分为三期，分别为：根治性手术或放疗后期、去势治疗期、激素非依赖期。此期为内分泌治疗失效，病情进展而进入疾病的终末期，病死率非常高。彭培初教授认为病情发展到这个阶段是一个渐进的过程，时间短则数月，长则十几年，关乎最初治疗时的早晚、癌症本身的病理特性，以及治疗手段的得当与否等等诸多因素。认为其病机是病变后期，阴损及阳，肾阳衰败，营血不足，寒凝湿滞，显现一系列虚寒之象。此时应当重用温经散寒之剂，以温阳补肾，散寒通滞，从而缓解骨转移疼痛等症状，方选阳和汤加减。

孙桂芝医案

（中西结合参病机，正虚湿热结于此）

张某，78 岁。2008 年 9 月初诊。

病史：患前列腺肥大病史 10 余年。因小便滴沥不尽、尿频、尿痛加剧，腰骶部疼痛，就诊于当地医院，诊断为前列腺癌，第 4、5 腰椎骨转移。病理检查为高分化腺癌。行睾丸切除手术，术后给予放疗及氟他胺内分泌治疗。

刻下：小便淋沥，小便浊，小便有热感，下腹部胀痛不舒，时有烦躁、燥热，大便偏干，纳食可，睡眠差，舌苔黄腻，脉滑数。

辨证：湿热蕴结。

立法：清利湿热，行气扶正。

处方：

生薏苡仁 15g　　太子参 15g　　草河车 15g　　半边莲 15g

土茯苓 30g　　　生白术 30g　　萹蓄 10g　　　滑石 10g

瞿麦 10g　　　　车前子 10g　　小蓟 10g　　　栀子 10g

麦冬 10g　　　　五味子 10g　　何首乌 10g　　枸杞子 10g

骨碎补 10g　　　续断 10g　　　小茴香 10g　　荔枝核 10g

乌药 10g　　　　合欢皮 10g　　　　酸枣仁 10g　　　　生甘草 10g

水煎服，日 1 剂。

服此方后复诊：诸症好转，略有加减，继续服用。

[王辉，孙桂芝. 孙桂芝教授治疗前列腺癌经验简介. 新中医，2011，43（10）：148-149.]

【诠解】孙桂枝教授认为前列腺癌的病因病机，以中西医结合的方式方能参透。首先，该病多发生于老年男性，青壮年少见，因此于人体正常生理规律相关，由此提出前列腺癌的发生，与肝肾之精的亏虚存在密切关系。肝肾同源，人体正气、精血亏虚是发生该病的前提和基础；湿热内蕴伴随着前列腺癌发生、发展的始终。根据对于疾病病因病机的分析，孙桂枝教授提出在治疗中应注意以下四点：脾肾亏虚、湿热蕴结、瘀毒互结、气血双亏。

本案患者年老体衰，接受手术切除癌肿，癌毒负担减轻，但天癸渐竭，肾精亏空，脾虚不运，湿浊下注，蕴生痰热，故见小便淋沥，小便浊，小便有热感，下腹部胀痛不舒，舌苔黄腻，脉滑数。肾虚不固，骨体不强，不耐毒侵，为骨转移发生之根本。手术去势和内分泌治疗后，又导致激素阴阳平衡失调，症见烦躁，燥热，睡眠不安。孙桂枝教授采用标本兼治，治标为主，予八正散加减，清热祛湿；以四君子汤健脾扶正，断生湿之源；以土茯苓易茯苓，取其清热、解毒、利湿之功；生白术易炒白术，取其润而不泻之性，并治大便干燥之证；骨碎补、续断强肾修骨，抗骨转移；麦冬、五味子、何首乌、枸杞子敛阴益肾；又以小茴香、荔枝核、乌药温通下腹气机，各药组合，发挥平调阴阳、理气和络之功，减轻激素紊乱所致症状；合欢皮、酸枣仁安神助眠；草河车、半枝莲解毒抗癌。全方法度严谨，用药精当，丝丝入扣，足堪师法。患者服此方后诸症好转，则加强健脾益肾、扶正固本之力，继续治疗。

恶性胸腹水

　　恶性胸腔积液指因肿瘤而致胸膜腔内产生的液体。恶性胸腔积液为渗出液，量大，生长迅速，多为血性，易反复发作，又不易控制。大量胸水会限制肺的通气，易并发感染。呼吸道受累可出现胸闷、呼吸困难、咳嗽、胸痛等症状，可出现肺不张，病情极易恶化。是晚期肿瘤病人常见而令人烦恼的一种并发症。恶性胸腔积液属于中医"悬饮"范畴。在各种内外因素作用下，脾肺肾气化功能失调，三焦水道壅闭，蓄而成饮，饮停胸胁，脉络受阻，气机不利，水饮上迫于肺，肺气下行受阻，而见诸症。

　　恶性肿瘤累及腹膜引起的腹水，具有顽固、量大、反复出现的特点，是疾病进一步恶化的表现，提示肿瘤已转移。同时，大量腹水的存在，严重影响呼吸功能及消化功能，如得不到及时有效的治疗，可加速病人死亡。恶性腹水相当于中医"臌胀"范畴，首先由于肝脾失调，气滞湿阻，血气凝滞，再进一步累及肾脏，终至气滞血瘀水停腹中。

一、痰瘀水停证

花宝金医案

（本虚标实为基本，温阳利水逐痰饮）

　　患者男性，69岁。2008年12月27日初诊。

　　病史：患者2008年7月体检发现右肺占位，后行开胸探查诊断为肺腺癌。因距主动脉较近未行手术，2008年11月行吉西他滨＋卡铂化疗1个周期，因心肺功能较差停用，此后未再行放化疗等。当年12月胸部CT示：右侧大量胸水。纵隔淋巴结转移，心包积液。经胸腔穿刺引流600ml后，在患者胸腔积液内找到腺癌细胞。

　　刻下：右胁部及后背疼痛，胸闷，纳眠可，二便调，舌质淡，苔薄白，脉弦滑。

辨证：痰瘀互阻，阳虚水停。

立法：化痰通瘀，温阳利水。

处方：

瓜蒌仁 15g	薤白 12g	桂枝 9g	猪苓 20g
茯苓 20g	葶苈子 15g	椒目 9g	炙附子（先煎）12g
细辛 3g	泽泻 15g	泽兰 12g	金荞麦 20g
仙鹤草 30g	猫爪草 30g	天南星 15g	生姜 5 片
大枣 5 枚			

日 1 剂，水煎服。

2009 年 2 月复诊，患者胸痛减轻，仍有气短，停用己椒苈黄丸，改用防己黄芪汤祛除水邪。黄芪用量至 80g。2009 年 4 月复查胸 CT 示胸水消失。6 月查心脏彩超心包积液消失，之后一直于门诊口服汤药治疗。因患者阴虚表现明显，故以沙参麦冬汤组方加减。2010 年 2 月随访，患者偶有胸闷气短，查胸部 CT 双肺病灶与前相仿，未发现胸腔积液。

［杨瑶瑶．花宝金治疗肺癌恶性胸腔积液经验．北京中医药，2011，30（1）：23-24．］

【诠解】花宝金教授认为病患胸腔积液者，与张仲景在《金匮要略》中关于悬饮和支饮的论述极为相似："饮后水流在胁下，咳唾引痛，谓之悬饮""咳逆倚息，短气不得卧，其形如肿，谓之支饮"。水饮是水液代谢失常所形成的病理产物。在病因病机方面，肺癌根本乃为正虚，而胸腔积液则相对为标实之证。

在治疗中，对于病势缓和恶性胸腔积液患者，根据肺脾气虚、饮邪久踞特点，多采用防己黄芪汤加减，合四君子汤、沙参麦冬汤等益气养阴。黄芪与白术配伍，功效有三：一是补益脾肺之气以恢复正常的水液代谢；二是均有利水消肿的作用；三是益气固表，增强卫外功能，以免感染邪气而加重病情。其中黄芪用量少则 30g，多则 120g，根据病人正虚程度加减。花宝金教授认为"病痰饮者，当以温药和之"，对于中晚期肺癌伴恶性胸腔积液患者，因常有脾肾阳虚表现，尤以脉象沉伏不显者，加附子以振奋脾肾阳气，增强逐水力度，用量在 12~20g，以患者舌无麻感为度；辅以木香、砂仁、陈皮行气，茯苓、薏苡仁健脾利水，枸杞子补肾，以谷麦芽顾护胃气，增加食欲以扶正。

本案中，患者年老体弱，气血阴阳俱虚。经开胸探查术及化疗，损伤阳气，胸中阴霾不能疏散，兼有瘀毒，故胸背疼痛；阳气不能运化水液，饮停胸胁，故胸闷；观其舌脉均为阳虚不振，饮邪内停之象，辨证为阳虚水停。瓜蒌、薤白、桂枝合用，共奏开胸散结，温阳化气之功，附子、细辛温补脾肾。葶苈子、椒目、猪苓、茯苓、泽泻、泽兰利水逐饮，猫爪草、天南星、金荞麦解毒散结，仙鹤草解毒补虚，生姜大枣调和营卫。后用大剂量黄芪与防己配伍补气利水。待标证消失后再着重从根本论治。

庞德湘医案

（痰瘀互结饮为患，肺金生方辨治选）

患者女性。2010 年 8 月 11 日初诊。

主诉：咳嗽咳痰 5 月余。

病史：患者就诊前 3 月因"反复咳嗽咳痰 2 月余"就诊于某院，查胸部 CT 示：右下肺占位，大小约 3.7cm×2.6cm，右上肺癌伴纵隔及右肺门多发淋巴结肿大考虑，右侧胸腔积液，伴局部肺组织膨胀不全；胸水涂片找到癌细胞；肺穿刺活检病理示腺癌。诊断：右肺腺癌（T2aN2Mla，Ⅳ期）。行 GP 方案化疗 2 周期，出现严重骨髓抑制和消化道反应，患者拒绝再次化疗，寻求中医药治疗。

刻下：咳嗽咳痰，痰色白质黏，胸闷气急，动则加重，神疲乏力，口干不欲饮，纳少，夜寐安，小便量少，大便畅，舌淡，苔薄，脉沉细。

辨证：痰瘀互结，水饮内停。

立法：通阳化饮，化痰散结。

处方：肺金生方加减。

泽漆 30g	石见穿 30g	桂枝 10g	生晒参 9g
白前 10g	制南星 6g	黄芩 10g	全瓜蒌 15g
薤白 10g	葶苈子 15g	龙葵 15g	半枝莲 20g
蜂房 6g	红豆杉 8g	甘草 6g	大枣 15g
生姜 7 片			

日 1 剂，水煎服。

2010 年 8 月 25 日二诊：服上药后，口干、胸闷气急较前缓解，时有咳嗽咳痰，痰少质黏难咯，纳寐可，二便正常，舌淡苔薄脉沉细。复查 B 超示：右侧胸水较前减少。继与前方出入，加黄芪 30g、海浮石 20g、浙贝母 10g、牡蛎 30g。患者坚持服用中药治疗，诸症皆得以改善，定期复查肺部病灶稳定、胸水减少，已带瘤生存 2 年余。

［郑健，庞德湘．自拟肺金生方治疗肺癌经验．北京中医，2007，26（5）：

273-275.]

【诠解】庞德湘教授认为肺癌是一种全身性疾病在局部的表现。在病因方面，外因为六淫侵袭肺系，或烟毒和其他有害物质通过呼吸等途径直接或间接损伤肺脏；内因为饮食失宜、情志不畅、劳逸失度。内外因相互作用，脏腑气血阴阳失调，虚实寒热错杂，湿痰瘀毒胶结，酿生癌毒积于肺中，日久则形成肿块。正气亏虚是发病之关键，并贯穿于疾病的始终；其病位在肺，涉及心、肝、脾、肾、大肠。据此自创肺金生方，药物如下：泽漆30g，石见穿30g，桂枝6g，生晒参9g，白前10g，制南星6g，黄芩10g，甘草6g，蜂房6g，红豆杉8g，生姜7片。方中以泽漆为君，功专消痰行水。石见穿活血化瘀、清热利湿、散结消肿，助泽漆逐水消痰；桂枝、生姜通皮毛，宣肺通阳化饮；制南星、白前化痰散结止咳。以上四药合用，温化饮邪，散结止咳。生晒参、甘草健脾以扶正气，培补中气，佐黄芩以清泄水饮久留所化之郁热，蜂房、红豆杉解毒散结，甘草调和诸药并缓泽漆、红豆杉之峻。泽漆久煎去其毒性，人参另炖充分发挥药效，药渣浴足，按摩涌泉升降气机，通络开郁。全方利湿化痰散结、扶正祛瘀攻毒，重视顺应脏腑特性、疏理肺脏气机。

本案患者并发恶性胸水，已属晚期，不能耐受化疗转而求诊于中医。肺癌患者由于痰瘀毒聚于肺中，阻滞肺脏气机，肺通调水道功能失调，水饮积于胸中。《金匮要略》曰"病痰饮者，当以温药和之"，治当通阳化饮、祛瘀攻毒，以自拟肺金生方为基本方，加葶苈子、大枣泻肺逐饮，龙葵、半边莲清热解毒又有利水之功，又寓瓜蒌薤白桂枝汤之意。全方攻补兼施，通阳泄浊，豁痰利气，化饮利水，初投即显效故二诊"效不更方"，加黄芪补气行水，海浮石去肺中顽痰，浙贝、牡蛎加强化痰散结作用。

贾英杰医案
（正气不足瘀毒存，解毒利水正气还）

杨某，女，67岁。

主诉：气短喘憋2个月。

病史：患者2个月前出现气短喘憋，查胸部CT示：左肺周围型癌伴双肺多发小结节，考虑转移；双侧胸腔积液；双下叶部分肺不张；心包积液。

刻下：喘憋，动则尤甚，咳嗽，咯白色泡沫样痰，双侧胁肋部疼痛，纳可，大便1~3次每日，不成形，小便量少，舌淡暗苔白，脉弦细数。

辨证：瘀毒内阻，水饮积结。

立法：解毒祛瘀，化痰利水。

处方：

瓜蒌 30g	重楼 15g	半夏 15g	抽葫芦 30g
川芎 10g	浙贝母 15g	泽泻 30g	薏苡仁 15g
白术 30g	猫爪草 30g	车前草 15g	郁金 10g
姜黄 10g	夏枯草 15g	鸡内金 15g	石斛 15g
刘寄奴 15g	马鞭草 15g		

服药半月后，诸症大减，效不更方，上方加减服药 6 个月余，诸症平稳。胸科医院 CT 示：左下叶后基底段边缘不规则结节影较前（与 2011 年 7 月 20 日 CT 片比较）减小，右中叶外侧段胸膜下团片影略显缩小，右侧胸腔积液基本消失，左侧胸腔积液较前减少，双侧胸膜增厚无著变，心包积液较前（与 2011 年 7 月 20 日 CT 片比较）减少。

［周佳静，贾英杰.贾英杰教授运用小陷胸汤合葶苈汤治疗肺癌并发恶性胸腔积液经验举隅.西部中医药，2012，25（4）：31-33.］

【诠解】贾英杰教授认为肺癌主要是正气虚损，阴阳失调，六淫之邪乘虚而入，邪滞于肺，导致肺脏功能失调，肺气郁阻，宣降失司，气机不利，血行受阻，津液失于输布，津聚为痰，痰凝气滞，瘀阻络脉，痰气瘀毒胶结于肺，日久形成积块，发于肺而为肺癌，乃正虚而致病，因虚而致实，是一种全身属虚、局部属实的疾病，故总结出本病的中医病机为"正气内虚，毒瘀并存"。津液失布，水饮积结，又兼正虚脾失健运，水谷精微不能生化输布，致湿留于肺，遂发为胸水。

《金匮要略》云："水流在肋下，咳唾引痛谓之悬饮。"恶性胸腔积液的病位、病证均符合"悬饮"，但又与普通外邪入侵、阻于三焦所致饮停胸胁的"悬饮"有所不同，故可称为"恶性悬饮"。治当解毒祛瘀，宽胸化痰，健脾利水；方用小陷胸汤合葶苈汤加减化裁。

贾英杰教授在治疗中注重健脾，肺为储痰之器，脾为生痰之源。脾主运化，脾虚失其健运，水谷精微输布障碍，致湿生痰留于肺，此为治病求本；如未出现脾虚的症状，运用健脾药则可未病先防。

本案精要在于全方从泻肺利水、化痰消饮、健脾利水等多角度多方案进行利水治疗，变通灵便，临证效佳。

二、正虚水停证

朴炳奎医案

（扶正软坚治其本，活血利水临症消）

患者女性，78岁。2006年8月初诊。

病史：双侧卵巢低分化腺癌伴腹水，因患者心、肺功能较差不能行肿瘤减灭术。

刻下：精神弱，贫血貌，腹胀膨隆，腹痛，下肢浮肿，纳食不香，气短，小便少，舌质淡苔白，脉细。

辨证：脾肾亏虚，瘀阻下焦，气滞水聚。

立法：扶正软坚，活血利水。

处方：

柴胡 10g	枳壳 10g	大腹皮 15g	猪苓 15g
泽泻 15g	泽兰 10g	黄芪 30g	三棱 6g
莪术 9g	橘核 10g	白术 10g	山药 15g
土茯苓 15g	肉桂 5g	穿山甲 10g	焦三仙（各）10g
半枝莲 15g			

水煎服，日1剂。

随症加减治疗2周后，腹胀肢肿减轻，精神转佳，嘱患者进行化疗，患者反应重，恶心呕吐，大便干结难下，舌苔黄厚，脉细。辨证为脾虚湿阻，瘀结下焦。治以利湿通腑，扶正益气。前方减三棱、莪术加熟大黄10g，全瓜蒌30g，陈皮9g，竹茹9g，姜半夏9g，药后腑气通，大便日1次，呕恶减，化疗期间服用本方，进行顺利。至今病情稳定。

[卢雯平. 朴炳奎治疗卵巢癌经验及验案3则. 中医杂志，2010，51（1）：99-100.]

【诠解】朴炳奎教授以中药治疗卵巢癌，首重确立治法原则，其次以治法选方，并在以方选药的严谨原则进行治疗。其治疗原则有二：一是扶正祛邪，补攻有时，邪盛正不虚，以攻邪为主，邪盛而正虚，以养正为主。二是以活血化瘀、清热解毒、软件散结以治之。朴炳奎教授认为卵巢癌日久易化热化火伤津，故一改癥瘕一派温散化瘀的常用治法，其方药中多加清化之品，对古人的寒凝血滞之说有了新的理解，土茯苓、白花蛇舌草味苦性寒，温中有清。薏苡仁健脾除湿，焦三仙是方中必备之品，体现了顾护脾胃的理念。

本案的精要在于朴炳奎教授不拘于大腹皮、茯苓、泽泻等行气利水、健脾利湿等常法，于方中加用三棱、莪术等活血之品，以取津血、水饮皆同源之意，以活血之品加强行水之效。

何任医案

（温阳利水用真武，病起沉疴消腹水）

赵某，女，52 岁。1991 年 12 月 30 日初诊。

主诉（家人代）：腹水，面足浮肿 3 个月，伴低热，盗汗。

病史：9 月初起，感腰痛，脘腹胀满，恶心等，继之出现腹水，病情加重，住省某医院外科治疗，经 B 超、CT 等检查，诊为卵巢癌晚期盆腔及腹部转移。腹水明显，尿闭，初以速尿 20~60mg 每日，静脉推注，尚能见效，后渐失效。胸腹胀闷甚，口干燥，腹膨隆，低热，盗汗，日益消瘦，体力不支，已 2 次输血。近 20 天来，甚少进食，病情日重，主管医师们甚感棘手，认为无可望矣。出于无奈，其家人抱着一线希望求医于何老。

刻下：面色苍白，神乏，懒言，腹隆，面浮，足肿陷指，舌淡、苔灰黄，脉沉细，四肢冰冷。

辨证：脾肾阳虚，水湿内停。

立法：温阳利水。

处方：真武汤加味。

淡附片 9g（先煎）	白术 9g	带皮茯苓 18g	白芍 12g
生姜 3 片	冬瓜皮 30g	桑白皮 9g	车前子 9g
地枯萝 15g			

水煎服，3 剂。

1992 年 1 月 3 日二诊。上药 2 剂后，小便即利日 400ml 左右。口干燥，倦乏。上方去地枯萝，加黄芪 12g，川石斛 12g，5 剂。五日后复诊（家人代言）：尿量增多，面足肿渐退，口干好转，速尿等利尿剂已停用。上方加红参 3g（另煎），5 剂。

1992 年 1 月 23 日三诊。溲已通顺，腹水及面足肿消退明显，体征大有改善。上方去冬瓜皮，桑白皮等，加猪苓、绞股蓝、苡仁等，续进 2 月，病情稳好，并于 3 月初出院。

[金国梁. 愈急症起沉疴—任何教授疑难急症治验举例. 浙江中医学院学报，1992，16（4）：21-23.]

【诠解】腹水是晚期卵巢癌常见的临床症状，控制腹水对提高患者生活质量有很重要的作用。何任教授抓住晚期卵巢癌的临床关键病机，巧用真武汤加减，收到了好的临床疗效，值得大家学习。

谷铭三医案

（益气养阴化痰湿，正盛邪祛水饮消）

韩某，男性，62 岁。

主诉：患者干咳，胸痛 3 个月。

病史：患者 3 个月前开始出现干咳、胸痛，时有少量黏痰，痰中带血丝。胸部 CT 检查提示右上肺肺癌并淋巴结转移。近日出现胸闷气急，胸腔 B 超提示右胸腔积液。

刻下：干咳、胸痛，时有少量黏痰，痰中带血丝，舌淡紫，少苔，脉细弦略数。

辨证：肺气失宣，痰饮内停。

立法：润肺止咳，化痰散结，益气利水。

处方：

百合 20g	生地黄 15g	天冬 15g	西洋参 5g
川贝母 15g	瓜蒌 20g	鱼腥草 20g	白花蛇舌草 25g
三七粉 5g	白芍 15g	半边莲 15g	葶苈子 30g
白术 20g	茯苓 15g	大枣 20 枚	

日 1 剂，水煎服。

在上方基础上辨证加减治疗 6 个月，患者上述症状明显缓解，复查胸腔 B 超，提示胸腔积液明显减少。

[关天宇，谷言芳. 谷铭三教授治疗晚期肺癌用药经验. 实用中医内科杂志，2011，25（5）：17，19.]

【诠解】谷铭三教授对于晚期肺癌的病因病机认识宗经典之意，认为其病性属虚实夹杂、正虚邪实，且以正虚为主；在辨证方面，根据临证多分为肺阴亏虚、肺燥伤络、痰热壅盛、肺脾两虚 4 个证型；在治法上，除辨证论治外，辨证与辨病相结合，在肺癌晚期，尤其是多程西医治疗后，以正气不足为甚，气阴两虚是正气不足的主要病理改变，故扶正以益气养阴为主，益气的重点在脾肺，养阴的重点在肺肾，补气药主要用黄芪、大枣；养阴药多用生百合、生地，尤其是生百合当常用、多用。肺癌晚期之时，正虚邪盛，邪毒结聚于肺，在扶正之余祛邪势在必行。祛邪首要化痰，谷铭三教授常用化痰药为瓜蒌、葶苈子、桔梗，而抗癌、清热解毒散结药常用山慈菇、白花蛇舌草、鱼腥草、夏枯草等。综上所述，拟以临床常用方：生百合、黄芪、白参、生地、瓜蒌、鱼腥草、山慈菇、白花蛇舌草、浙贝母、重楼。

恶性胸腔积液是肺癌晚期最常见的并发症之一，轻则症见胸闷、气短，活动后加重，重则喘憋、气促不可动，或端坐呼吸，或胸部坠痛，或周身水肿，临床诊治方法多样，然而疗效欠佳。本案中谷铭三教授在以益气养阴为治法的基础上，加用葶苈大枣泻肺汤之意，辅以茯苓渗湿利水、白术健脾利湿、瓜蒌予邪以出路、三七活血利水多法相和，以达消除胸腔积液的目的。

本案的精髓在于辨病与辨证相结合、整体与局部相结合，滋阴之法不拘泥于有饮停胸胁而不敢应用，且并未一味温燥化湿利水，方药精炼，配比得当。

施志明医案

（阴虚热毒为病因，培本之法整体观）

卫某，男，68岁。2003年2月18日初诊。

主诉：嗽咯痰1年余，气急1周。

病史：咳嗽、发热，于当地医院拍胸片发现右侧胸水，抽胸水呈淡黄色，量约300mL，未见癌细胞，当时予以抗结核治疗1个月后，症状未见好转。于2002年6月至上海某医院就诊，胸部CT示：右侧胸水，未见明显占位。10月进一步住院检查，抽胸水两次，胸水中找到腺癌细胞，TBB未发现异常。该院于10月和11月分别予以GP方案化疗2个疗程。化疗结束后，症状有所缓解，由于患者不能耐受而拒绝再次化疗，1周前无明显诱因出现气急，胸部CT示右侧胸水较前增加。

刻下：咳嗽、咯痰，痰少而黏，气急，活动后加重，口干，神疲乏力，胃纳尚可，大便量少，小便调畅，夜眠欠佳；形体瘦小，舌质偏红、苔薄，体胖齿印，脉细软。

辨证：气阴两虚，热毒内结。

立法：益气养阴，清热解毒。

处方：

生黄芪 30g	生白术 10g	北沙参 18g	天冬 12g
麦冬 12g	石上柏 30g	石见穿 30g	桑白皮 15g
猫人参 50g	葶苈子 15g	肉桂 3g	八月札 15g
炙紫菀 12g	淫羊藿 15g	菟丝子 15g	鸡内金 12g
谷芽 30g	麦芽 30g	红枣 5 枚	

早晚分服，水煎服。

二诊：服上药 14 剂后，气急较前有所缓解，稍咳，口干明显好转，精神转佳，胃纳有增，脉细，苔薄，质红边有齿印。胸部 CT 示：右侧肺野改变与 2002 年 10 月 9 日 CT 表现相似，右侧胸水减少，治拟益气养阴，肃肺化痰。清热解毒。上方加用龙葵 30g，炙款冬 15g，法半夏 9g，马鞭草 30g。随访 3 个月，病情稳定，胸水未见明显增加。

[黄云胜，丁金芳，田建辉，等．施志明治疗肺癌恶性胸水经验撷菁．辽宁中医杂志，2005，32（9）：884-885.]

【诠解】施志明教授认为恶性胸腔积液的诊治中，当属中医"悬饮"范畴，其发病之因，多由于吸入污秽之气或久吸烟毒，则秽毒滞于体内，损伤脏腑；或正气虚弱，脏腑功能失调，致气血水运行不利；或情志所伤，气机不利，气血痰浊壅滞，导致痰浊瘀毒聚结，邪毒流于胸胁，阻滞三焦，水饮积结，发为胸水。病性属本虚标实，与肺、脾、肾、肝关系密切，其中肺、脾、肾三脏虚损是胸水发生之关键。基本病机为正气亏虚，痰浊瘀毒停聚胸肺，水液集蓄。

在诊治方面，主张以注意六大方面：补虚培元以治本，祛邪抗癌以治阴，"温药和之"以蠲饮，调肝行气畅气机，调理脾胃顾后天，标本缓急分治之。

①在补虚培元方面：本病以全身为虚、局部为实，本为虚、标为实，药物常用黄芪、党参、山药、生白术、茯苓、薏苡仁、天门冬、麦门冬、沙参、山茱萸、淫羊藿、补骨脂、熟地等。

②祛邪抗癌方面：常用石见穿、石打穿、石上柏、七叶一枝花、半边莲、鱼腥草、莪术、山慈菇、冰球子、瓜蒌、天南星、半夏、猫人参、葶苈子、龙葵等清热解毒、化痰祛瘀、利尿消水。

③温药和之方面：宗《金匮要略》记述"病痰饮者，当以温药和之"之意，常以肉桂、桂枝、附子等温化散结、化气利水蠲饮，又不能拘泥于此。

④调肝行气方面：以行气以达气行则水行的之意，常用八月札、郁金、绿

葶梅、枳壳行气消水。

⑤调理脾胃方面：首先脾胃为后天之本，其次脾主运化水湿。

⑥标本缓急方面：急则治其标，缓则治其本，尤以指标之时，可根据患者体质选取十枣汤、控涎丹等峻剂泄水之剂。

本案精要在于，方药中无利水之剂，以治疗本源为主，药到症减，可见中医整体观念在疾病治疗中的意义。

奚肇庆医案

（肺脾亏虚痰饮停，扶正利水泻痰饮）

吴某，男，64 岁。

主诉：咳嗽间作半年。

病史：患者半年前出现咳嗽，咯血，当地医院确诊为肺癌伴骨转移。B 超示左侧胸腔积液约 2.5cm，心包积液约 0.9cm。

刻下：咳嗽偶作，无咯血，左胸胁部疼痛偶发，中脘痞胀，不思纳谷，思睡，小溲后少腹胀痛，大便偏软。舌质淡红，苔薄中裂，脉细滑。

辨证：肺脾两虚，痰饮内阻。

立法：益气健脾，利水化饮，肃肺解毒。

处方：

西洋参 4g	黄芪 12g	猪苓 12g	茯苓 12g
泽泻 12g	白芥子 10g	葶苈子 10g	芫花 6g
薏苡仁 15g	枳壳 10g	蜂房 10g	白花蛇舌草 15g
乌药 10g	大枣 10g		

水煎服，每日 1 剂，早晚分服。

复方薤白胶囊，7 粒，每日 3 次；益血生胶囊，2 粒，每日 3 次。

2010 年 8 月 9 日二诊：精神佳，咳嗽不显，吸气时左胁胸疼痛，纳谷欠香，少腹疼痛已除。复查 B 超示胸腔、心包未见明显积液。原方去芫花、乌药，加鸡内金 10g，玄胡 10g，川楝子 10g，炮山甲 6g，甘草 4g。继续复方薤白胶囊、益血生胶囊口服。

2010 年 08 月 30 日三诊：胁肋部疼痛已除，咯痰不多，胃纳亦增，大便溏软，日 1~2 行，夜半口干，舌质偏红，苔薄少有裂，脉细滑。原方复入养阴健运之品。

处方：

太子参 12g	黄芪 12g	黄精 12g	石斛 10g
猪苓 12g	茯苓 12g	葶苈子 10g	薏苡仁 15g
山药 15g	白花蛇舌草 15g	露蜂房 10g	炮山甲 6g
炒白术 10g	炒白芍 10g	甘草 4g	

日1剂，水煎服。

后复查胸部CT示胸水明显吸收，纵隔淋巴结变小。

［徐顺娟，奚肇庆. 奚肇庆教授治疗肺癌恶性胸水经验. 中国中医急症，2012，21（2）：204，207.］

【诠解】肺癌多由于吸入污秽之气或久吸烟毒，秽毒滞于体内，损伤脏腑，或正气虚弱，脏腑功能失调，致气血水运行不利，或情志所伤，气机不利，气血痰浊瘀毒聚结而成。若邪毒流于胸胁，阻滞三焦，水液停积，留于胁下而发为胸水。人体水液运行与肺、脾、肾三脏密切相关。肺居上焦，通调水道；脾居中焦，运输水谷精微；肾处下焦，蒸化水液、分清泌浊；肝主疏泄，调畅气机，调节全身气血津液代谢。若诸脏功能失调，三焦不利，肺气失于宣肃，脾气失于运化，肾气失于气化，肝脏疏泄不利，气血津液代谢失调，可出现痰饮内聚。饮为阴邪。是由于脏腑功能不全而出现的病理产物。反之，阴邪内阻，又可阻碍脏腑正常生理功能的发挥，表现为阳虚阴盛之象，因此病机总属本虚标实，因虚致实。奚教授认为肺癌胸水的治疗，仍当遵仲景"病痰饮者，当以温药和之"的理论，予以温药以化饮，或峻下逐水。但需注意顾护正气，调和气血，扶正祛邪，标本兼治。

本案患者由于痰瘀毒聚，痰饮阴邪阻于胁下，影响气血运行和脏腑功能。因此，在正气尚能耐受攻伐，胸水较多时可以积极采用攻逐法。芫花药性迅猛，奚教授采用醋制芫花、加用大枣或适当延长煎煮时间等方法来缓和药性，同时或顺序使用补气健脾护胃之品。奚教授认为凡肺气壅实、饮留胸胁、痰涎壅盛之咳喘痰多、气急喘促、胸胁胀满、喘息不得卧者非泻不能治，泻肺即泻肺之重痰与水饮。除芫花以外，常用葶苈子、桑白皮、白芥子、冬瓜子、桃仁等，另外，可适当选用半枝莲、白花蛇舌草、山慈菇等清热解毒抗癌之品，或加露蜂房、炮山甲增强攻毒消肿、通络止痛之效，直接针对胸水产生的根源，使邪毒去、癌毒清，水液输布恢复常态，胸水吸收或减少，邪去正安。